안현필의 삼위일체 건강법 3

안현필의
삼위일체 건강법 ❸

1판 1쇄 인쇄 | 2018년 1월 23일
1판 2쇄 발행 | 2022년 8월 2일

지은이 | 안현필
발행인 | 김범종
발행처 | 도서출판 썰물과밀물
디자인 | 디자인감7
출판등록 | 2014년 10월 24일 제319-2014-56호
주소 | 156-810 서울시 동작구 대방동9길 31
전화 | 02-885-8259
팩시밀리 | 02-6021-4445
전자우편 | ebb6021@daum.net

ⓒ 안현필, 2018

ISBN 979-11-88485-02-4 03510

- 이 책 판권은 지은이와 도서출판 썰물과밀물에 있습니다. 이 책 내용의 전부 또는 일부를 재사용하려면 반드시 양측의 동의를 받아야 합니다. • 책값은 뒤표지에 표시했습니다.

이 도서의 국립중앙도서관 출판예정도서목록(CIP)은 서지정보유통지원시스템 홈페이지(http://seoji.nl.go.kr)와 국가자료공동목록시스템(http://www.nl.go.kr/kolisnet)에서 이용하실 수 있습니다.(CIP제어번호: CIP2018000870)

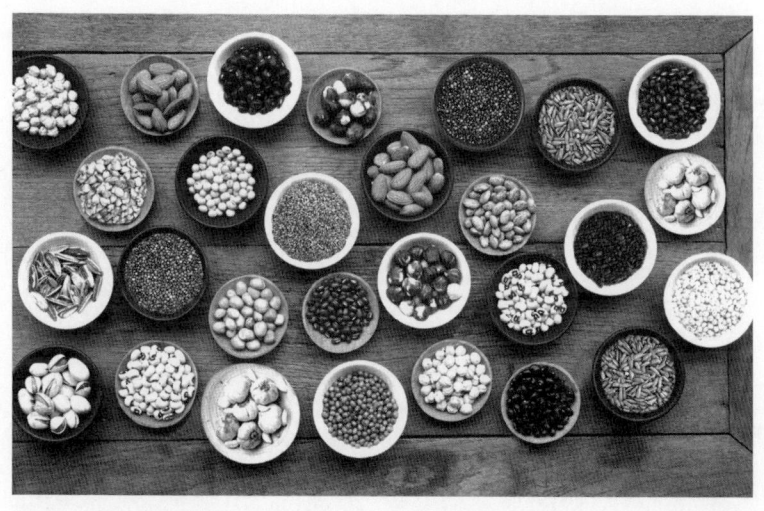

안현필의
삼위일체 건강법 ③

안현필 지음

썰물과밀물

합본 개정판을 내면서

시대의 선각자, 안현필 선생을 회고하며

　시대를 앞서간 선각자이자 금세기에 한 분 나올까 말까 한 이인(異人) 안현필 선생! 선생은 영어 교육의 불모지나 다름없었던 1950년대부터 1970년대에 걸쳐 『영어실력기초』, 『삼위일체 영어』, 『영어기초 오력일체』, 『메들리 삼위일체 영어』 등 독창적이고도 획기적인 교재를 다수 펴내 우리나라 영어 학습의 초석을 닦았고, 이 영어 참고서는 무려 천만 권이 넘게 팔릴 정도로 폭발적인 인기를 끌면서 중·고등학생의 필독서로 자리를 잡았다.

　획기적인 교수법을 개발해 영어 교육에 이정표를 세웠다는 사실, 한국전쟁 이후 30여 년 동안 영어 실력 함양에 지대한 영향을 끼쳤다는 사실, 이 자체만으로도 '안현필'이라는 이름 석 자는 선각자로 각인되기에 충분할 것이다.

　내가 선생을 처음 만난 것은 『공해시대 건강법』이 정식 책자로 발간되던 1979년 봄이었다. 나는 어려운 집안 형편으로 인해 선생님 참고서로 고학하며 고등학교에 다녔고, 하늘의 사나이가 되어 조국을 지키자는 신념으로 공군조종사관학교 24기 생도로 입교했다. 그러나 열심히 비행 훈련을 했지만 하늘의 사나이가 되어 조국을 지키겠다는 내 소박한 조종사 꿈은 1년 8개월 만에 무산되고 말았다. 꿈에 들뜬 초등 비행 훈련을 마쳤을 때 활주로에서 쓰러져 통합병원으로 후송 조치되고 말았다. 지금도 내 귓가에 군의관의 마지막 말이 맴돌고 있다.

"안타깝지만 현재로서는 비행 훈련뿐만 아니라 아무것도 하면 안 됩니다."

그 순간 내 인생은 천 길 낭떠러지로 떨어졌고, 젊음과 패기, 조종사의 꿈, 이 모든 것이 예전으로 돌아갈 수 없으리라 두려움에 휩싸였다. 공군 조종 사관생도가 되자 누구나 나에게 장밋빛 미래를 장담했다. 인생에서 가장 중요한 때 그 무엇이 천 길이나 되는 계곡으로 나를 추락시켜 버렸을까?

바로 건강이었다.

건강이 인생에서 가장 소중한 재산임에도 불구하고 너무나 당연시한 나머지 소홀히 한 것이다. 두려움에 휩싸인 나는 두 손 모아 기도했다. 절망과 공포, 고독을 안고 내 인생에 한 번도 해보지 않았던, 가슴 깊은 곳에서 우러나오는 절규의 기도는 자연 건강법칙에 해박한 선생을 만나게 해주었고, 그건 내 생애에서 최고의 행운이 되었다.

나는 건강을 되찾기 위해 선생을 찾아갔고, 자연 건강법 보급에 앞장서고 계신 선생의 열정과 집념에 반하고 말았다. 이것이 인연이 되어 나는 지근거리에서 선생을 모셨고 자연스럽게 국민건강운동 보급에 동참하게 되었다.

제주 출신인 선생은 13세에 일본으로 건너가 고학으로 청산학원대 영문과를 졸업했고, 홋카이도의 삿포로 고등학교에서 교사를 지냈다. 이건 한국인으로서는 최초로 일본 고등학교에서 담임교사를 역임한 것이다.

귀국한 선생은 경기고와 서울고 영어과 주임, 한국외국어대학교 교무과장, 서울대 사범대 강사를 역임했으며, 우리나라 최초의 입시학원인 이엠아이(EMI)를 설립해 원장을 지냈다. 치솟는 인기와 부와 명예를 동시에 얻게 된 선생, 그러나 그 인생의 절정에서 선생은 모든 것을 버리고 국민건강운동, 즉 자연과 생명 운동에 뛰어들어 모든 열정을 바치기 시작했다. 삼위일체 영어의 안현필이 국민건강운동을 시작하자 많은 사람은 당혹스러운 반응을 숨기지 않았다. 더러는 비웃고 질책하는 사람도 있었다. 그러나 선생의 국민건강운동은 결코 우연이나 갑작스러운 것이 아니었다.

자연 건강법에 대한 선생의 신념과 철학은 일찍부터 확고했다. 13살의 어린 나이에 일본으로 유학을 떠나 가난과 질병과 싸우는 등 피눈물 나는 학창시절을 보내야만 했던 선생은 그때부터 돈이 들지 않으면서도 병에 걸리지 않고 건강하게 살아가는 연구를 해

왔다. 당시는 암과 같은 문명병 환자가 오늘날처럼 많지 않았기 때문에 아무도 자연 건강법에 관심을 두지 않았다. 그럼에도 불구하고 선생은 자연 건강법이야말로 병을 치료하고 예방하는 최고의 방법이라는 것을 몸소 터득하여서 누구보다 잘 알고 있었다.

학원을 운영할 때나 영어 참고서를 집필할 때 영어와 전혀 상관없는 '영양과 인생'이라는 부록을 만들 정도로 선생은 국민 건강에 지대한 관심을 숨기지 않으셨다. 이 부록을 통해 선생은 자연 건강법으로 학습 능률을 올리는 방법과 암 등 기타 문명병의 원인이 그릇된 식사와 오염된 환경에 있음을 세세하게 밝혔다.

그럼에도 불구하고 선생의 이 같은 노력은 당시 사회 각 분야의 지식인으로부터 인정받지 못했다. 전문가도 아닌 영어 선생이 세계의 이름 있는 의학지나 영양학자가 막대한 비용과 시간을 투자해도 해결하지 못했던 것을 얘기한다며 하나같이 무시했다. 그러나 선생이 40년 동안 일관되게 주장해 왔던 '영양과 인생'은 마침내 미국에 의해 확인되었다.

1970년대 중반 물질적, 경제적 풍요를 구가하고 있던 미국은 당시 인구 2억 5천만 중 1억여 명이 심장병과 암, 고혈압, 당뇨병, 정신병으로 고통을 받자 그 원인을 규명하기 위해 상원에 '영양·의료문제 특별위원회'를 설치하기에 이른다.

사안이 중대한 만큼 상원의 거물급 의원은 1975년부터 1977년까지 3년 동안 미국 보건복지성과 농무성 산하의 국립 암연구소, 국립 심장폐혈관연구소, 국립 영양연구소, 영국 왕립의학조사회의,

북유럽 3국 연합 의학조사회의 등의 기관과 세계 각국의 권위 학자를 총망라해 위원회를 구성했고, 세계 각 국민의 식품과 질병에 관해서 19세기 말부터 당시까지 역사적으로 추적하고 조사해서 상호 비교·검토하기 시작했다. 이는 미 의회 역사상 유례가 없는 일인 데다 비용 또한 엄청나서 미국이 아니면 할 수 없는 일이었다.

이 같은 방대한 조사를 통해 위원회가 내린 결론은 저혈당 증후군과 심장병, 암, 뇌졸중, 당뇨병, 간경화, 동맥경화, 치질, 맹장염, 담석 등 모든 문명병의 원인은 그릇된 식사 때문이며, 이런 병을 예방 또는 치료하기 위해서는 20세기 초의 식사로 돌아가라는 것이었다. 다시 말해 현재 의학으로는 이런 문명병을 치료할 수 없으니 20세기 초 조상이 먹었던 것과 같은 식사를 해서 병을 예방하고 치료하라는 것이다.

여기에서 우리는 시대를 앞서간 선생의 혜안을 읽는다. 선생이 40여 년 전에 연구하고 주장해 왔던 이론을 미 상원이 막대한 시간과 인력, 예산을 들여서야 밝혀냈던 것이다. 아니, 선생의 주장은 미국 상원의 영양·의료문제 특별위원회보다 더 깊이가 있었다. 특별위원회는 그릇된 식사만을 얘기했지만 선생은 '공해 환경'도 기타 문명병의 큰 원인이라고 강조했기 때문이다.

미 상원의 이 같은 최종 결론이 나오자 선생은 너무 기쁜 나머지 삼위일체 영어의 부록 제목을 『공해시대 건강법』으로 바꿔 출간하기도 했다. 선생의 말씀처럼 한 사람이 연구한 진리나 3백여 명이 연구한 진리는 다르지 않았다. 다만 선생은 혼자 몸이었기에 40년이 넘는 세월이 필요했던 것이다.

이로 인해 국민건강운동에 본격적으로 뛰어든 선생은 『체질개선 건강법』, 『불멸의 건강 진리』, 『천하를 잃어도 건강만 있으면』, 『삼위일체 장수법』 등 왕성한 저술 활동을 펼친다. 또 각종 강연회와 연수를 통해 자연 건강법을 대대적으로 보급해 나가자 암과 고혈압, 당뇨 등 문명병 환자와 건강을 지키려는 사람은 구름처럼 몰려들기 시작했다. 그들은 직접 자연 건강법의 우수성을 몸으로 체험하며 선생에게 아낌없는 찬사를 보냈다.

선생은 현재 식생활로 가다가는 수십 년 안에 암을 비롯한 무서운 문명병이 인류를 위협할 것으로 생각해 하루라도 빨리 그릇된 식사와 오염된 환경을 바꿔야 한다고 역설했다. 그러고는 현미식의 중요성과 자연 건강법의 개요를 담은 소책자를 발간해 전국에 무료로 배포했다. 선생의 이런 노력에도 불구하고 소위 지식인과 제도권의 반응은 여전히 냉랭하기만 했다. 선생은 이런 사람부터 바꿔야 한다며 우리나라의 대표적인 지식인 백 명을 선정해 『공해시대 건강법』을 일일이 보냈건만, 선생의 뜻에 호응해 책값을 보낸 사람은 열 명에 불과했다.

그 무렵 새마을운동본부 관계자가 선생에게 국민건강운동을 범국가적인 차원에서 보급하자며 부설 자연건강연구소의 설립을 제안해 왔다. 선생은 이를 좋은 기회로 생각했고, 이명복 서울대 의대 명예교수, 일본의 니시 의학을 받아들여 자연 건강법에 앞장서던 정현모 선생, 그리고 나를 포함한 6명의 연구위원은 새마을운동본부로 들어갔다. 그러나 식생활 개선 및 예방의학 차원의 연구소였으나 이 소문을 듣고 전국에서 중환자가 몰려드는 바람에 당초에 목적했던 범국민적인 의식 개혁 운동은 제약에 부딪히고 말았다. 또 사회 인식 부족과 자금 부족으로 인해 1년 9개월 만에 연구소는 문을 닫고 말았다.

1983년 선생은 다시 국민과 만나기 위해 '안현필 건강연구소'를 설립했다. 외로운 길이지만 누군가는 반드시 가야 할 길이라며 내게 끝까지 같이 가자고 권유하셨고, 그때부터 나는 선생과 함께 서울과 부산, 광주와 경북 월성의 생식촌마을 등 전국을 돌아다니며 강연하기 시작했다. 부산에는 연구소를 마련해 정규반과 주말반을 운영했는데, 한 사람에게라도 더 자연 건강법을 알리기 위해 혼신의 힘을 쏟았다.

선생이 꿈꾸는 세계는 있는 자와 없는 자가 유무상통하며 사는 세상, 가난하고 돈 없는 사람도 건강하게 사는 세상이었다. 백 번의 치료보다 한 번의 예방이 더 중요함을 강조하셨고, 죽음 직전의 환우에게는 삶의 가치에 대해 눈을 뜨게 해주었다. 그렇게 연수회를 거쳐 간 사람은 어림잡아 85,000명이 넘는다.

이런 선생의 열정과 집념은 1990년대에 접어들자 제도권으로부터 새롭게 조명받기 시작한다. 암을 비롯한 서구 문명병 환자가 급증하던 시기였기 때문이다. 모든 병의 원인은 그릇된 음식과 공해 환경에서 온다고 외쳐온 지 60여 년 만에 세상이 귀를 기울이기 시작한 것이다.

1994년 봄 〈한국일보〉는 매주 한 차례 '건강 특집'을 기획하고는 안현필 선생의 '삼위일체 장수법'을 연재하기 시작했다. 매주 수요일에 한 면 가득히 채운 선생의 삼위일체 장수법은 독자로부터 폭발적인 인기를 얻으며 연재됐다. 식생활이 서구와 같이 변하자 문명병 환자는 급증하고 있었고, 제도권 의학은 한계를 드러내고 있었고, 어떻게 해야 좋을지 몰라 막막해하던 사람에게 선생의 글은 너무나 신선한 충격이었다.

〈한국일보〉에 실리던 선생의 글은 장안에 화제를 모으기에 충분했다. 무려 3년 동안 100회나 연재되었으며, 선생의 글이 인기를 끌자 독자 확보를 위해 주 1회 한 면에 연재되던 글을 아예 4면으로 발행해 무료로 배포할 정도였으니 말이다. 비제도권 이론으로 치부되고 있던 자연 건강법을 국내 유수의 중앙 일간지가 이처럼 장기간에 걸쳐 다룬 것은 처음 있는 일이었다. 독자들은 선생의 글을 새로워하면서 목을 빼고 다음 한 주를 기다렸다. 돌풍이 따로 없었다. 선생의 글을 모은 『삼위일체 장수법』이 책으로 나오자 일약 베스트셀러가 됐고, 이 책은 미국을 비롯한 재외 교포에게도 큰 인기를 끌었다.

그러자 그동안 자연 건강법을 거들떠보지도 않았던 제도권 지식인이 앞다퉈 선생을 초청하기 시작했다. 서울 강남구와 서초구 의사회 소속 2백여 명의 의사와 의학박사는 강남세브란스병원으로 선생을 초청해 강의를 들었다. 또 서울고등법원에서는 3백여 명의 판검사를 한자리에 모아놓고 특별강연을 하기도 했다. 선생의 『삼위일체 영어』로 공부했던 이들은 자연 건강법의 선구자로 변모한 스승의 새로운 메시지를 겸허히 받아들였다.

이렇게 열정적이고 헌신적으로 국민건강운동에 매진하던 선생은 1999년 6월 초여름, 불의의 교통사고로 인해 향연 87세의 나이로 세상을 떠나고 말았다. 선생의 마지막 모습을 지켜봐야 했던 나는 하늘이 무너지는 것만 같았고, 팔순의 연세에도 젊은이 못지 않게 건강을 과시하며 강연을 해오던 선생을 생각하니 안타까움은 더욱 컸다. 더 오래 살아서 고매한 의지로 국민 건강에 이바지하지 못한 것이 아쉬울 뿐이었다. 선생이 떠나자 나는 의욕을 상실하고 말았다. 결국엔 그 깊은 충격에서 빠져나오지 못한 채 안현필 연구소의 문을 닫고 말았다.

그러나 평소 선생을 흠모하던 분과 연수받기를 희망하는 사람으로부터 연구소의 문을 열라는 성화가 빗발쳤다. 많이 망설였다. 선생이 먼 미래를 내다보고 개척한 길, 누군가는 이어야 할 위업이었기에 더 이상 주저할 수 없었다. 결국 8개월 만에 다시 문을 열었고, 30여 명의 연수생은 기립 박수로 축하해 주었다. 참으로 감격스러운 순간이었다. 나는 흐르는 눈물을 주체할 수 없었다.

2000년 봄, 나는 연구소를 서울로 옮겼다. 선생의 유지를 이어받아 한 달에 한 번씩 연수를 계속했으며, 한 사람에게라도 더 현미밥을 먹이려고 자연식 식당인 '안현필 건강밥상'을 마련했고, 자연건강식품도 보급하고 있다.

　너무 인간적이라 너무 소박했고, 있는 대로 베푸는 것을 마다치 않았던 안현필 선생, 세상의 재물과 명예를 등지고 욕심 없이 자연을 벗 삼아 신선처럼 살고 싶다던 선생, 세상에 선생 같은 분이 또 어디에 있을까?

　사실 선각자 한 사람에 의해 국민 의식이 바뀌는 건 쉬운 일이 아니다. 하지만 시대적 요청과 자연생명운동이 지속되길 바라는 선생의 숭고한 뜻을 받들어야 했고, 그래서 선생의 책을 새로 단장하는 용기를 냈다. 대대손손 전 국민에게 선생의 간절한 메시지가 가닿길 바라는 마음뿐이다.

　모든 진리가 그렇듯이 앞서간 선각지의 학설이 인정받기까지는 많은 세월이 걸린다. 그러나 처음 가는 길이라도 앞서간 사람이 있다면 한결 든든하듯이 이 건강의 지혜를 활용한다면 10년 고생을 1년으로 단축할 수 있고, 가난한 사람도 돈 안 쓰고 건강을 되찾을 수 있다면 큰 행복이 아닐 수 없다.

　건강하게 살고 싶다면 미리 질병을 예방해야 한다는 것을 모든 사람이 깨달았으면 좋겠고, 그렇다면 바로 지금 실천해야 미래의 행복이 있다는 점을 분명히 밝히고 싶다.

2016년 11월 20일
안현필 건강연구소 소장 정병우

책머리에

내 교수법의 특색

　여기까지 따라온 독자라면 잘 알겠지만, 나는 먼저 한 말을 반복해서 하고, 귀에 못이 박이도록 반복하는 것이 교수법의 특색입니다. 솔직히 나도 이런 방법이 참으로 귀찮습니다. 그러나 새로운 사항을 가르칠 때는 반드시 그 기초가 되는 사항을 되풀이한 다음에 본론으로 들어가야 이해를 합니다. 왜냐하면 현대인은 가공식품을 많이 먹어서 머리로 들어갈 영양분이 부족하고, 그래서 거의 건망증 환자가 되어 있기 때문입니다.

　현대인이 가장 싫어하는 것이 바로 '걷는 것'과 '되풀이하는 것'입니다. 그들은 책을 읽고 나서 이것은 좋은 것이니 실행해야겠다고 다짐하지만 어느새 다 잊어버리고 실행을 안 합니다. 실행을 안 하면서도 같은 소리를 자꾸 반복한다며 짜증을 냅니다. 그래도 나는 막무가내로 같은 소리를 반복합니다. 이것은 실행하라, 실행하라는 경종입니다.

'결국 그 소리가 그 소리 아닌가! 진절머리가 난다!'

이런 불평은 제발 하지 말고 내가 가르친 것을 몇 번이고 반복하고 숙독해서 꼭 실행하면 좋겠습니다. 이 반복은 나의 오랜 경험으로, 의도적으로 하는 것이니 결코 짜증을 내지 말고 경험자의 말에 순종해 주기 바랍니다.

현대인은 이런 교수법을 너무 싫어하기 때문에 가르치는 일이 정말 힘듭니다. 옛날 우리 조상은 천자문을 배울 때 몇 번이고 반복해서 외우는 것이 예사였습니다. 천 번은 고사하더라도 최소한 10번이라고 반복해야 중요한 기초 사항이 머리에 남을 것 아니겠습니까?

건강은 생명을 다루는 일입니다. 적어도 100번 이상 숙독해서 꼭 자기의 피와 살로 만들어야 합니다. 좋다는 생각만 하고 실행을 안 하면 무슨 소용이 있습니까?

이 책은 13세 소년이 부모, 친지도 없는 이역만리 타국으로 건너가서 굶주림과 질병으로, 게다가 극심한 민족 차별을 받으며, 그래서 거지 노릇도 못 하는 상황에서 개발한 쓰라림의 역사이며, 팔순 노인이 온몸으로 겪은 피눈물의 결정입니다. 그러니 제발 재미 삼아 읽지 말고 100번 이상 반복해서 읽기를, 자기의 피와 살로 만들기를, 꼭 실행해서 건강하고 행복하기를 빌겠습니다. 그러고는 후손에게 넘겨주기 바랍니다. 100억 원의 유산을 남기는 것보다 100억 배는 나을 것입니다. 건강은 100억 원의 100억 배 이상이나 소중한 것이니까요.

안현필

차례

합본 개정판을 내면서 ·· 05
책머리에 ·· 15

1. 이 책을 쓰게 된 동기 ·· 23
2. 정신과 육체의 관계 ·· 34
3. 현미에 관한 오해와 진실 ·· 39
   1) 저혈당 증후군을 예방하는 현미 ·· 41
   2) 동물도 백미보다 현미를 ·· 44
   3) 만병을 이기는 현미 ·· 45
   4) 현미를 먹어야 하는 이유 ·· 50
   5) 현미밥을 맛있게 짓는 법 ·· 52
   6) 왜 꼭꼭 씹어야 하는가 ·· 54
   7) 현미는 저혈당 증후군 극복의 첫걸음 ·· 56

4. 굶기와 식욕 ·· 58
   1) 운동은 공복 상태에서 ·· 58
   2) 식욕 없이 먹는 음식은 독 ·· 60
   3) 환자도 운동해야 식욕이 생긴다 ·· 62
   4) 인간의 병은 과식에서 ·· 65
   5) 인간의 평균 수명이 늘어난 이유 ·· 67
   6) 작은 독이 모이면 큰 독이 된다 ·· 71

5. 질병과 원인 ·· 75
   1) 고혈압과 동맥경화 ·· 79
   2) 신장병 ·· 80
   3) 결석 ·· 81
   4) 기타 병 ·· 81
   5) 노화 방지 ·· 82
   6) 질병 예방 ·· 83
   7) 술과 담배 ·· 84

6. 피와 살이 되는 건강법 ·· 87
   1) 안식보약가루 생식법 ·· 87
   2) 피를 맑게 하는 초콩초란환 ·· 92

7. 인체의 신비 ·· 99
   1) 노쇠한 인체도 재생한다 ·· 99
   2) 자연에 순응하는 것이 재생력 ·· 102
   3) 어떻게 해야 인체가 재생하는가 ·· 104
   4) 인체 재생의 최고 비법은 달리기 ·· 106
   5) 그녀는 왜 백치가 되었나 ·· 109
   6) 악마의 유혹을 물리쳐야 ·· 111
   7) 독이 되는 음식은 버려라 ·· 115
   8) 진정한 장수란 무엇일까 ·· 117

8. 호흡법 ·· 119
   1) 호흡법의 기초 ·· 120
   2) 호흡법과 운동법 ·· 123
   3) 국궁장에서 만난 노인들 ·· 133
   4) 공부는 왜 소리를 내서 하는가 ·· 135

9. 냉수마찰 ·· 139
   1) 냉탕에서 온탕으로 ·· 142
   2) 냉·온욕이 좋은 이유 ·· 145
   3) 냉수마찰을 겸한 냉·온욕 ·· 147

10. 아기 이야기 ·· 152

11. 깨 ·· 172
    1) 약이 되는 식품이 보약 ·· 172
    2) 깨는 왜 좋은가 ·· 174
    3) 암을 이기려면 깨를 먹어라 ·· 177
    4) 깨를 먹는 방법 ·· 179

12. 중환자와 노인에게 ·· 181
   1) 나의 투쟁기 ·· 181
   2) 나의 할머니 ·· 187
   3) 영국군 포로 이야기 ·· 190
   4) 사틸라로 박사 이야기 ·· 192

13. 미생물과 공생 ·· 200

14. 1일 1식 건강법 ·· 204
   1) 1일 1식의 과학적 근거 ·· 206
   2) 오쿠라 박사의 과거 ·· 208
   3) 오쿠라 박사의 1일 1식 ·· 211

15. 생활과 건강 ·· 216
   1) 건강은 주부의 손에 ·· 216
   2) 먹히는 것이 먹는 자의 몸을 만든다 ·· 217
   3) 소화 법칙을 따라야 ·· 218
   4) 과식은 절대 금물 ·· 218
   5) 규칙적인 식사의 중요성 ·· 219
   6) 철저하게 씹어야 ·· 219
   7) 영양과 배합의 중요성 ·· 220
   8) 건강해야 선진국 ·· 221

16. 머리 건강법 ·· 223

17. 건강식품 ·· 235
   1) 우수 식품 ·· 235
   2) 머리를 좋게 하는 식품 ·· 238
   3) 위장에 좋은 식품 ·· 239
   4) 감기에 좋은 식품 ·· 241
   5) 간장에 좋은 식품 ·· 242

18. 학습법 ·· 245
   1) 시간을 활용하는 방법 ·· 245
   2) 학습 철칙 ·· 254
   3) 수학 선생님 이야기 ·· 258

19. 영어 공부법 ·· 263
   1) 가장 좋은 영어 공부법 ·· 263
   2) 영어 선생님 이야기 ·· 264
   3) 문법 공부법 ·· 268
   4) 회화 공부법 ·· 273

20. 질문과 대답 ·· 279
   1) 백발이 흑발로 ··279 / 2) 수면 시간 ··280 / 3) 전신 어루러기 ··282 / 4) 만성 신장염 ··283 / 5) 정력 증강 ··285 / 6) 체중 ··286 / 7) 빈혈 ·· 289

21. 현미로 병을 완치한 경험담 ·· 292
   1) 간경화증 ··293 / 2) 간질병 ··294 / 3) 변비와 신경통 ··296 / 4) 소화기병 ··297 / 5) 두드러기와 부스럼 ··297 / 6) 결핵성 경부 림프샘염(연주창) ··298 / 7) 만성 간염과 비만증 ··299 / 8) 비듬과 시력 ··300 / 9) 위장 장애와 위경련 ··301 / 10) 위암 ··302 / 11) 폐암 ··304 / 12) 간암 ··306 / 13) 척추결핵과 유주농양 ··307 / 14) 간암 ··309 / 15) 척추 원반 탈출증과 당뇨병 ··311 / 16) 척추결핵과 대소변 불통 ··311 / 17) 무도병 ··313 / 18) 아내 구타 ··314 / 19) 건강한 아기 ··315 / 20) 시샘하지 않는 아이 ··316 / 21) 전립선암 ··316 / 22) 지칠 줄 모르는 생활 ··317 / 23) 기관지천식 ··318 / 24) 심장성 천식과 고혈압 ··319 / 25) 농약 피해 ··320 / 26) 자궁암 ··321 / 27) 갈라진 발바닥 ··321 / 28) 당뇨병 ··323 / 29) 위암 ··324 / 30) 신경통 ··325 / 31) 연탄가스 중독 ··326 / 32) 본태성 고혈압 ··327 / 33) 피부 이식 ··328 / 34) 신경통과 비듬 ··330 / 35) 산증(음낭수종) ··330 / 36) 자궁 수술 ··331 / 37) 악성 간질병 ··331 / 38) 직장암 ··333

   애독자 여러분께 ·· 334

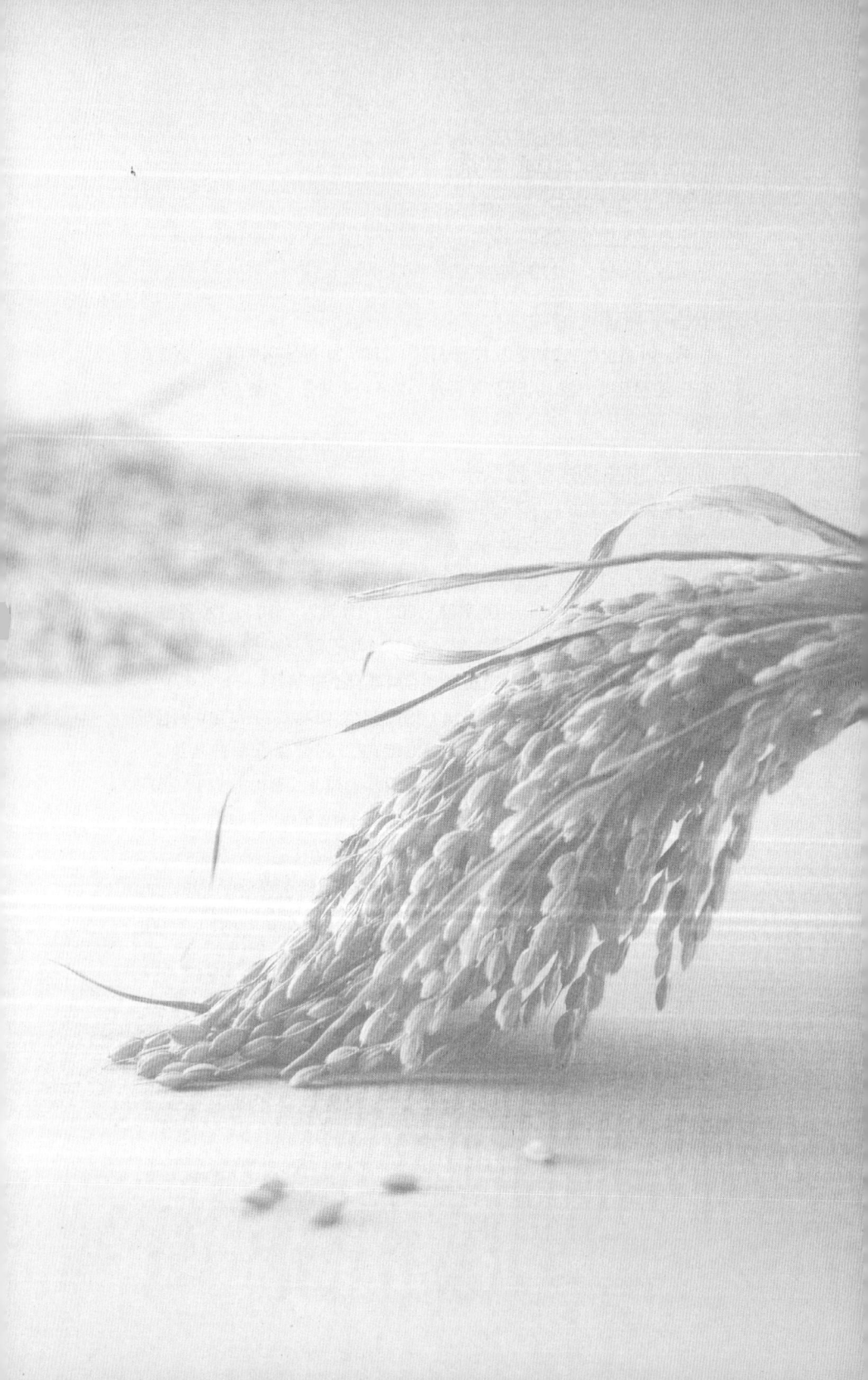

1. 이 책을 쓰게 된 동기

　나에게는 친한 동무가 3명 있었으나 모두 세상을 떠나고 말았습니다. 인생 팔순에 친한 동무가 없다는 것처럼 처량한 일은 없습니다. 머지않아 나도 간다는 생각까지 겹치니 인생의 허무함이 뼈에까지 느껴집니다.

　내가 맨 마지막 친구인 김익호(전 서울특별시 교육위원)의 장례식에 갔더니 김병삼(철학박사, 경성중·고등학교 교장, 전 체신부장관) 선생도 와 있었습니다. 이분과 나는 30여 년 전부터 교분이 있는 사이입니다. 나는 친구의 죽음이 슬프기도 했고 옆에 있는 김병삼 선생이 걱정되기도 해서 김익호의 영정 사진을 가리키면서 말했습니다.

　"저 친구 내 말을 안 듣더니 빨리 죽어 버렸어."

"무슨 말을 안 들었단 말입니까?"

나는 죽은 친구에게 말했던 것처럼 자연요법에 관해 열심히 설명했습니다. 그러나 김병삼 선생도 죽은 김익호와 같이 내 말에 반신반의하는 모습이었습니다. 그래서 슬쩍 물었습니다.

"김병삼 선생님은 몸이 건강하십니까?"

"웬걸, 나도 고혈압과 협심증으로 죽을 지경입니다."

"그래요? 그럼 저 김익호와 똑같은 병이네요."

나의 친한 동무 3명은 모두 내 말을 안 듣다가 세상을 떠나 버렸고, 김병삼 선생도 미구에 그럴 운명이 될 것은 뻔해 보였습니다. 나는 어떻게 해서라도 이 선생만은 살려야겠다고 결심했습니다. 작고한 세 친구에게 했던 것보다 더 적극적인 방법을 써서 설득하기로 한 것입니다. 나는 김병삼 선생에게 의견을 물었습니다.

"그 방면에 경험이 많은 나의 제자를 데리고 선생님 댁으로 한 번 찾아가도 좋겠습니까?"

"그리하십시오. 찾아오시면 맛 좋은 음식도 대접하여 드리겠습니다."

그러나 내가 수제자를 데리고 약속한 시각에 교장실로 갔을 때 그는 없었습니다. 급한 일로 외출했다는 것입니다. 몇 시간을 둘이서 기다렸지만 소식이 없어서 그냥 돌아왔습니다. 그래도 나는 끝까지 실행해 보기로 하고 뒷날 아침 일찍 댁으로 전화를 걸었습니다.

그분 말씀은 일본에서 한·일 친목회 간사가 방한해서 하루 종일 사람들을 접대하느라 학교 일이고 무슨 약속이고 생각할 여유가 없었다고 했습니다. 그러고는 정말 미안하다면서 오늘 12시에 다시 찾아와 달라고 하는 것이었습니다.

사람이란 자칫하면 오해하기 쉬운 법입니다. 상대방의 입장이 되어 보지 않으면 그 도리를 알 수 없기 때문입니다. 나는 남을 위해 하는 일이라면 끝까지 노력해야 한다는 것을 새삼스레 느꼈습니다. 그때 내가 김병삼 선생을 오해해서 단념했더라면 오늘날 그 결과는 어떻게 되었을까요?

우리 둘이 열성적으로 설명하자 김병삼 선생은 그 성의에 감동했는지 쉽게 동의했고, 마침내 자연요법을 1주일간 단행했습니다. 하지만 이것도 친구의 장례식을 봤기에 쉽게 설득되었지 그 일이 없었더라면 상당히 애먹었을 것입니다.

김익호는 내 말을 듣지 않아서 죽었기 때문에 김병삼 선생에게는 그보다 더 열성적이고 더 적극적으로 설득했기에 예상보다 쉽게 이해한 것입니다. 사람의 인내와 열성이란 것이 이렇게 무서우니 여러분도 처세하는 데 교훈으로 삼기 바랍니다. 김병삼 선생은 그 후 병이 나아서 학생과 교직원 앞에서 이렇게 공언했습니다.

"나는 과거에는 건강에 자신이 없어서 사업을 정리하려고 했습니다. 그러나 이제 건강에 자신이 생겨서 수원에 있는 20만 평의 농장에 자연요법 장소와 대학교를 세우겠습니다."

그 후 내 수제자는 경성중학교에 취직했고, 나는 노후를 위해 10여 년 전에 마련해 놓은 농장으로 내려가 여생을 보내고 있었습니다. 내 농장은 천하의 절경인 한려수도에 있습니다. 그것도 한산도를 바라보는 지점에 있습니다. 나는 바다 경치를 워낙 좋아해서 전국을 돌아다니다가 이곳이 마음에 들어서 사 놓았던 것입니다.

나는 1개월간 그 절경의 농장에서 먹고 놀았습니다. 이처럼 나에게는 먼저 말한 바와 같이 혼자 먹고살기에 충분한 빵이 있습니다. 명예 또한 이 안현필이란 이름 석 자가 귀찮을 정도라서 보통은 가명을 쓰고 다닙니다.

'돈과 명예만큼 많은 사람이 원하는 것도 없고, 돈과 명예만큼 많은 사람을 괴롭히는 것도 없다.'

이 팔순 노인은 늘 이처럼 솔직하게 말하고 다닙니다. 인생의 참다운 행복은 자기가 가장 잘하는 일을 하면서 남을 돕는 데 있습니다.

그렇게 세월을 보내던 어느 날, 나는 갑자기 의논할 일이 있어서 서울에 있는 김영실(문일중·고등학교 교장) 씨에게 가기로 약속을 했습니다. 그분은 나와 일본 대학의 동창이라 40여 년간 친구 사이로 지냈고, 무슨 일이든 서로 내 일처럼 도와주는 의리의 관계입니다. 그러나 앞서 말한 김병삼 교장의 건강 상태가 여전히 좋은지 궁금해서 먼저 그쪽으로 찾아갔습니다.

그는 이제 혈압이 높지 않고 협심증 발작도 없으나 다만 병의 뿌리가 약간 남은 것 같다고 말했습니다. 나는 내친김에 남은 병의 뿌리를 완전히 뽑아 버리라고 했습니다. 그는 그렇기는 하지만 오랫동안 복용해 오던 약을 전혀 먹을 필요가 없을 만큼 건강 문제는 완전히 마음을 놓게 되었다고 말했습니다. 그러고는 나보고 학생과 교직원에게 '건강과 학습'에 관해 강연해 달라고 요청했습니다.

"김 교장 선생님의 학교에만 강연할 수 없습니다. 하는 김에 김영실 교장 선생님의 문일고등학교에서도 강연하고 싶으니 김영실 교장과 의논해서 알려드리겠습니다."

김영실 교장을 만난즉, 이분도 대찬성을 해서 강당에 전교생을 모아 놓고 강연하기로 했습니다. 그런데 가능하면 영어도 가르쳐 달라고 했습니다. 나는 그 무렵 한국에서 발간한 책을 일본 말로 출판하는 문제가 있었기 때문에 영어를 가르칠 시간적 여유가 없었습니다. 할 수 없이 학생들의 학습법과 선생님들의 교수법에 관해서만 강연하기로 했습니다.

이렇게 약속해 놓고 보니 은근히 걱정이 되었습니다. 10여 년간 교단에 서 보지 못한 관계로 오히려 폐가 되지 않을까 하는 생각이 들었던 것입니다. 그래서 먼저 시운전해 보기로 했습니다. 처음부터 전체 학생을 대상으로 강연할 게 아니라 고등학교 2학년 10반 학생들 앞에서 시험해 보기로 한 것입니다.

드디어 교단에 섰습니다. 전날 급한 일이 생겨 온밤 동안 잠을 못 자서 걱정이 되었으나 50분 동안 최선의 노력을 다했습니다. 그런데 강연이 끝나자마자 학생들이 일어나 계속해 달라고 아우성을 치는 게 아니겠습니까? 나는 이런 군중 심리가 의심돼서 무기명으로 간단하게 감상문을 써서 내라고 했습니다. 만일 절대다수가 계속하기를 진실로 원한다면 계속해 주겠노라고. 감상문을 김영실 교장과 함께 읽어 본즉, 한 명도 빠짐없이 계속해 주기를 바랐고 장난치는 학생은 한 명도 없었습니다. 그중 어떤 학생은 이렇게 써 놓기도 했습니다.

'선생님이 말씀하신 것은 서론에 불과하니 본론을 꼭 계속하여 주십시오.'

나는 이 순간, 노병은 죽지 않고 살아있다고 확신했습니다. 내가 앞으로 해야 할 일을 정말 우연히 발견하게 되었고, 이 책을 쓰게 된 직접적인 동기도 여기에 있습니다. 나는 모든 일을 걷어치우고 이 일을 하기로 했습니다. 최후의 친한 동무였던 김익호의 죽음을 계기로 인생 항로를 90도 전환한 것입니다. 전혀 생각지도 않고 뜻하지도 않은 일이었습니다.

1주일 뒤, 전교생에게 강연하는 날입니다. 당시 문일고등학교에는 강당이 없어서 체육관에 고등학생 전체를 모아 놓고 강연하게 되었습니다. 그러나 체육관에는 방음장치가 없고 창문도 열 수 없어서 마이크 소리는 왕왕대며 울렸고, 뒷자리에 앉은 학생은 거의 알아들을 수 없다고 했습니다. 다른 방법이 없어서 처음 10분은 마이크 없이 고함을 냅다 지르면서 했는데, 이렇게 해서는 1시간도 못 하겠구나 하는 생각이 들었습니다.

그래도 나는 2시간 반 동안 강행군을 했습니다. 뒤쪽에 앉은 학생의 피로한 모습이 역력히 나타났습니다. 게다가 안 들리는 학생이 웅성대며 떠드는 바람에 강연을 계속하기 어려웠습니다. 학생 수가 2,000명이나 되고, 통풍은 안 되고, 마이크 소리는 2시간 반 동안이나 왕왕댔으니 무리가 아닐 것입니다.

옆에 앉은 교감 선생님께 어쩌면 좋으냐고 물었더니 앞으로 얼마나 더 해야 하느냐고 되물었습니다. 2시간가량 더 하면 된다고 대답했더니 교감 선생은 놀라는 눈치였습니다. 그때가 12시 반이었습니다. 팔순 노인이 아침도 안 먹고 강행군을 한 것입니다. 가만히 앉아서 듣는 학생과 아침도 안 먹고 2시간 반 동안 강연한 팔순 노인 가운데 어느 쪽이 더 피곤했겠습니까? 결국 학생도 지치고 나도 지쳐서 강연을 중단하고 말았습니다.

'그놈의 체육관에서 하지 말고 차라리 운동장에서 하였더라면 좋았을 텐데.'

이렇게 생각했지만 때는 이미 늦었습니다. 게다가 그날은 문일고등학교의 축구 결승전 관계로 교장도 강연 도중에 축구장으로 가 버렸던 것입니다.

지난번 고등학교 2학년 10반에서 강의했을 때 나의 만족도는 70점이었습니다. 그런데 이번 체육관에서 강의한 것은 만족도가 0점이 아니라 −1,000점이었습니다. 과거에 영어를 강의할 때는 대개 90점 이상이었습니다.

강연을 중도에 중지해서 어찌나 화가 났는지 점심마저 굶어 버렸습니다. 강연하면서 녹음한 테이프와 필름은 차를 타고 오면서 한강에 집어던지고 말았습니다. 이제 다시는 문일고등학교에 안 가기로 결심했습니다.

그러나 3일 뒤, 교직원에게 강연하기로 한 약속 때문에 교장실로 들어섰습니다. 교장 선생님께서는 벌써 내가 실망했다는 눈치를 챘는지 먼저 말을 꺼냈습니다.

"왜 그리 걱정을 하십니까? 내가 녹음테이프를 듣기도 했고, 또 학생 20여 명에게 감상을 물어봤더니 모두 감명했는지 그대로 실천하겠다고 합니다. 강연이란 강연자가 만족을 못 느껴도 청중의 반응이 좋을 때가 허다하니 결코 실망하지 마십시오."

그 순간 나는 또 느끼게 되었습니다.

'노병은 살아있다.'

그다음에는 교직원에게 강연하게 되었습니다. 예정은 3시간이었으나 내 뒤에 있는 상의 관계로 1시간밖에 배정을 못 받아서 우선 중요한 것만 설명하고 나머지는 다음 기회에 하기로 했습니다. 드디어 50분 강의가 끝났고 나의 만족도는 90점 이상이었습니다.

그러나 학생과 선생 양쪽에 앞으로 2시간을 더 강의해야 했으나 더는 시간이 없다고 해서 어중간하게 끝나고 말았습니다. 여기에서 내가 절실하게 느낀 것은, 앞으로 이 방면에서 계속 활동하기 위해서는, 체계적으로 강의하기 위해서는, 저서가 있어야 되겠다는 생각이었습니다. 그래서 1년 후에 출판하기로 하고 지금부터 원고를 써야 되겠다고 마음먹은 것입니다.

2주일 후에는 경성고등학교에서 강연하게 되었습니다. 이 학교에는 좋은 강당이 있다고 했으나 방음장치가 안 되어 있다고 했습니다. 나는 문일고등학교에서 했던 것과 같은 꼴이 날까 봐 강당이 아닌 회의실에서 2개 반이나 3개 반을 합해서 강연하기로 했습니다.

강연을 끝내고는 경성고등학교 학생의 기질이 혹시 문일고등학교 학생과 다르지 않을까 하는 마음으로 문일고등학교에서 한 것과 같이 학생들의 반응도를 조사하기로 했습니다. 그래서 강의가 끝나자마자 종이를 한 장씩 나눠 주었습니다.

'대단히 유익하니 꼭 계속하여 주십시오.'

'시원치 않으니 그만두십시오.'

이런 식으로 자기 느낌을 무기명으로 써내라고 했습니다. 이 일을 하는 데는 두 가지 목적이 있습니다.

첫째, 일본 말에는 '아리가타 메이와쿠(有難迷惑)'라는 재미있는 표현이 있습니다. '고맙긴 한데 귀찮다'는 뜻으로, 만약 이런 말이 나온다면 다시는 강연을 하지 않는 게 나의 천성입니다. 한 번 시운전해 봐서 반응이 시원치 않으면 자진해서 그만두는 것이 나의 철칙입니다.

둘째, 앞으로 내가 내놓을 책이 과연 사회를 속이지 않고 도움을 줄 수 있을까 하는 점이었습니다. 이 점을 미리 알아보고 일을 시작하고 싶었습니다. 나의 모든 저서는 이와 같은 과정을 통해 세상에 나왔습니다.

서울고등학교 1회 졸업생을 가르치던 시절이었습니다. 학생들의 실력은 말할 수 없을 정도로 형편없었습니다. 해방 후 각지에서 몰려온 학생들이 입학한 신설 학교라서 그런지 학생들의 실력이 고르지 못해 가르치는 게 정말 죽을 고생이었습니다. 교과서로는 도저히 안 되겠다 싶어서 인쇄물을 만들어 가르쳐야 했습니다. 학교 환경은 또 얼마나 어려웠는지 등사 원지를 내가 직접 쓰고, 손으로 등사기를 직접 밀어서 인쇄물을 만들었을 정도였습니다.

나는 이렇게 만든 인쇄물로 학생들을 가르치면서 반응도를 엄격히 조사했고, 졸업 후의 합격률을 보는 등 갖은 애를 쓰면서 인쇄물의 내용을 수정해 나갔습니다. 그랬더니 전국 각지에서 이 꼴사나운 인쇄물을 구하고자 쇄도한 것입니다. 나중에는 내 손으로 도저히 당해 낼 재간이 없어서 인쇄하는 회사에 맡기게 되었는데, 이것이 나의 첫 저서입니다. 나는 책을 만들 생각이 전혀 없었으나 사회가 책을 만들어 준 셈입니다.

다시 돌아가서, 경성고등학교의 김병삼 교장 선생님은 문교부의 학사 감사 때 법정 수업 시간이 미달이면 엄벌하므로 반별로 1시간씩만 더 하고 그 이상은 할 수 없으니 양해해 달라고 했습니다. 내가 학생들에게 말할 것은 약 3시간 반 걸리겠고, 그것을 요약하고 요약해도 최소한 2시간이 필요했습니다. 사정이 이러니 어쩔 수 없었으나 1시간밖에 못 하게 되어 참으로 가슴이 아팠습니다. 문일고등학교도 그렇게 되고 해서 정말 속이 많이 상했습니다.

나이 80세가 넘으면 이제는 덤으로 사는 인생입니다. 친한 친구가 하나둘 죽어 버리면 그야말로 사막을 여행하는 나그네와 같이 무미한 인생이 되고 맙니다. 그러나 나는 건강관리를 철저히 한 결과 지금도 30대와 꼭 마찬가지로 2,000여 명을 앞에 두고도 우렁찬 목소리로 열변을 토합니다. 따라서 지금이 내 인생의 황금기이며, 강의를 전문으로 한다면 돈도 쉽게 벌 수 있다고 자신합니다.

나는 최후의 친한 동무인 김익호의 죽음을 계기로 나도 놀란 잠재 능력을 발견했습니다. 이것은 영어로 억만금을 버는 것보다 억만금 이상의 값어치가 있다고 확신합니다. 그래서 나는 죽을 때까지 이 가시밭길을 헤쳐 나갈 것입니다.

참고로 한마디 덧붙이겠습니다. 건강에 관한 책을 읽어 보면 거의 모두 무엇이 좋다고는 씌어 있지만 왜 좋은지에 대해서는 그 까닭이 씌어 있지 않습니다. 그 이유를 이제는 어렴풋이 알 것 같습니다. 그러나 좋은 까닭을 모르면 실행할 수 없습니다.

나는 의사가 아니지만 60년간 경험한 의사입니다. 경험상 좋다는 것은 잘 알지만 그 좋은 까닭을 설명하는 데는 상당히 애를 먹습니다. 이 점에서는 이병희(의학박사, 전 한양대병원 원장) 선생님의 지도를 많이 받았고, 이 책의 특색은 그 좋은 까닭을 철저히 설명하는 데 있습니다.

2. 정신과 육체의 관계

 의사 중에서 제일가는 사람은 정신을 편하게 하는 마음 치료법을 행하는 심의이고, 두 번째는 식이요법으로 병을 치료하는 식의이고, 세 번째는 약으로 병을 치료하는 약의입니다. 의성으로 추앙받는 히포크라테스는 마음을 바르게 해주는 것이 질병을 치료하는 기본이라고 했습니다.
 현재 인류가 안고 있는 병은 대체로 3천여 가지나 됩니다. 하지만 그중 의술을 통해 고칠 수 있는 질환은 4분의 1밖에 되지 않습니다. 그 나머지 4분의 3에 해당하는 질병은 불치병, 혹은 난치병으로 분류되어서 의술의 혜택 범주 밖에 있습니다. 그렇다면 그 4분의 3에 해당하는 질병에 걸린 사람은 병으로 인해 죽어야 할까요? 결코 그렇지 않습니다.

병이라고 하는 것은 거의가 '나'라는 마음속에서 생겨나는 것이므로 정신으로 치료하는 것이 원칙입니다. 인간의 감정과 육체의 관계를 생각해 보면, 외부 원인으로 온 상처나 전염병을 제외하면, 대부분의 질병은 마음 질환이라고 볼 수 있습니다. 정신이 육체를 지배하기 때문입니다.

서양 의학에 권위 있는 자들은 말합니다. 노화라는 병은 촉진될 수도 있고 늦출 수도 있는 거라고. 사랑하는 아내나 남편을 잃은 사람이 한두 달 사이에 폭삭 늙는가 하면, 정년퇴직한 후 갑자기 약해져 골골하기 시작하는 사람 등 이런 예는 얼마든지 있습니다.

그럼 정신과 건강에 관한 예를 하나 들어보겠습니다. 기쁨이 있을 때는 뇌에서 모르핀과 같은 엔도르핀이란 행복 호르몬이 나옵니다. 그러나 이와 반대로 성질을 내면 아드레날린이 분비되는데, 이것은 척추동물의 부신 속질에서 분비되는 호르몬을 말합니다. 아드레날린은 교감신경을 흥분시키고, 혈관을 수축하고, 혈압을 상승하게 하는 신경전달물질이므로 건강을 해치고 병을 촉진합니다. 만약 행복 호르몬인 엔도르핀이 나오지 않는다면 면역 세포가 약해져 결국 병에 걸리는데, 특히 많이 나타나는 증상이 염증이고 그다음은 암입니다.

이처럼 성인병이나 암에 걸리지 않기 위해서는 가장 우선적으로 마음을 즐겁고 유쾌하게 해야 한다는 점을 항상 염두에 두어야 합니다. 마음에는 그 어떤 약보다 우수한 제약 공장이 있기 때문으로, 이 제약 공장을 잘 이용하면 누구나 천수를 누릴 수 있고, 이

제약 공작을 이용할 자격 또한 누구에게나 있습니다. 그래서 나는 귀찮을 정도로 정신 건강을 강조하는 것입니다.

영국의 극작가 가운데 조지 버나드 쇼(George Bernard Shaw)라는 유명한 사람이 있습니다. 하루는 이 작가의 몸에서 열이 나는 등 견딜 수 없어서 친구인 의사를 급히 불렀습니다. 버나드 쇼는 친구에게 숨넘어가는 소리로 죽을 지경이라며 빨리 와 달라고 부탁했습니다. 친구인 의사는 왕진 가방을 들고 3층까지 뛰어 올라왔으나 문을 열자마자 쓰러지고 말았습니다.

이렇게 되자 환자인 버나드 쇼가 거꾸로 의사 친구를 구하기 위해 인공호흡을 하거나 손발을 주무르는 등 치료를 해야 했습니다. 잠시 후 의사 친구가 벌떡 일어나더니 이제 괜찮다고 하면서 집으로 돌아갈 준비를 하더니, 오히려 치료비를 내라고 소리치는 것입니다. 버나드 쇼는 어이가 없었습니다.

"야! 이놈아, 네가 고쳐준 게 뭐가 있어? 무슨 치료비를 내?"

이렇게 말하니까 의사 친구는 버나드 쇼에게 물었습니다.

"지금도 열이 나고 아프니?"

가만히 생각하니 아픈 데가 없지 뭡니까. 버나드 쇼가 안 아프다고 대답했더니 의사 친구는 허허 웃으면서 이렇게 말했습니다.

"내 치료 방법은 바로 이렇다. 네가 아무리 아플지라도 남이 아픈 걸 보고는 되레 도우려 하였다. 그 순간 네 아픔은 사라지고 만 것이다. 이렇게 훌륭한 치료법으로 너를 치료했으니 어떻게 치료비를 안 받을 수 있겠니?"

이렇듯 우리 모두의 마음에는 의사에 버금가는 치료 방법을 내포하고 있습니다. 성경에는 이런 구절이 있습니다.

'마음의 즐거움은 양약이라도 심령의 근심은 뼈를 상하게 하느니라.'

몸과 마음은 떼려야 뗄 수 없는 불가분의 관계에 있습니다. 몸이 병들면 마음이 불편하고 마음이 불편하면 병들기 쉽습니다. 그럼 이 일을 예방하려면 어떻게 하면 될까요? 곰곰이 생각해 보세요.

그리스의 피타고라스는 가장 가까운 곳에 제일 좋은 방법이 있음을 깨닫지 못함이 가장 애석한 일이라고 하였으니, 이 얼마나 의미심장한 말입니까? 현대의 사회 구조는 너무 복잡합니다. 그야말로 인생 고해입니다. 이 인생 고해를 슬기롭게 헤쳐 가기 위해서는 육체뿐만 아니라 정신 건강까지 강해져야 하는데, 좋은 격언을 자꾸 생각하는 것도 좋은 방법입니다.

'미련한 자의 어리석은 소리에 대꾸하지 말라. 너도 같은 사람이 되리라.'(잠언 26장 4절)

'너희는 남에게 바라는 대로 먼저 남에게 하여 주어라.'(누가복음 6장 31절)

겸손해야 합니다. 정신과 마음의 고민은 90퍼센트 이상이 자신의 교만에서 시발하나이다. 아침에 일어나면 좋은 격언을 일독하고, 오늘 하루 동안은 절대로 화를 안 낸다고 맹세해야 합니다. 사람을 만나면 항상 겸손하게 대하고 양보하며 살아야 합니다. 조금 손해를 보고 산다면 이 가시밭길 같은 인생도 즐겁게 살아갈 수 있습니다. 이게 바로 국민 건강 증진의 새로운 도약입니다.

언제부터인가 우리 식탁은 변하고 말았습니다. 자유분방한 어린 시절을 보내야 할 우리 꿈나무에게도 선진국 같은 질병이 양산되고 있습니다. 성인병이 어린 세대까지 만연해져서 이제는 현대병으로 자리를 잡고 있습니다. 미국은 1990년대부터 젊은이의 영양 상태에서 문제점을 찾기 시작했습니다. 비만이 전염병처럼 퍼져 나갔기 때문입니다. 심각성을 깨달은 미국은 농림부 주관으로 전국 초등학교에서 친환경 채식 위주의 급식을 하고 있습니다.

이 점심시간의 프로그램을 위해 캘리포니아주에서는 1년에 수천억이라는 전문학직 엑수를 투자히고 있습니다. 하지만 미국 정부가 거대한 예산을 들여 과학적으로 연구하고 정립한 식생활 개선 요법을 보면 우리나라의 1950년대 생활양식과 꼭 같을 뿐입니다.

우리나라도 늦은 감이 없지 않으나 더 늦기 전에 치료 위주의 의료 방식을 예방 의학으로 바꿔 총력을 기울여야 할 때입니다.

3. 현미에 관한 오해와 진실

현미에 관해서는 누누이 얘기했으나 오해가 많은 것 같아서 여기서는 좀 더 상세하게 살펴보도록 하겠습니다.

내가 공해에 시달리고 있는 현대인에게 최고의 영약이 현미라고 강조한 이유는 현미의 섬유가 몸속에 있는 공해 물질과 과잉 영양분을 몸 밖으로 몰아내 버리기 때문입니다.

현미를 먹으면 영양 균형이 상실된 흰쌀밥으로 인해 몸에 붙어 있던 군살이 빠져 2개월 만에 5킬로그램 이상이나 체중이 줄어들기도 합니다. 1개월에 2.5킬로그램 이상이 준다는 말입니다. 일본의 어떤 여자는 체중이 80킬로그램에서 43킬로그램으로 줄어들기도 했습니다. 이렇듯 현미를 먹으면 군살이 빠지고 신장에 정비례하는 적정 체중이 되는 것입니다.

또 현미를 먹으면 신통하게도 병으로 생긴 독살이 빠지면서 병이 고쳐지고, 얼마 후에는 새살이 살살 올라옵니다. 그 병살에 붙었던 머리털도 빠졌다가 새 머리털이 살살 올라오기도 합니다.

어떤 사람은 현미는 껍질을 깎지 않기 때문에 잔류 농약이 많아 몸에 해롭지 않으냐고 묻습니다. 사실 농약으로 인한 수은 함유량은 백미보다 현미에 더 많습니다. 그러나 현미의 피트산과 섬유는 그 수은을 몸 밖으로 몰아내 버리는 놀라운 역할을 하기 때문에, 따라서 수은의 해독은 피트산과 섬유가 없는 백미에 있는 것이지 결코 현미에 있는 것이 아닙니다. 농약 때문에 현미를 먹으면 안 된다고 말하는 사람은 무식하기 짝이 없는 사람입니다.

실제 현미의 수은 함유량은 0.09피피엠으로 백미의 0.04피피엠 보다 두 배나 많습니다. 그러나 현미를 먹으면 이 수은 83.3퍼센트는 변으로 배설되고, 백미는 수은을 2.5퍼센트밖에 배설하지 못합니다.

결국 몸속에 남아 있는 수은은 현미가 0.015피피엠, 백미가 0.039피피엠으로 현미의 수은 배출량이 월등하게 높습니다. 이 얼마나 놀라운 사실입니까?

그런가 하면 백미를 먹는 사람의 머리카락에는 수은 함유량이 현미를 먹는 사람의 10배 이상이란 것도 과학적으로 증명됐습니다. 평소에 현미를 먹고 있으면 독이 든 포도주를 마셔도 현미의 섬유질과 피트산이 그 독을 배설한다는 사실을 일본 의학회에서 입증해 보고하기도 했습니다.

현미밥 먹기 운동을 하는데 이것이 가장 중요한 문제였기 때문에 나는 각종 자료를 모았으며, 확증을 얻기 위한 실험도 거듭 했습니다. 나는 항상 연구하고 경험한 다음에 남에게 권합니다.

나는 언젠가 현미에 대해 반대 이론을 제기한 사람에게 물었습니다.

"당신은 나처럼 확증을 얻기 위해 직접 실험하고 경험해 보고 난 다음에 하시는 말씀입니까?"

그랬더니 그는 아무 소리도 못 했습니다.

1) 저혈당 증후군을 예방하는 현미

현미는 말 그대로 살아있는 쌀입니다. 백미는 물에 담가 두면 썩어 버리지만 현미는 싹이 나와서 싱싱하게 자랍니다. 쌀을 사람에 비유하면 백미는 머리와 피부가 없으니까 죽은 쌀이고, 현미는 머리와 피부가 있으니까 살아있는 쌀이라고 할 수 있습니다. 이래도 영양분이 가장 많은 머리(씨눈)와 피부(쌀겨)를 깎아 없앤 송장인 백미를 먹을 텐가요? 바보는 죽지 않으면 못 고칩니다.

현미에는 쌀겨가 붙어 있어서 특히 섬유질이 풍부합니다. 그래서 저혈당 증후군을 예방하는 데 효과가 매우 큽니다. 이에 비해 백미를 먹은 사람은 저혈당 증후군에 시달릴 수밖에 없습니다. 백미를 먹어서 저혈당 증후군에 걸린 사람에게는 다음과 같은 증상이 자주 나타납니다.

① 감기와 두통, 불면증의 도매상이 됩니다.

② 항상 약이 몸을 떠나지 않으며, 먹어도 일시적인 효과만 나타났다가 다시 도지고, 그래서 계속 먹게 됩니다. 결국 부작용이 나타나 갖가지 병을 유발하며, 이윽고 중병에 걸려 안녕하고 맙니다. 건강과 치병을 위해서는 약이라는 타력에 의존하지 말고 자연식을 통해 힘을 길러야 합니다. 한 가지 병을 고치기 위해 약을 사용한다면 다른 병을 부르는 무서운 부작용이 생겨나 더 큰 화근을 자초하고 맙니다.

③ 빈혈과 변비, 설사가 심합니다. 이것 역시 만병의 원인으로 그대로 두면 큰일 납니다.

④ 몸이 언제나 나른하고 기력이 없습니다.

⑤ 조금만 걸어도 피곤합니다. 요즘 사람은 택시, 자가용을 지극히 좋아합니다. 아직 30세도 안 된 젊은이가 3층도 못 올라가 숨이 차서 헉헉거립니다. 이 글을 쓰는 노인은 14층까지 걸어 올라가도 끄떡없습니다. 진짜냐고요? 내가 여의도의 14층짜리 아파트에 살 때 우리가 사는 3층에서 14층까지 걸어서 올라갔다가 내려오자고 손자한테 얘기했더니 이놈은 도망가 버렸습니다. 할 수 없이 혼자 올라갔다가 왔습니다. 나는 언제든지 자신이 있습니다.

⑥ 늘 정신이 불안하고 잡념이 많습니다. 차분히 앉아서 공부하거나 일할 의욕이 없습니다. 이 노인은 하루에 10시간이나, 급하면 12시간이나 글을 읽고 써도 끄떡없습니다.

⑦ 얼굴색이 창백해지다가 누렇게 변하고, 거무스름하게 변하

다가 시커메져서 안녕해 버립니다.

⑧ 기미와 주근깨, 여드름이 극성을 부립니다. 이런 사람은 얼굴에 화장을 떡칠해 버립니다. 겉만 화장하면 뭐가 바뀌나요? 속이 썩었는데 겉에서 칠해 봤자 무슨 소용이 있습니까? 점점 꼴사나워져서 애인이 도망가 버립니다.

⑨ 판단력이 흐려져서 공부, 업무가 안 됩니다. 집중이 안 된다고 해서 현미를 먹으라고 했더니 돌덩이 같아서 못 먹겠다고 합니다.

⑩ 건망증이 아주 심해집니다. 방금 외운 영어 단어도 도망가 버립니다. 그 머리를 가지고 무슨 놈의 공부와 사업을 합니까?

⑪ 극단적인 이기주의자가 됩니다. 부모에게 양로원으로 가라고 하고, 국가와 민족을 위해 뭘 하라고 하면 픽 웃어 버립니다.

⑫ 걸핏하면 흥분해 폭력적이 되고 싸우기를 잘합니다. 이들이 평화로운 세상을 무서운 지옥으로 만들고 있습니다. 요즘 청소년 범죄와 흉포한 살인사건이 늘고 있는데, 이것도 백미를 먹는 것과 무관하지 않습니다.

위에 열거한 내용처럼 백미를 먹으면 저혈당 증후군으로 인해 갖가지 고통을 받게 됩니다. 그러나 현미를 먹으면 특히 지구력이 강해집니다. 육식은 순간적인 힘, 순발력을 강하게 할 따름이고 지구력은 안 생깁니다. 육식하는 동물이 처음에는 초식동물보다 빨리 달리지만 이내 지쳐서 포기하고 마는 것도 이런 이치 때문입니다. 운동선수와 군인, 육체노동을 하는 사람은 최우선으로 현미 잡곡밥을 먹어야 합니다.

2) 동물도 백미보다 현미를

새나 쥐 같은 동물은 백미를 좋아할까요, 현미를 좋아할까요? 백미를 먹은 동물과 현미를 먹은 동물은 몸에 어떤 차이가 있을까요?

이웃 일본에서 이것을 놓고 재미있는 실험을 했습니다. 새가 많이 날아오는 마당에 백미와 현미를 뿌려 놓았더니 새들은 죄다 현미 쪽으로 모여서 쪼아 먹고, 현미가 다 떨어지자 백미 쪽으로 날아가 쪼아 먹었습니다.

또 현미만을 쓿는 방앗간과 백미만을 찧는 빙잇긴에 사는 쥐를 조사했더니, 현미를 먹은 쥐는 알맞게 크고 건강했으며 털에는 윤기가 흘렀습니다. 그런데 백미를 먹은 쥐는 덩치만 컸지 마치 물에 빠진 것처럼 털이 숭숭 빠지고 볼품이 없었습니다. 이것만 봐도 현미는 사람뿐만 아니라 동물에게도 좋다는 것을 알 수 있습니다.

나도 직접 쥐를 대상으로 실험해 본 적이 있습니다. 내 말을 믿지 못하겠다면 여러분도 직접 실험해 보기 바랍니다. 먼저 실험용 흰쥐 20마리를 구해서 A와 B로 나눠 각각의 상자에 10마리씩 넣었습니다. A 상자의 쥐에게는 현미와 생수를, B 상자의 쥐에게는 백미와 수돗물을 주며 1개월가량 사육했습니다. 그런 다음 쥐를 꺼내 큰 연못 한가운데로 집어넣었습니다.

현미와 생수를 먹여서 키운 A 상자의 쥐는 열심히 헤엄쳐서 뭍으로 나와 사라졌습니다. 하지만 백미와 수돗물을 먹여서 키운 B 상자의 쥐는 물에서 바동거릴 뿐 뭍으로 나오지 못했습니다.

또 이 A와 B 상자의 쥐를 2개월가량 사육하면서 관찰해 봤습니다. 현미와 생수를 먹여 키운 A 상자의 쥐는 살이 알맞게 찌고 서로 의좋게 살았습니다. B 상자의 쥐는 시들시들해지면서 서로 다투기만 했습니다.

또 A 상자의 쥐에게는 현미 대신 현미밥과 생수를, B 상자의 쥐에게는 백미 대신 백미밥과 수돗물을 주면서 사육해 봤습니다. 모두 수명이 반 이하로 줄어든다는 것을 확인할 수 있었습니다.

이상은 시판 중인 현미와 백미로 실험한 결과입니다. 현미에 관해 무슨 잔소리를 하고 싶으면 먼저 자신이 이상과 같은 실험을 하고, 자신이 현미를 2개월 이상 먹어 보고 난 다음에 비판하기 바랍니다.

이처럼 현미는 인간뿐만 아니라 새와 쥐 같은 동물에게도 이롭습니다. 현미야말로 하느님이 우리 인간과 동물이 먹으라고 준 원래의 곡식이기 때문입니다. 그런데 왜 이것을 깎아서 먹어 병을 만드는가요?

3) 만병을 이기는 현미

서울위생병원 원장을 지낸 정사영 박사는 누구보다 일찍이 현미의 중요성을 깨달은 분입니다. 이분은 20여 년 동안 의원을 운영하면서 현미식으로 수많은 환자를 고쳤습니다.

사실 현미식의 치병 효과는 믿기 어려울 정도로 놀랍습니다. 현미는 간암과 위암, 폐암, 자궁암, 전립선암, 각종 심장병과 위장병, 간장병, 신장병, 당뇨병, 비만증, 신경통, 변비 등 거의 모든 병에서 효과를 나타냅니다.

이 같은 사례는 미국에서도 수없이 발표됐습니다. 앞에서 얘기한 미국의 필라델피아 메소디스트 병원장 안소니 사틸라로 박사는 전립선암으로 인해 갈비뼈 한 대와 고환, 림프샘 일부를 절제하는 수술을 받고 시한부 인생이 됐습니다. 그러나 그는 1년 6개월 동안 현미 위주의 자연식을 한 결과 말기 암을 극적으로 극복했습니다.

나는 연수할 때 가끔 이런 질문을 받습니다.

"직장에 다니는 사람은 점심을 직장 식당에서 급식하는데 현미를 어떻게 먹습니까?"

그러면 나는 이렇게 말합니다.

"현미 도시락을 싸 가지고 가 사무실에서 스스럼없이 먹도록 하세요. 그러면서 동료에게 현미의 좋은 점을 설명하세요. 미국의 큰 병원 원장인 안소니 사틸라로 박사도 병원 의사 앞에서나 의학박사가 많이 모인 석상에서도 현미 도시락을 버젓이 꺼내 먹었습니다. 그랬더니 모든 사람의 시선이 그에게로 집중되었습니다. 그들은 암 환자를 치료하는 병원장이 돌팔이에게 속아 넘어가 저따위 짓을 한다고 쑥덕거렸지만 그는 조금도 개의치 않고 계속했고, 드디어 말기 암을 정복했습니다."

그렇다면 현미의 어떤 성분이 사람 몸에 그렇게 이롭고, 왜 만병통치의 효과가 있는지 백미와 비교해 가면서 알아보도록 하겠습니다.

현미와 백미의 영양 비교표

	영양소	현미	백미
1	단백질	7.2그램	6.5그램
2	지질(지방)	2.5그램	0.4그램
3	당질(당분)	76.8그램	77.5그램
4	회분	1.2그램	0.5그램
5	섬유질	1.3그램	0.4그램
6	칼슘	41밀리그램	24밀리그램
7	인	284밀리그램	147밀리그램
8	철	2.1밀리그램	0.4밀리그램
9	마그네슘	120밀리그램	50밀리그램
10	비타민 B1	0.54밀리그램	0.12밀리그램
11	비타민 B2	65밀리그램	33밀리그램
12	니코틴산	5.1밀리그램	1.5밀리그램
13	판토텐산	1.2밀리그램	0.4밀리그램
14	비오틴	4밀리그램	2밀리그램
15	엽산	15밀리그램	10밀리그램
16	비타민 B6	1밀리그램	0.5밀리그램
17	이노시톨	120밀리그램	10밀리그램
18	콜린	110밀리그램	60밀리그램
19	아미노안식향산	32밀리그램	14밀리그램
20	비타민 K	10밀리그램	1밀리그램
21	비타민 E	1밀리그램	0.2밀리그램
22	피트산	2.4그램	41밀리그램

위의 도표에 있는 백미 영양분은 도정 직후의 것입니다. 백미는 도정하고 시일이 지나면 속에 잡균과 곰팡이가 침입해서 영양분을 죽여 버리기 때문에 도정 후 1개월 이상 경과한 것은 영양분이 거의 없습니다. 이에 비해 현미에는 단단한 속껍질과 쌀의 생명인 씨눈이 들어 있기 때문에 잡균과 곰팡이 따위가 쉽게 침입하지 못합니다. 다음은 위의 표에 대한 상세한 설명입니다.

- 1~3을 보면, 현미에는 건강 유지에 필요한 식물성 단백질과 지질, 당질이 충분하게 있으므로 문명병의 원흉인 동물성 단백질, 지질, 당질을 취할 필요가 없습니다.
- 4의 회분은 살과 근육을 탄탄하게 하는데, 함유량이 적은 백미는 살을 물렁물렁하게 만들어 병균의 온상을 조성합니다.
- 5의 섬유질은 영양분의 흡수를 조절하고 변의 배설을 돕습니다. 문명병을 예방하고 치료하는 최고의 약입니다.
- 6의 칼슘은 뼈와 이, 손톱, 발톱을 만들고 혈액을 정화하며 정신을 안정시킵니다.
- 7의 인은 뇌신경을 형성하는 중요한 성분으로서 인이 부족하면 판단력과 기억력이 약화됩니다.
- 8의 철은 적혈구의 중요 구성 요소로서 부족하면 빈혈에 걸리기 쉽습니다. 이 경우에는 콩과 깨, 미역, 다시마를 많이 먹어서 보충해야 합니다.
- 9의 마그네슘은 뼈와 세포를 강화하고 심장병을 예방하고

치료하는 효과가 있습니다.

- 10의 비타민 B1이 부족하면 각기병과 피로, 권태, 정신병, 위장병에 걸립니다.
- 11의 비타민 B2가 부족하면 성장이 둔화되고 입술과 입술 끝, 혀에 염증이 생깁니다.
- 12의 니코틴산(니아신)이 부족하면 피부염과 구내염, 폐렴, 설사, 신경 이상의 원인이 됩니다.
- 13의 판토텐산은 머리를 좋게 하는데, 이것이 부족하면 정신병과 피부염을 일으킵니다.
- 14의 비오틴이 부족하면 피부병과 탈모, 보행 곤란 등이 옵니다.
- 15의 엽산이 부족하면 빈혈과 백혈구 감소, 악성 종기, 암의 원인이 됩니다.
- 16의 비타민 B6은 산독증 치료에 특효가 있습니다.
- 17의 이노시톨은 위장 운동을 정상화하고, 위장병 치료에 탁월한 효과가 있습니다.
- 18의 콜린은 간염, 간경화, 간암 치료에 탁월한 효과가 있습니다.
- 19의 아미노안식향산은 가래를 없애고, 천식 치료에 효과가 있습니다.
- 20의 비타민 K는 피를 맑게 하고 혈액순환을 좋게 하므로 만병을 치료합니다. 또 얼굴의 혈색이 좋아져서 속으로부

더 예뻐집니다.
- 21의 비타민 E는 혈관 강화, 혈액순환 촉진, 세포 노화 방지, 근육 위축 방지, 성 기능 강화, 신경 강화에 탁월한 효과가 있습니다.
- 22의 피트산은 위장기능을 활발하게 하고 중금속의 독을 배출합니다. 따라서 섬유와 함께 공해 시대의 최고 명약입니다.

이상의 내용을 보면 현미가 백미에 비해 필수영양소가 얼마나 더 많이 함유돼 있으며, 또 각 성분이 얼마나 병의 예방과 치료에 효과가 있는지 알 수 있을 것입니다.

4) 현미를 먹어야 하는 이유

지난 1900년대 초반까지만 해도 암이나 당뇨, 고혈압, 저혈당과 같은 병을 앓는 사람은 극소수에 불과했습니다. 하지만 오늘날 이런 병은 대다수의 사람에게 나타나고 있는 실정입니다. 그 이유는 100년 전 우리 조상이 먹던 음식물을 맛이 없다며 가공해서 먹기 때문입니다. 즉, 가공과정에서 식품의 중요한 성분을 깎아 없애 버리고, 게다가 맛을 더하기 위해 화학성분을 첨가해 먹는다는 말입니다.

따라서 현대인의 병을 예방하고 치료하기 위해서는 100년 전 우리 조상이 먹었던 것과 같은 음식, 가공하지 않은 자연식을 해야 하는데, 그러기 위해서는 현미 먹기가 기초인 것입니다.

게다가 백미는 도정하는 과정에서 양이 줄어들고, 그 쌀을 깨끗이 씻는 과정에서도 양이 줄어들어 결국 20퍼센트나 줄어들게 됩니다. 다시 말해 우리가 현미를 먹으면 많은 쌀을 절약하게 된다는 뜻입니다.

이뿐만이 아닙니다. 현미에는 백미보다 영양분이 100배 이상이나 들어 있기 때문에 백미 두 공기를 먹는 사람이라도 현미 한 공기를 먹으면 배 속이 듬직하게 됩니다. 거기다가 내가 주장하는 건강법대로 아침 한 끼를 굶으면 식량의 3분의 1이나 절약됩니다. 따라서 현미를 먹으면 줄잡아서 식량의 절반이나 절감된다는 말입니다.

지금 우리는 밀과 잡곡을 비롯한 각종 곡물과 가축 사료를 수입하느라 막대한 외화를 소비하고 있는데, 이것도 크게 줄일 수 있습니다. 그리고 앞서 말했듯이 현미에는 단백질과 지방, 당분이 풍부하기 때문에 동물성 단백질이나 지방을 따로 섭취할 필요가 없고, 고기를 먹지 않게 되므로 부식비 역시 반 이상 절감할 수 있습니다.

현미에는 특히 당질이 많기 때문에 현미밥을 먹으면 자연히 단 것을 먹고 싶지 않습니다. 식전에 단것을 먹으면 어떤가요? 입맛이 떨어져서 밥을 먹고 싶은 생각이 사라지고 맙니다. 단것이 위액의 분비를 중지시켜 버리기 때문인데, 자꾸 강조하지만 설탕을 비롯한 단것은 칼슘 도둑입니다. 단것은 우리 몸의 뼈와 치아뿐만 아니라 정신기능, 생리기능까지 마비시켜 버립니다.

인간이 겪는 질병의 3분의 2 이상은 단것 때문에 생깁니다. 단것을 일절 금하고 현미 잡곡밥을 3개월가량 꾸준히 먹어 보기 바랍니다. 그러면 병원비와 약값이 필요 없게 됩니다.

이처럼 우리가 날마다 먹고 있는 백미를 현미로 바꾸면 엄청난 변화가 일어납니다. 그러나 현미는 소화가 안 되고 맛이 없는 것으로 미리 단정하고 경원하는 데 문제가 있습니다.

내 친척 중에도 당뇨병과 폐병에 걸려서 죽어 가는 청년이 있었습니다. 병원에 입원해 치료를 받았지만 그다지 가망이 없었습니다. 나는 그에게 현미밥을 먹으라고 그렇게 권고를 했건만 싫다면서 거들떠보지도 않았습니다. 하지만 병원에 입원하고 있는 동안 그의 누나가 내 권유에 따라 매일 정성껏 현미밥을 지어다 주었더니 그 성의에 감동해 먹게 되었고, 그 후 병이 극적으로 호전되었습니다. 그는 이렇게 말했습니다.

"이제 흰쌀밥은 싱거워서 못 먹겠어요. 현미밥이 이렇게 맛있는 줄은 미처 몰랐습니다."

당뇨병에 폐병까지 걸리면 보통은 치료가 불가능합니다. 그러나 현미로 암 같은 무서운 병을 극복해 건강하게 사는 사례는 무척 많습니다.

5) 현미밥을 맛있게 짓는 법

현미밥은 압력밥솥으로 지어야 맛이 구수합니다. 나는 노인이지만 밥이 잘된 것보다 약간 설익은 것을 자근자근 씹어 먹기를 좋아합니다. 그래서 압력밥솥을 사용하지 않고 보통 전기밥솥으로 지어서 먹습니다.

　사실 현미는 자근자근 씹어 먹는 것이 영양가가 최고로 좋습니다. 또 약간 설익은 밥은 생식과 비슷하므로 보통 밥보다 영양가가 많습니다. 연한 밥은 씹지 않고 넘기기 쉬우니 이빨이 성한 사람은 일부러 되게 지어 먹기를 바랍니다.

　밥물은 쌀의 양보다 보통 20~30퍼센트가량 더 넣는 것이 원칙이지만 나는 되게 짓기 위해 쌀과 같은 양의 물을 넣습니다. 밥을 짓기 전에 현미를 3시간 정도 물에 담가 두었다가 지으면 좀 연해지긴 하나 밥맛은 덜합니다. 그래서 나는 물에 담가 두지 않고 바로 밥을 짓습니다. 처음 현미를 접하는 사람은 물에 담가 놓았다가 압력밥솥으로 짓기를 바랍니다. 그래야 거부감이 덜합니다.

　현미밥은 현미 70퍼센트와 콩 같은 잡곡 30퍼센트의 비율로 지어야 합니다. 더 찰지고 맛있게 하기 위해서는 현미 찹쌀과 찰수수, 차조 등의 잡곡을 적당히 섞고, 소금 약간과 팥을 섞으면 맛이 그만입니다. 잡곡은 종류가 다양할수록 좋습니다. 설사를 자주 하는 사람은 콩 대신 현미 찹쌀을 넣기 바랍니다. 다음은 밥을 짓는 구체적인 방법입니다.

① 압력밥솥으로 현미밥을 지을 때는 가장 강한 불로 가열해서 솥 가운데 있는 추가 빙빙 돌면서 징징 소리가 나도록 합니다.
② 징징 소리가 나고 3분쯤 지나면 불을 반으로 줄여서 5분 동안 더 가열합니다.
③ 그다음은 불이 꺼지지 않을 정도의 가장 약한 불로 30분간

뜸을 들입니다.

④ 불을 끄고 약 15분 동안 식힙니다. 김을 일부러 빼면 밥맛이 없고, 식기 전에 뚜껑을 열면 위험합니다.

보리쌀은 쌀보다 우수한 무공해 식품이니 많이 먹기를 권장합니다. 특히 당뇨병에 좋은데, 시판 중인 흰 보리쌀은 백미와 같으니 겉껍질만 벗긴 현맥을 구해서 먹기 바랍니다. 이 보리쌀은 현미와 맛의 조화가 처음부터 안 생기니까 현미밥에 익숙한 다음 조금씩 양을 늘려야 합니다. 흰 보리쌀은 가능한 한 보리빵이나 보리국수, 보리강정 등을 만들어 먹기를 권장합니다. 치아가 나쁜 사람은 현미와 잡곡으로 연하게 지어서 먹거나 죽을 쑤어서 먹되, 씹을 때와 마찬가지로 혀 운동을 해서 침이 충분히 섞이도록 합니다.

6) 왜 꼭꼭 씹어야 하는가

이 안 서방이 지극히 좋아하는 음식은 바로 가루음식입니다. 생현미 가루에 볶은 콩가루와 볶은 깻가루를 섞은 다음, 물에 개지 않고 가루째 입에 넣어 침을 잘 섞으면서 꼭꼭 씹어 넘기면 맛이 그만이기 때문입니다.

왜 그럴까요? 이 가루를 물에 개면 침이 안 섞인 채로 넘어가 버립니다. 하지만 물에 개지 않은 가루를 입안에 털어 넣으면 침이 섞여야 넘어가지 저 혼자서는 절대로 넘어가지 않습니다. 천하제일의 소화제인 침이 섞이니 저절로 소화되지 않을 수 없는 것입니다.

① 잘 씹으면 소화가 잘됨으로써 다른 운동을 하는 데 필요한 에너지가 공급됩니다.

② 잘 씹으면 영양분을 죄다 섭취함으로써 만병을 치료하는 원동력을 공급합니다.

③ 씹으면 씹을수록 침이 많이 나옵니다. 침은 우리가 먹는 음식물을 50퍼센트 이상 소화시킵니다. 특히 곡식의 경우는 70퍼센트 이상을 소화시킵니다. 따라서 침이 이 세상에서 제일가는 소화제입니다.

④ 침은 식품의 독을 없애 주며, 특히 놀라운 것은 항암작용을 합니다.

⑤ 침이 정말 놀랍고 놀라운 것은 최고의 난치병인 후천성면역결핍증(AIDS)의 바이러스를 죽이는 물질을 함유하고 있습니다.

⑥ 침은 배가 고파서 식욕이 있을 때, 잘 씹을 때 가장 많이 나옵니다.

⑦ 씹는 운동은 머리를 기가 막히게 운동시킵니다. 머리를 좋게 하려면 머리를 내외 양면으로 운동시켜야 합니다. 씹는 것은 외적 운동이고, 사고하는 것은 내적 운동입니다. 공부할 때, 업무를 볼 때, 운전할 때 껌을 씹는 것은 크게 도움이 됩니다. 단, 껌의 경우 첫 단물에는 설탕과 인공감미료가 들어 있어서 몸에 해로우니 뱉어 버리고, 남과 교제할 때는 점잖지 못하다는 소리를 들을 수 있으니 삼가기 바랍니다.

그리고 대체 오래 살기만 하면 무슨 소용이 있습니까? 나와 같은 노인도 30대와 같이 머리를 잘 가동해야 하고, 그 제일가는 기초가 바로 씹는 운동입니다.

⑧ 씹는 운동은 치아뿐만 아니라 얼굴 전체를 운동시킵니다. 특히 눈과 귀, 코, 목, 가슴, 배까지 운동시킵니다.

⑨ 씹는 운동은 인내력을 함양하고 급한 성미를 고치는 좋은 수양법입니다.

7) 현미는 저혈당 증후군 극복의 첫걸음

이 책을 읽는 학부모에게 말하고 싶습니다. 우리나라는 교육열이 높아서 많은 사람이 자녀를 외국으로 유학 보내고 있습니다. 하지만 그 아이가 커서 효도해 주기를 바라는 것은 지극히 어렵습니다. 공해 식품의 나라, 저혈당 증후군의 나라인 미국으로 유학 간 자녀는 결국 부모에게 양로원으로 가라고 강요할 것이기 때문입니다.

3년가량 미국 물을 먹으면 부모에게 전화하거나 편지하는 것조차 귀찮다면서 아예 행방을 감춰 버리는 예도 적지 않습니다. 이처럼 저혈당 증후군에 걸리면 사람이 극도로 잔인해지고, 극도로 이기주의자가 되는 것입니다. 심지어 친구를 초대해 놓고도 밥값을 내라고 합니다. 내 친구는 어떤 미국 친구의 초대로 10년 만에 만나 식당에서 함께 식사를 했는데, 으레 대접받는 줄 알고 그냥 식당을 나왔더니 미국 친구가 밥값을 안 내고 갔다며 얼마나 야단을 치는지 머리를 절레절레 흔들었다고 합니다.

　미국에서 오래 산 자식은 아마 부모가 찾아가도 밥값을 내라고 할 것입니다. 그런 놈의 자식을 키워서 무엇을 하겠습니까? 이것이 모두 저혈당 증후군의 장난입니다. 어머니가 자녀에게 현미를 먹이고, 자연식품을 손수 만들어 주는 것은 학교 교육보다 몇 곱이나 더 중요하나이다. 이 나라 국민의 정신 건강과 육체 건강의 열쇠는 어머니가 쥐고 있습니다. 어머니를 포함한 여성이 자연식에 대해 새롭게 인식하는 게 그 어떤 일보다 중요하나이다.

　이것은 결코 하루아침에 이루어지지 않습니다. 먼저 어머니부터 올바른 먹을거리에 대한 인식을 새롭게 해서 실천하고, 그것을 자녀가 본받게 만들어야 합니다. 그렇지 않고 아무것이나 먹도록 방치해 둔다면 이 나라의 미래는 없습니다.

　현재 편의점 같은 상점의 단골손님은 이 나라의 앞날을 어깨에 짊어지고 갈 철없는 청소년이 대부분입니다. 이 청소년을 공해 식품으로부터 격리시키는 일은 바로 어머니가 해야 합니다. 다른 어떤 일보다 급하니 이 일을 가장 먼저 하기를 바랍니다.

　거듭해서 강조합니다. 한 가정의 주부는 온 가족의 정신 건강과 육체 건강의 열쇠를 쥐고 있습니다. 가족 간의 불화나 거친 언행도 바로 저혈당 증후군의 장난입니다. 이것은 먹을거리만 자연식으로 바꾸면 금방 고쳐집니다. 그 첫걸음이 가정의 식탁에서 백미를 추방하고 현미밥을 먹는 것입니다. 현미밥 먹기는 정신 건강과 육체 건강의 기초이기 때문입니다.

4. 굶기와 식욕

1) 운동은 공복 상태에서

몸이 불편한 환자는 침대에 앉거나 누워서 운동을 하는데, 물론 이런 간단한 운동을 할 때도 공복 상태에서 해야 병을 낫게 하는 데 효과가 있습니다. 공복일 때 피가 가장 맑기 때문입니다. 따라서 공복 상태에서 운동을 하면 피가 구석구석, 특히 병든 부위까지 잘 돌기 때문에 당연히 효과가 큽니다.

나는 과거 부산의 동아대학 근처에 산 적이 있습니다. 집 뒤에는 바로 구덕산이 있고, 집 앞으로는 푸른 바다가 내다보이는 곳으로, 공기 좋고, 물 좋고, 경치도 좋아서 당시 부산에서는 최고의 주택가였습니다.

그때 나는 아침마다 공복 상태로 구덕산에 올라가서 약수를 마시고, 산꼭대기에 올라가서는 책을 읽으며 즐거운 시간을 보냈습니다. 산꼭대기까지 올라갔다가 내려오는 최고의 건강법을 몸소 체험한 것입니다.

그러나 운동이 아무리 좋다고 해도 자기 체력에 맞지 않게 무리해서 하면 역효과가 납니다. 나도 처음에는 욕심을 부려서 산꼭대기까지 올라갔다가 한참을 쉰 후 내려왔습니다. 하지만 그 후 1주일 동안 몸살을 앓아서 꼼짝도 못 했습니다. 다시는 산에 올라가지 않겠다고 맹세할 정도로 혼이 났습니다. 나는 뭐가 잘못됐는지 곰곰이 분석한 다음 다시 산으로 올라갔습니다. 이번에는 산꼭대기까지 올라가지 않고 3분의 1까지만 올라갔다가 내려왔습니다.

특히 산을 오르다가 힘들면 바위에 걸터앉아 쉬면서 발가락을 위로 젖히는 운동을 5분 정도 했더니 다리의 피곤이 확 풀려 다시 힘차게 걸을 수 있었습니다. 산에 오를 때는 이 방법을 떠올리면서 꼭 한 번 해보길 바랍니다.

산꼭대기까지 올라가지 않고 3분의 1만 올라간 첫날은 내려온 후 곧바로 목욕탕으로 가서 냉·온욕과 냉수마찰, 복부지압 등을 했더니 피곤도 없어지고 그렇게 상쾌할 수가 없었습니다. 그 3분의 1 지점을 기준으로 해서 그다음 날은 10분 정도 더 위로 올라갔다가 내려왔고, 그다음 날은 전날보다 또 10분 정도 더 올라갔다가 내려오곤 했더니 결국 1주일 만에 산꼭대기까지 올라갈 수 있었습니다.

그다음부터는 매일 산꼭대기까지 올라갔다 내려와도 전혀 피로를 못 느꼈습니다. 산에는 항상 오전에 올라갔기 때문에 나는 약수만 마셨을 뿐 배는 늘 공복 상태였습니다. 그러나 한 번도 배가 고픈 적이 없었고 지친 적도 없었습니다. 산에 올라가면 음식을 먹는 사람이 많이 보이지만, 그런 모습을 보고도 먹고 싶다는 생각을 해본 적은 없습니다.

누구나 등산을 3개월 정도 하면 건강이 몰라보도록 달라져서 새사람으로 변합니다. 단, 현미 중심의 합리적인 영양 관리와 굶음의 철학이 몸에 배도록 하겠다는 정신으로 단련해야 합니다.

2) 식욕 없이 먹는 음식은 독

'배가 고프다. 맛있는 냄새가 난다. 부엌에서 어머니가 요리하고 있다. 막 먹고 싶어서 군침이 돈다.'

이때 입안에서 분비되는 침은 먹은 음식물의 50퍼센트 이상을 소화합니다. 동시에 위와 장에서는 위액과 장액이 왕성하게 분비돼 음식물을 받아들일 준비를 합니다. 이 침과 위액, 장액이 합작해서 우리가 먹는 음식물을 완전히 소화시켜 몸의 피와 살을 만드는 것입니다.

이와 반대로 식욕이 없는데 억지로 음식을 먹으면 침과 위액, 장액이 분비되지 않기 때문에 먹은 음식이 소화가 안 된 채 대장으로 집결합니다. 소화가 안 된 음식물은 설사를 통해 밖으로 나가기도 하고, 변비가 돼 몸 안에 머물기도 합니다. 차라리 설사가 돼서 다 나가 버리면 괜찮은데 일부는 나가지 않고 대장의 주름에 걸려 몸속에 남는 수가 있습니다.

　이와 같이 빠져나가지 않고 몸속에 남은 일부가 썩고 썩어서 독소를 내뿜는데, 결국 대장 벽을 뚫고 핏속으로 들어가 전신을 돌아다니며 만병을 유발합니다. 이런 사람의 얼굴색은 하나같이 누렇다 못해 거무스름하며, 드디어 중병에 걸려 아주 시커멓게 되어서 안녕하고 맙니다. 식욕 없이 먹는 음식이 사람을 죽이는 독으로 변모한다는 말입니다.

　하루에 한 끼라도 맛있게 먹어 본 역사가 있는가요? 끼니때가 되니까, 안 먹으면 왠지 허전하니까, 안 먹으면 안 된다고 하니까, 그래서 억지로 먹어서 몸속에 독을 만들고 있지 않은가요? 이런 사람은 병에 안 걸릴 수가 없습니다. 적어도 한 끼라도 맛있게 먹어야 몸에 영양이 골고루 공급돼 최소한의 건강이 유지됩니다. 맛있게 먹는다는 것은 정말 배가 고프기 때문에 음식이 맛있게 느껴지는 것을 뜻합니다. 배가 고프면 먹기 싫은 꽁보리밥이라도 꿀맛같이 맛있습니다. 시장이 반찬인 것입니다.

　그러나 음식은 짐승 고기와 수입한 흰 밀가루, 흰 설탕, 흰 정제염, 흰 화학조미료가 들어 있지 않은 자연식이라야 합니다. 백미와 비싼 고급 요리가 차려져 있어야 맛있게 먹는다고 말하는 사람은 100퍼센트 문명병 후보생입니다. 잘못된 음식을 먹고 생긴 살은 병살입니다. 자연식을 먹고 생긴 피와 살이 바로 탄탄하고 건강한 살이며 맑은 피인 것입니다.

　값비싼 고급 요리일수록 가공을 많이 하기 때문에 몸 안으로 들어가면 반드시 독이 됩니다. 설탕과 화학조미료가 많이 들어 있는 고급 요리야말로 입안에서는 미인계이며, 몸속에서는 사람을 죽이는 독인 것입니다.

3) 환자도 운동해야 식욕이 생긴다

음식물을 맛있게 먹기 위해서는 손과 발과 몸을 부지런히 움직이면서 노동을 하거나 운동을 해야 합니다. 하느님은 애당초에 인간을 창조하실 때 이마에 땀이 흐르도록 일해야 먹고살도록 의도하셨습니다. 그리고 손과 발, 몸을 움직이는 것도 100번 정도는 어림도 없고 5천 번 또는 1만 번 이상 움직여야 시장기가 돌고 먹은 것도 진짜로 소화가 됩니다.

우리 인체는 음식물을 통해 섭취하는 영양분 중에서 20퍼센트 정도를 머리에 사용하고, 80퍼센트 정도는 손과 발, 몸을 움직이는 데 사용되게끔 구조돼 있습니다. 가만히 앉아서 머리만 쓰고 손과 발, 몸은 조금밖에 안 움직인다면 80퍼센트의 영양분은 소모가 안 됩니다. 손과 발, 몸을 움직이되 땀이 나도록 움직여야 80퍼센트의 영양분이 전부 소모됩니다.

예전 농촌의 농부를 보면 새벽부터 일어나 해가 저물도록 일했습니다. 그래서 밥맛이 그야말로 꿀맛이었습니다. 밥을 그릇에 수북하게 퍼먹어도 금방 소화가 돼서 또 배가 고팠습니다. 끼니 사이에 새참까지 먹습니다. 그때 현미의 중요성을 알고 현미 잡곡밥을 먹었더라면 새참을 먹지 않는 것은 물론이고 하루에 2식만 해도 얼마든지 충분했을 것입니다. 그런데 그놈의 백미를 먹었으니 아무리 많이 먹은들 금방 배가 고플 수밖에 없었을 것입니다.

병상의 환자도 마찬가지입니다. 안정을 취하라는 의사의 말만 듣고 하루 종일 침대에 누워 있으면 언제 식욕이 돋겠느냐는 말입니다. 입맛이 없으면 안 먹어야 하지만 병원에서 주는 백미 환자식을 억지로 먹고 있으니, 이 늙은이는 정말 한심하기 짝이 없어서 땅을 치고 싶습니다.

노동이나 운동도 안 하면서 꼬박꼬박 3식을 하니 그놈의 음식이 소화가 안 돼 독이 되는 것은 너무나 뻔한 일이 아닌가요? 손과 발에 땀이 나도록 움직이지 못할 바에는 먼저 먹은 것이 소화될 때까지 먹지 말아야 할 것이 아닌가요?

그럼 3식을 조금씩 먹으면 어떻게 되느냐고요? 이것도 굶어야 몸속에 누적된 독이 빠진다는 인체의 자연생리기능을 모르고 하는 소리입니다. 조금씩 먹는다는 것도 좀처럼 실행하기 어렵습니다. 술도 조금씩만 마시면 좋다고 합니다. 그런데 어디 조금씩 마셔지던가요? 술이 들어가면 이제는 술이 술을 불러서 벌컥벌컥, 매일 그러다 보니 어느새 안녕해 버리는 일이 다반사가 아니던가요? 술은 아예 입에 대지 말아야 합니다.

어떤 당뇨병 환자가 말하기를 아침을 굶으면 10시경에 혈당치가 내려가 신경질이 나고 두통과 복통이 일어나서 피로감이 더해진다고 합니다. 당연하지! 백미를 먹으면서 아침을 굶으면 당연히 그와 같이 되는 것입니다. 그러나 현미 잡곡밥을 먹으면 그런 일은 깨끗하게 사라집니다. 믿으세요! 믿는 자에게 복이 있습니다.

일본의 오쿠라 시게나리 박사는 현미밥 한 공기의 영양가가 쌀밥 20공기와 비슷하다고 말했지만 나는 20공기가 아니라 100공기 이상으로 봅니다. 백미로 3식을 해도 영양실조로 인해 병이 생기는데 백미로 2식을 하면 증세가 더욱 심화될 것은 불을 보듯 뻔한 이치가 아닌가요?

우리나라 사람은 입맛이 없어 밥을 먹고 싶지 않다고 말하면 물에 말아서라도 먹으라고 강요합니다. 굶으면 죽으니 많이 먹어야 하고, 많이 먹어야 병을 이긴다는 논리입니다. 몸에 독이 쌓여서 열이 나고, 도저히 음식물을 받아들일 상태가 아닌데도 잘 먹어야 낫는다며 억지로 쌀밥에 고기를 먹입니다. 먹기 싫다고 하면 온갖 위협과 회유를 해 가며 기어이 먹입니다.

소나 개 같은 가축이 병들면 뭘 먹습니까? 사람들은 병든 가축을 걱정하며 한사코 뭘 먹이려 들지만, 이 가축은 몇 날 며칠을 웅크리고 앉아서는 아무것도 먹지 않고 몸속에 있는 독을 빼냅니다. 며칠이 지나면 퀭한 눈으로 자리에서 일어나 주인이 주는 음식을 맛있게 먹고 이내 건강해집니다. 이것이 바로 자연생리인 것입니다.

음식이 목으로 안 넘어가면 몸에 이상이 생겼다는 증거입니다. 몸의 이상이란 독이 쌓였다는 것이며, 이것이 빠져나가도록 아무것도 먹지 말아야 정상으로 돌아옵니다. 이런데도 많이 먹어야 한다고요?

먹고 싶지 않으면 먹지 말고, 먹지 않으면 그대로 두는 것이 순리입니다. 아침은 당연히 먹지 말아야 합니다. 내가 이런 말을 주야장천 떠들고 있으면 사람들은 따가운 눈총을 보냅니다. 거기다가 위대하신 학자라는 사람은 아침을 잘 먹어야 한다며 부채질마저 하고 있으니, 이 불쌍한 안 서방은 설 곳이 없구나!

국민 대다수는 먹기 싫은 아침을 의무 방어전을 하는 식으로 먹습니다. 억지로 먹으니까 당연히 소화가 안 됩니다. 소화가 안 되니 위도 약해져서 소화하는 데 시간이 걸립니다. 그래서 늘 골치가 아플 수밖에 없습니다. 이런 머리로 공부를 한다고요? 하품만 나오고 졸음만 옵니다. 선생님의 소리는 모깃소리같이 들립니다. 졸려서 선생님한테 꾸벅꾸벅 절을 합니다. 이런 머리로 일을 한다고요? 만사가 귀찮아져서 능률이 오르지 않습니다. 매사 신경질을 부리고 스트레스만 쌓입니다.

뭐다, 뭐다, 잔소리할 것 없습니다. 삼척동자도 빤히 알 수 있는 이 명백한 이치를 빨리 깨닫고, 잔소리하지 말고 그대로 실천해서 행복한 인생을 살기 바랍니다.

4) 인간의 병은 과식에서

1950년 한국전쟁이 막 발발했을 때 일입니다. 학교에 갔더니 모두 북한군이 쳐내려왔다고 야단들이었습니다. 그날이 월급날이라 서둘러 월급봉투를 받아 들고 집으로 돌아오는데, 종로 화신백

화점에 '북괴군 남침'이라는 벽보가 붙어 있었습니다. 그것을 멍하니 쳐다보다가 그만 뒷주머니에 넣어 두었던 월급봉투를 소매치기당하고 말았습니다.

전쟁 통에 이런 낭패가 없었습니다. 그때만 해도 여유가 없어서 월급날 바로 전이면 쌀통은 항상 바닥을 드러내곤 했습니다. 집에 먹을 것은 없고, 허기는 어찌나 생기는지 사흘 동안 뚝섬 채소밭에 가서 시래기를 주어다가 국을 끓여 먹었습니다.

견디다 못해 집에 있던 헌 옷들을 팔려고 보따리에 싸서 짊어지고 동대문시장을 굶주린 개처럼 헤매고 다녔지만 사는 사람은 없었습니다. 그때 시장 한쪽에서 삶은 돼지고기를 팔고 있는 가게가 눈에 띄었습니다. 나는 당시 위장이 약해서 돼지고기를 보기만 해도 비위가 상할 정도였습니다. 그런데 보기만 해도 징그러웠던 그 돼지고기가 어찌나 먹고 싶은지, 어찌나 군침이 도는지 한꺼번에 열 근이라도 먹을 것 같았습니다. 단지 며칠을 굶었을 뿐인데 내 입맛을 이렇게 변모시킨 것입니다.

본디 인간이란 그렇게 굶고 나면 쇠라도 소화할 것 같다는 생각이 드는 법입니다. 나는 할 수 없이 최후의 재산인 재봉틀을 짊어지고 시골로 내려가 보리쌀 한 자루와 바꿨습니다. 바로 밥을 해서는 마파람에 게 눈 감추듯 비웠는데, 평소 꺼끌꺼끌해서 맛이 없다고 생각했던 보리밥이 그야말로 꿀맛이었습니다.

그때 먹은 그 보리밥의 맛, 정말 글로는 표현할 수 없습니다. 입맛이 없다고 불평하는 사람은 며칠만 굶어 보세요. 소화하지 못

할 음식은 세상에 없습니다. 저절로 입맛이 살아나고 소화력도 왕성해집니다.

위대한 박사님들, 아침을 안 먹으면 좋지 않다며 억지로라도 먹으라고 하지 말고, 환자에게 억지로라도 잘 먹어서 영양분을 섭취하라고 하지 말고, 오히려 굶게 만들어 보시구려! 굶어야 삽니다. 굶어야 병이 고쳐집니다. 굶는 것이 약입니다. 지금은 영양 과잉으로 생기는 병이 더 많기 때문입니다.

5) 인간의 평균 수명이 늘어난 이유

하루는 대기업체 회장과 사장, 대학교수, 박사가 많이 가입돼 있는 사교 단체의 초청으로 강연한 적이 있습니다. 그때 나를 초청한 분에게 오늘 오는 회원 가운데 의학박사는 몇 명이냐고 물었더니 5~6명가량 된다고 했습니다. 나는 내 이론이 그들의 이론과 상충하기 때문에 부딪힐 것을 각오하고 단단히 마음의 준비를 했습니다.

낮 12시까지 롯데호텔로 와서 함께 식사한 다음 강연해 달라고 했는데, 나는 아침뿐만 아니라 점심도 먹지 않기로 했습니다. 점심을 먹자마자 강연하면 피가 위로 집중돼 강연을 제대로 할 수 없기 때문입니다. 남이 감동하도록 강연하기 위해서는 피가 머리로만 집중돼야 했고, 또 무엇인가를 먹으면 혀가 굳어서 말이 유창하게 안 나오는 법입니다. 나는 원래 아침을 안 먹지만 거기다 점심까지 굶기로 한 것입니다. 물론 자연수에 벌꿀과 식초를 탄 음료수를 만들어 가서 강연 전과 도중에 마시기는 했습니다.

12시에 현장에 도착해 보니 사람들이 맛있게 식사하고 있었습니다. 최고의 호텔이고 내로라하는 사람이 모인 자리라서 그런지 음식도 호사스럽기 짝이 없었습니다. 그런데 내가 음식을 먹지 않고 강연 자료를 준비하고 있으니까 옆에 앉은 사람이 물었습니다.

"선생님은 왜 안 드십니까?"

나는 일일이 대답하기 싫어서 식사하고 왔다며 거짓말해 버렸습니다. 식사가 다 끝나고 강연하기 시작했는데, 나도 몰래 가장 충격적인 말부터 쏟아 내고 말았습니다.

"여러분, 이것 참 제 입장이 아주 딱하게 되고 말았습니다. 왜냐하면 여러분이 지금 막 맛있게 잡수신 음식물이 독약이란 것을 강연하게 되었으니 말입니다. 그렇다고 해서 이왕 맛있게 잡수신 것을 뱉어 내지는 마세요."

이 말을 들은 사람들은 농담이겠거니 하면서 피식거리며 웃었습니다. 하지만 건강법 강연을 시작한 지 30분가량 지나자 어떤 사람이 손을 들더니 물었습니다.

"안 선생, 질문이 좀 있습니다."

나중에 알고 보니 그는 의학박사였습니다.

"안 선생은 지금 우리가 먹은 것이 독약이라고 했지요? 안 선생은 영어로는 유명하지만 의학과 영양학에서는 좀 무식하네요. 지금 우리가 안 선생이 말하는 독약과 같은 음식물을 먹고 평균 수명이 얼마나 연장되었는지, 또 현대 과학이 얼마나 발달하고 있는

지를 아시기나 하면서 그런 강연을 하고 있습니까?"

그는 나를 무시하듯 이렇게 말했습니다. 나는 으레 이런 질문이 나오리라는 것을 예상하고 있었기 때문에 조금도 당황하지 않았습니다. 하지만 대중 앞에서 무식하다는 말로 내 비위를 건드렸기 때문에 나는 이 사람을 혼내 주기로 작정했습니다.

만일 여러분이 당시 내 입장이라면 어떻게 답하겠습니까? 또 여러분이 주위의 친지에게 현미를 먹으라고 권했는데 상대방이 이런 질문을 하면 어떻게 답하겠습니까?

강연이란 참으로 인생의 위대한 시험입니다. 청중이 모두 시험관이니까 말입니다. 만일 그 자리에서 내가 시원한 답을 내놓지 못하면 그들은 너나 잘 처먹고 오래 살라고 할 것이고, 두고두고 비웃음을 사서 매장될 것이 뻔했습니다. 그래서 나는 되레 그에게 물었습니다.

"예. 나는 영어 선생이라서 의학과 영양학에는 무식합니다. 무식하기 때문에 질문을 하겠으니 가르쳐 주십시오. 질문하신 분은 사람의 평균 연령을 어떻게 계산하십니까? 아시면 좀 가르쳐 주세요."

한참 기다려도 답이 없기에 다른 청중에게 물어봤지만 역시 무응답이었습니다. 그래서 내가 말했습니다.

"평균 연령이란 것은 아이와 어른, 노인의 나이를 평균해서 내는 것입니다. 가령 10명의 사람이 있다고 합시다. 그런데 지금부터 100년 전에는 그 10명 가운데 한 살도 안 돼서 죽은 어린아이는 몇 명이나 될까요? 아시는 분은 답을 해주세요."

역시 아무도 답을 안 했습니다.

"당시 어린아이는 거의 반 이상이나 죽었지만 아주 적게 잡아서 3명이라고 해둡시다. 나머지 7명 중에서 6명은 50세 전후에 죽고, 1명은 70세에 죽었다고 하면 10명의 평균 수명은 37.3세가 됩니다. 그때는 전염병으로 죽는 사람이 많았습니다. 현대 의학이 전염병을 퇴치한 결과 어린이와 노인의 사망률이 줄어서 평균 수명이 높아진 것입니다. 내 말이 잘못이면 지적해 주십시오."

역시 아무도 말이 없었습니다. 나는 현대 과학의 발달에 대해서도 말했습니다.

"나는 어려서 한문 서당을 다녔습니다. 당시는 과학 교육이란 것을 꿈에도 생각하지 못했습니다. 머리가 좋은 사람이 무엇을 발명하려면 가진 재산을 다 털어서 퍼붓고, 미치광이란 소리마저 들었습니다. 그러나 오늘날의 현실을 보십시오. 국가는 어려서부터 과학을 가르치고, 기업은 막대한 자금을 연구 개발비로 투자하고 있지 않습니까? 연구하는 사람은 생활비와 연구비가 걱정이 없으니까 연구에 전념할 수 있습니다. 과학이 발달한 원인은 여기에 있는 것이지 좋은 음식을 많이 먹어서 그런 게 아닙니다. 방금 여러분이 잡수신 음식처럼 기름지고 값비싼 음식을 먹어야 오래 살고, 훌륭한 과학을 연구할 수 있다고 생각하십니까?"

나는 급기야 고함을 냅다 질렀습니다.

"제2차 세계대전 전에 있던 병원과 약국 숫자와 오늘날의 병원과 약국 숫자를 비교해 보십시오. 병원과 약국 숫자가 수십 배로 늘어났는데 왜 환자 수가 몇백 배나 많아졌습니까? 이 현실을 눈으로 직접 보면서도 그런 잔소리를 하십니까?"

이제 분위기가 싹 가라앉았습니다. 그러고는 다들 마지막까지 열심히 경청했고, 강연이 끝나자마자 영어 선생이라고 깔보던 그 청중은 우레와 같은 박수를 쳤습니다. 내가 강연 마지막에 이 노인은 사실 아침과 점심을 안 먹고 강연을 했다고 말하자 모두가 놀라 자빠지면서 물었습니다.

"아니, 아침, 점심도 안 먹은 노인이 어디에서 그런 우렁찬 목소리가 나옵니까?"

그 이유를 설명하자 하나같이 고개를 끄덕였고, 나중에는 악수를 청하는 사람이 어찌나 많은지 나도 놀라 자빠졌습니다. 그중에는 과거에 내 영어책을 읽었거나 직접 수업을 들은 사람도 많았습니다.

6) 작은 독이 모이면 큰 독이 된다

니시 건강법을 창안한 니시 가츠조 박사는 15세 때 몸이 너무 약해서 그의 부친과 함께 동경에 있는 일류 병원으로 진찰을 받으러 갔습니다. 의사는 이렇게 진단했습니다.

"이 아이는 몸이 약해서 건강관리를 철저히 하지 않으면 20세 이상 살 수 없습니다."

이에 자극을 받은 박사는 현대 의학과 정반대인 자연 건강법을 연구해 세계적으로 인정받게 되었고, 미국의 각 대학 초청으로 10

여 차례나 미국으로 건너가 강연하기도 했습니다.

니시 가츠조 선생의 책을 읽고 감명을 받은 나는 편지를 몇 차례 띄웠으나 답장이 없었습니다. 알고 보니 그는 75세라는 젊은 나이에 세상을 떠나고 말았던 것입니다.

그에게 편지를 보냈을 때 내 나이는 79세고, 아직 청년으로 생각하고 있는 현재 내 나이는 83세고, 나는 150세 이상을 살 수 있다고 자신하고 있습니다. 이 자신감의 근거는 바로 니시 선생이 창안한 건강법에 있습니다.

내가 그렇게 철석같이 믿고 있던 선생이 75세라는 젊은 나이에 요절하다니! 믿을 수가 없었습니다. 그의 건강법대로 하면 누구나 150세 이상 살 수 있을 텐데 왜 그는 75세라는 젊은 나이에 세상을 떠나고 말았을까요?

추적하고 추적해서 알아봤더니 니시 선생은 참으로 어이없고 억울하게 세상을 떠난 것입니다. 선생이 미국의 어느 대학에서 강연할 때 일입니다. 강연이 끝나자 흑인 학생 하나가 와서 질문을 했습니다.

"선생님, 우리 흑인은 무슨 팔자로 피부가 검습니까? 피부가 검기 때문에 백인들로부터 멸시를 받아 정말 억울하고 기분이 나빠 죽겠습니다. 선생님은 세계 제일의 학자이니까 검은 피부쯤은 희게 할 수 있지 않습니까?"

"그래? 그 문제에 대해 귀국해서 연구해 보지."

니시 선생은 일본으로 귀국하자마자 우선 황색인 자기 피부를 희게 하는 작업에 착수했습니다. 황색이나 흑색 피부를 백색으로 바꾸려면 표백제를 써야 하는데, 이 표백제는 사람이 먹으면 죽는 극약입니다.

그러나 니시 선생은 자신이 표백제를 먹어도 죽지 않을 것으로 확신했습니다. 왜냐하면 자신은 오랫동안 현미밥을 먹어 왔고, 이 현미의 피트산은 여하한 독도 물리칠 수 있다고 굳게 믿었기 때문입니다. 그래서 표백제를 먹기 시작했는데, 보통 사람 같으면 단 1회 복용으로 즉사할 극약이었지만 니시 선생은 몇 번을 먹어도 끄떡없습니다.

그는 더욱 대담해져서 대학에서 강의하는 동안에도 그 표백제를 복용했습니다. 그것을 본 제자가 그게 무엇이냐고 물었더니 선생은 흑인을 백인으로 만드는 약이라며 그간의 사연을 설명했습니다. 한참이나 듣고 있던 제자는 궁금했는지 대뜸 물었습니다.

"어떤 종류의 약입니까?"

"검은 것을 희게 하는 표백제라네."

이렇게 말하면서 선생이 표백제를 계속 먹자 그 제자는 용감하게 일어나 약을 빼앗으려고 달려들었습니다.

"그 약은 먹으면 죽는 극약이니 잡수지 마세요."

"걱정하지 말게. 보통 사람은 죽지만 나는 안 죽네. 나는 지금까지 여러 번 먹었지만 끄떡없었네. 현미를 오랫동안 먹었고, 현미의 피트산이 제독작용을 하기 때문에 걱정이 없네."

선생은 이렇게 말하면서 계속 먹었습니다. 과오를 범하는 것이 인간이고, 천재일수록 큰 과오를 범하는 법입니다. 니시 선생은 작은 독이 오랫동안 모이면 큰 독이 된다는 사실을 깨닫지 못했던 것입니다.

그 결과 위대한 천재 니시 선생은 세상을 떠나고 말았습니다. 만일 그 실험을 하지 않았다면 150세까지 건강할 분이었으나 안타깝게도 인류애 때문에 세상을 떠나고 말았습니다. 그러나 선생은 갔어도 그의 혼은 살아있습니다. 세계 각국이 그의 업적을 인정했으며, 그의 건강법은 전 세계로 퍼져 나가 자연 건강법을 확산하는 데 엄청난 기여를 했습니다.

자연의 이치에 순응한 니시 선생의 건강법은 수많은 사람에게 건강한 삶을 선물했고, 현대 의학이 포기한 수많은 사람의 생명을 구했습니다. 진리는 현대 의학과 정반대의 길에 있었던 것입니다.

5. 질병과 원인

　지금 이곳을 읽는 사람이라면 1일 3식이 왜 나쁘고, 1일 2식과 1일 1식이 왜 좋은지 충분히 이해할 것입니다. 그러나 1일 1식이 아무리 좋다 해도 보통 사람은 실행하기 어렵습니다. 왜냐하면 보통 인간은 먹는 즐거움 없이 살 수 없기 때문입니다.

　그래서 나는 타협을 해서 건강할 때는 아침을 굶는 1일 2식을 하고, 병이 있을 때는 나을 때까지 1일 1식을 하라고 권합니다. 지금까지 1일 2식을 해온 내게는 병이 없지만 만에 하나라도 병이 생긴다면 1일 1식을 철저히 할 것입니다. 내 모든 경험을 통해서 말하면, 아침을 안 먹는 1일 2식만 철저히 해도 병은 절대로 생길 수 없습니다.

　현미 위주의 자연식을 하면서 1일 1식을 하면 3시간만 수면해도 머리가 개운해집니다. 2식인 경우는 5~6시간 자도 충분하고, 잠자리에서 일어나는 일도 괴롭지 않습니다. 그러나 자연식을 안 하고 흰쌀밥이나 고기를 먹으면 8~10시간을 자도 골치가 띵해서 일할 의욕이 생기지 않습니다. 흰쌀밥과 고기를 먹으면 화장실을 들락거려도 아랫배가 늘 묵직하고, 자연식을 하면 쾌변이 나와서 배 속이 편하고 머리도 상쾌해집니다.

나는 과거 새마을운동본부에서 단식원을 운영해 본 경험이 있어서 잘 아는데, 1주일이나 10일 등 장기 단식은 불안과 위험이 수반되기 때문에 가능하면 권하지 않습니다. 무엇보다 기간이 길어서 직장에 결근해야 하고, 단식원에 입소하는 데도 많은 돈이 들기 때문에 장기 단식보다 1일 1식 건강법을 권장합니다. 1일 1식 건강법은 장기 단식과 같은 위험 부담이 조금도 없어서 불안해할 필요가 없고, 또 직장에 다니면서 혼자 할 수도 있습니다.

사실 1일 1식을 오랫동안 지속하느니보다 1주일이나 열흘을 한꺼번에 왈칵 굶어 버리는 것이 더 효과적이지 않겠느냐고 생각하는 사람이 많습니다. 하지만 장기 단식 중에는 위험한 사고가 일어날 수 있고, 단식 후 식사 조절을 못 해서 생명이 오락가락하는 일도 있습니다. 실제로 단식 3개월 후 보신탕을 먹고 죽은 사람도 있습니다. 오랫동안 굶다 보면 왕성한 식욕을 억제하기 힘들기 때문입니다. 무슨 일이든 순리에 따라서 하지 않고 한꺼번에 왈칵 해 버리면 위험도 왈칵 수반되기 마련입니다.

1일 1식인 경우도 과식하기 쉬우니 특히 주의하기 바랍니다.

현미와 콩 중심의 잡곡밥을 반 공기, 또는 한 공기 이내로 엄중히 억제하고, 50번이나 100번 이상 씹어 먹는 것도 잊으면 안 됩니다. 반찬으로는 안식보약된장에 생채소를 찍어 먹고, 반드시 된장국을 먹어야 합니다.

된장국에는 미역과 쑥, 우거지나 시래기, 기타 채소를 넣는 것이 좋습니다. 된장과 미역과 쑥은 피와 살을 깨끗이 하고, 우거지나 시래기는 숙변을 밖으로 밀어내 변비를 막습니다. 된장국에 감자, 고구마 같은 전분질 식품을 첨가할 때는 주식인 현미의 양을 줄여야 합니다. 배가 고파서 참기 힘들 때 생수를 많이 마시면 위액이 희석돼 식욕이 줄고, 몸속에 쌓인 노폐물도 씻겨 나갑니다.

1일 1식도 처음 3일간은 식욕을 억제하느라 고통이 따르지만 4일째부터는 예사가 되어 아무렇지도 않고 1일 2식 때보다 훨씬 더 활기차게 일할 수 있습니다.

이 세상에는 약을 먹는 방법을 말하는 사람은 많으나 그 반대로 약을 끊는 방법을 말하는 사람은 없습니다. 약이 나쁘니까 먹지 말라고 하면서도 먹지 않을 구체적인 방법을 말하는 사람은 없습니다. 약 때문에 인체의 자연생리기능이 약화되거나 마비돼 더 큰 병을 부르고, 결국은 죽음에 이르게 되니 무엇보다 먼저 약을 끊는 것이 건강의 첫걸음입니다.

그렇다면 약을 어떻게 끊어야 할까요? 다음은 그동안 체질 개선을 위한 연수회를 열어 오면서 얻은 경험과 실제 효과를 바탕으로 얘기하는 것이니 안심하고 따라 주기 바랍니다. 그리고 약을 끊는 방법에 관한 글을 읽기 전에 먼저 자신이 어떻게 해야 좋을지 곰곰이 생각해 보고, 내가 제시하는 방법과 일치한다면 그렇구나, 하면서 무릎을 치세요. 공부는 이렇게 해야 진짜 실력이 붙습니다. 무릇 공부란 90퍼센트 이상은 자기 힘으로 하고, 자기 힘으로 불가능한 경우에만 남의 힘에 의지해야 합니다.

약을 끊는 방법은 지극히 간단합니다. 구체적인 방법으로는 1일 1식을 하면서 매일 약의 양이나 강도를 10분의 1씩 줄여 나가서 11일째 되는 날부터는 완전히 끊고, 병이 나을 때까지 1식을 계속하면 됩니다. 1일 3식을 하던 사람이라도 1일 1식을 하면 몸 속의 독이 빨리 빠지고, 백혈구의 증가로 식균력도 강해지기 때문에 약을 서서히 줄일 수 있습니다. 1주일 이상 장기 단식을 할 경우 처음부터 약을 끊는 사람이 있으나 여러 문제가 발생할 수 있기 때문에 서서히, 순리적으로 끊기를 충고합니다.

1일 1식을 하면서 생수를 많이 마셔 몸속의 독을 깨끗이 씻어내는 것이 만병통치약이자 최고의 불로장생약입니다. 혹자는 약을 먹으면서 자연식으로 1식이나 2식을 하는 것은 어떠냐고 묻는데, 이렇게 양다리를 걸치는 것이 일견 현명한 듯해도 극히 어리석은 짓입니다. 약이 위장과 자연생리기능을 약화, 마비시켜 버리고, 자연식의 효과마저 없애 버리기 때문입니다.

약으로 건강하고 치병할 수 있다면 왜 암이나 심장병, 고혈압, 당뇨병 같은 병을 못 고치느냐 말입니다. 약의 노예 신세를 벗어나지 못하는 한 일생 치병할 수 없다는 것을 부디 명심하고 명심하기 바랍니다. 이 세상 최고의 약은 병원에서 처방하거나 약국에서 파는 것이 아니라 자연식이라는 것을 확신해야 합니다. 이런 확신이 없다면 한평생 병고에서 벗어나지 못합니다. 나는 이런 사실을 내 신용과 단 하나밖에 없는 생명을 걸고 장담하고 장담합니다. 그래도 이해하지 못하겠다면 다음에서 얘기하는 질병과 그 원인에 대해 귀담아듣기를 바랍니다.

1) 고혈압과 동맥경화

고혈압과 동맥경화는 소리 없는 죽음의 사신입니다. 고혈압이 심화되면 뇌졸중을 불러와 뇌일혈이나 뇌출혈, 기타 뇌 질환을 일으키고, 뇌 질환은 바로 중풍을 부릅니다.

사람들이 고혈압과 동맥경화에 걸리는 이유는 흰쌀과 흰 밀가루, 흰 설탕, 흰 소금, 흰 화학조미료 같은 소위 오백식품과 고기를 먹어서 피가 더러워지고, 콜레스테롤이 가득 차 혈관이 좁아진 탓입니다. 특히 탁해진 피의 찌꺼기와 지방이 혈관 벽에 달라붙으면 혈관이 아예 굳어지고, 피를 돌게 하는 연동작용을 할 수 없기 때문에 피가 돌지 못합니다.

그러나 깨끗한 피가 잘 돌면 이런 동맥경화와 고혈압은 물론이고 심장병과 기타 혈액순환 불량으로 생기는 각종 내과 질환, 심지어 외과 질환마저도 생기지 않고, 생겨도 빨리 낫습니다. 따라서 이런 병은 현미 중심의 자연식을 하면서 자연수를 많이 마시면 만사가 해결됩니다.

2) 신장병

요즘 신장병 환자가 급증하고 있는데, 신장은 과연 어떤 일을 할까요? 우리가 먹은 음식물은 위에서 소화되며, 영양분은 간장으로 들어가 해독됩니다. 이때 간장에서 해독된 영양분을 피가 운반해서 100조나 되는 세포에 공급하는데, 불순물과 독마저 피에 섞여 신장으로 보내집니다. 세포에서 배설된 노폐물 또한 신장으로 갑니다.

신장은 이 핏속에 섞여 있는 불순물과 독, 노폐물을 쉴 새 없이 걸러 내 오줌으로 만들어 방광으로 내보내며, 방광에 모인 오줌은 일정량이 되면 소변을 통해 몸 밖으로 배설됩니다. 따라서 오줌 속에는 핏속에 들어 있던 불순물과 독, 노폐물이 가득 들어 있는 것입니다.

그런데 요즘 사람은 온갖 독이 들어 있는 공해 식품을 너무 많이 먹기 때문에 신장은 과로에 과로를 거듭한 나머지 지쳐 빠져서 제구실을 못 하게 되는데, 이것이 신장병입니다. 이렇게 되면 신장이 핏속의 불순물과 독을 걸러 내지 못해 피는 더욱 탁해져서 돌 수가 없고, 끝내는 중병으로 발전해서 사람을 죽음으로 인도하나이다. 이 모든 것은 가공식품과 고기를 많이 먹기 때문입니다. 따라서 현미 중심의 자연식을 해서 피를 맑게 하고, 소변이 맑은 빛을 띠도록 자연수를 많이 마시면 신장병이 해결됩니다.

3) 결석

담석, 장석, 신장결석, 방광결석, 전립선결석 같은 여러 이름이 있지만, 결석을 알기 쉽게 말하면 강에 탁류가 흘러 내려가는 것과 같습니다. 즉, 강에 맑은 물이 흐르면 아무 이상이 없지만 진흙탕 물이 흘러내리기 때문에 빨리 흐르지 못하고, 찌꺼기가 쌓이고 쌓여서 가운데 섬을 만들기도 하고, 기슭에 쌓여 퇴적되는 것과 같다는 말입니다.

이처럼 강에 있는 섬과 퇴적물처럼 쓸개나 신장, 방광, 전립선 등에서 노폐물이 빠져나가지 못해 뭉쳐 있는 것이 바로 결석입니다. 하지만 이 결석도 현미 중심의 자연식을 해서 피를 맑게 하거나 생수를 많이 마시면 조금씩 녹아 떨어져 흘러가기 때문에 걱정할 필요가 없습니다. 거듭 강조하지만 현미 중심의 자연식과 자연수를 마시는 한 결석에 걸릴 하등의 이유가 없습니다.

4) 기타 병

각종 암과 간장병, 위장병, 심장병, 정신병, 당뇨병, 신경통, 류머티즘, 간질, 불면증, 위궤양, 십이지장궤양, 식중독, 방광 카타르, 명치 통증, 방광 질환, 입 냄새, 몸 냄새, 몸살감기, 설사, 구토, 변비, 과식 등 여기에 언급하지 않은 내과 질환은 물론이고 심지어 외과 질환도 평소에 현미 중심의 자연식을 하고 자연수를 마시면 예방과 치병에 큰 도움이 됩니다.

그런데 여기서 빠뜨리지 말아야 할 것은 운동입니다. 아무리 자연식을 하고 자연수를 마셔서 피가 맑아졌다 해도 그 피가 잘 순환될 수 있도록 적당한 운동을 하지 않으면 무효입니다. 유수불부(流水不腐)란 말이 있습니다. 흐르는 물은 썩지 않는다는 뜻으로 정말 명언이 아닐 수 없습니다. 운동에 관해서는 이미 입이 닳도록 얘기했기 때문에 지나치지도 않고 부족하지도 않은 적당한 운동은 꼭 필요하다는 말만 강조하고 넘어가겠습니다.

5) 노화 방지

노화란 '건조의 과정'이라는 말이 있을 정도로 사람은 나이가 들수록 체내의 수분이 줄어듭니다. 젖먹이의 몸무게 가운데 90퍼센트 이상이 수분이며, 소아는 80퍼센트, 청소년은 70퍼센트, 중년은 60퍼센트, 그리고 노인이 되면 60퍼센트 이하로 떨어집니다.

노인의 체내 수분이 줄어드는 것은 신진대사가 떨어지고 신장 기능이 쇠퇴해서 수분의 체외 배설이 많아지기 때문입니다. 수분 부족이 오랫동안 계속되면 신진대사가 안 되기 때문에 노폐물이 축적돼 독을 만들고, 이 독이 세포를 죽이면 더 이상 새로운 세포가 생기지 않습니다. 세포 수가 줄어들면 물이 머물 곳이 없는 살은 굳어져 주름살이 되는데, 이때부터 점점 늙어 가는 것입니다.

또 오랜 수분 부족으로 노폐물이 잘 배설되지 않으면 혈액의 농도가 짙어져 뇌경색을 비롯한 각종 병의 원인이 되며, 특히 노인의 탈수증은 대단히 중대한 결과를 가져올 수 있습니다. 노인의 피부에 생기는 주근깨와 기미 등은 세포의 무덤입니다. 공해 식품과 술, 담배, 약은 세포를 죽이고 주름을 만들며, 인체를 늙게 하는 위대한 범인입니다.

따라서 우리가 늙지 않기 위해서는 세포가 죽지 않도록 노력해야 합니다. 세포를 언제나 싱싱하게 하기 위해서는 현미 중심의 자연식을 하며 자연수를 충분히 마셔야 하고, 그래야 신진대사가 왕성하게 됩니다. 그러나 필요 이상으로 많은 물을 마시면 신장에 큰 부담을 주기 때문에 지나치게 많이 마시면 안 됩니다.

6) 질병 예방

체내의 수분 부족은 심장병이나 뇌졸중의 숨은 원인이 되기도 합니다. 뇌졸중 가운데 뇌혈관이 막혀 생기는 뇌경색이나 심근경색 같은 병은 혈액의 농도가 가장 짙어지는 아침에 발병할 확률이 매우 높습니다.

물론 이런 병은 진행된 동맥경화의 정도에 따라 혈관이 굳거나 노화되어 생기기도 합니다. 그러니 잠자는 동안 땀을 많이 나와서 수분이 빠져나가고, 피의 농도가 갑자기 높아져 흐름이 어려워지면 아침에 발병하기도 합니다. 이렇게 오는 심근경색과 뇌경색은 적당히 물을 마셔서 피의 농도를 떨어뜨리는 방법으로 예방할 수 있으며, 협심증 역시 물을 많이 섭취하면 증상이 가벼워집니다.

기관지염에 걸린 사람도 취침 전에 물을 마시면 아침에 담이 떨어져 나가서 목의 상태가 좋아집니다. 방광염을 자주 앓는 사람이나 신장 또는 요로에 결석이 잘 생기는 사람도 물을 마심으로써 병을 어느 정도 예방할 수 있습니다.

그리고 운동 중에 물을 마시지 말라는 말은 잘못된 것입니다. 운동 중에도 적당히 물을 마시는 편이 피로를 빨리 회복하는 데 도움이 됩니다.

7) 술과 담배

나는 뒷날 골치가 안 아프고 소화 장애가 없으면 술을 조금 마셔도 좋다고 생각합니다. 그런데 기분이 좋아지면 절제가 되지 않아 막 퍼마셔 버리니 문제가 됩니다. 특히 폭음을 하면 그때까지 쌓아 올린 건강 탑이 와르르 무너지니 절제력이 없는 사람은 술집 가까이도 가지 말라고 얘기하고 있습니다.

나도 역시 술과 담배를 끊으려고 얼마나 고생했는지 모릅니다. 조금씩 양을 줄여 가다가 결국 끊는 데 성공했지만, 하루아침에 왈칵 끊어 버리는 대단한 사람도 있습니다. 나는 이런 사람을 존경합니다. 나폴레옹보다 더 위대한 인물이 하루아침에 담배나 술을 끊어 버리는 사람입니다. 왜냐하면 백만 대군을 이기는 것보다 자신을 이기는 것이 훨씬 더 어렵기 때문입니다. 술과 담배를 하루아침에 끊을 수 있는 정신력과 의지를 가진 사람이면 어떤 일을 하더라도 반드시 성공합니다.

술을 마시기 전후에 물을 많이 마시면 위나 간장이 보호되고 악취나 숙취가 생기지 않습니다. 물이 위벽과 장벽에 일종의 보호막을 만들어 상하는 것을 막기 때문입니다. 또 술을 마신 후에 마시는 물은 알코올을 희석해 간장의 충격을 방지하고, 소변의 양을 늘려 알코올의 배설을 촉진하며, 이로 인해 혈중 알코올 농도가 낮아집니다. 담배를 피우고 싶을 때도 물을 마시면 흡연 욕구가 가라앉고 니코틴의 독성을 묽게 하는 효과가 있습니다.

뭐, 영국의 처칠도 골초였다고요? 그 사람에게는 독약을 제어할 수 있는 천부의 체질이 있었기 때문입니다. 담배를 끊고 나서 1주일 후의 식욕을 느껴 보세요. 독약을 먹으며 잘도 살았다는 사실을 단번에 자각할 겁니다.

술을 좋아하는 사람에게 당부하고 싶습니다. 술을 정 끊을 수 없다면 맥주 한 병 이내로 절제하기 바랍니다. 맥주를 마셔도 설사를 안 한다면 한 병 정도는 좋은 약이 됩니다. 그렇다고 해서 이 한 병의 맥주를 막 퍼마셔 버리면 망합니다. 조금씩 천천히 마시되 더도 말고 딱 한 병만 기분 좋게 마셔야 합니다. 이 정도면 실수할 일도 없습니다.

만일 소주를 마실 경우에는 마시기 전에 꼭 물 1잔씩 마시고,

집에 돌아오면 그날 마신 소주 양의 10배 이상의 물을 막 퍼마셔 버려야 합니다. 특히 아침에 일어난 직후에는 아예 물로 위장을 세탁해 버려야 합니다.

6. 피와 살이 되는 건강법

1) 안식보약가루 생식법

농약을 한 번도 안 친 완전 무공해 현미를 입수하게 되었을 때 이야기입니다. 나는 이것을 압력밥솥으로 100도 이상 가열해 밥을 지으면 영양분이 대부분 손실되기 때문에 생으로 씹어 먹기로 했습니다. 현미는 된밥으로 지어서 100번 이상 씹어 먹는 것이 원칙이고, 생쌀은 200번 이상 씹는 것이 원칙입니다.

나는 어금니를 다 빼서 틀니를 하고 있습니다. 그래서 생쌀을 200번 이상 씹어 먹는 일이 보통 고생이 아니었습니다. 생각한 끝에 이 무공해 현미를 자연수로 깨끗이 씻은 다음 물기를 완전히 뺐고, 그늘에서 손으로 잘 저어 가며 말렸습니다. 그러고는 분쇄기로 가루를 만들었습니다. 조금 굵게 빻는 게 좋은데 굵게 빻으면 씹는 맛이 있습니다.

그러나 200번 이상 씹는 것은 고사하고 틀니 때문인지 100번 씹는 것도 고생이었습니다. 나는 씹는 게 고생이 아니라 낙으로 바꾸는 방법이 없나 하고 궁리한 끝에 다음과 같이 했더니 문제가 완전히 해결되었습니다.

현미 가루 3순가락에다 볶은 통깨 3순가락, 볶은 콩 3순가락, 잣 1순가락, 땅콩 1순가락 비율로 혼합했더니 보통 밥공기에 가득 찼습니다. 이렇게 해서 먹었더니 씹을 때마다 고소한 맛이 났고, 나도 모르게 2인분을 한꺼번에 먹어 버리는 일도 있었습니다. 이제는 생쌀을 씹는 일이 고생이 아니라 식도락이 되어 버렸습니다. 그래서 밥을 보면 이렇게 말합니다.

"싱거운 놈, 저리 꺼져 버려라!"

시험 삼아 원당을 한 숟가락 탔더니 맛이 한결 나았습니다. 그러나 당뇨병 환자는 원당 대신 통보리 볶은 것으로 대체해야 합니다.

완전 무공해 현미의 영양가는 밥의 100배 이상이고, 산삼의 1만 배 이상입니다. 뭐! 터무니없는 대포라고요? 아니, 여보쇼, 산삼 만 뿌리로 암을 고칠 수 있습니까?

무공해 현미 생식을 2개월 이상 꾸준히 하면서 나의 삼위일체 건강법을 실천한다면 최악질의 암도 물러갑니다. 그러니 터무니없는 대포가 아니라 터무니없지만 진실이 되나이다.

반찬으로는 안식보약된장에 생채소를 찍어 먹고 생수를 마시면 그만인데 나는 생선을 먹는 식도락이 있습니다. 생선을 먹을 때는 반드시 초콩 20알 정도를 먹습니다.

그리고 된장국을 뜨끈뜨끈하게 끓여서 한 대접 먹으면 배 속에 있는 놈이 만족해서 아무 잔소리를 안 합니다. 된장국이 다 되면 불을 끄고 1분 이내에 볶은 콩가루를 타면 더욱 고소하고 맛있습니다. 나는 과거에 현미밥을 100번 이상 씹어 먹었기 때문에 식사 때가 고생스러웠는데, 이제는 식사 때가 기다려지게 되었습니다.

완전 무공해 현미를 구하지 못하면 일반 현미를 위와 같이 해서 먹어도 됩니다. 이것도 백미보다 100배 이상의 영양가가 있습니다. 현미는 꼭 먹기 직전에 빻아야 합니다.

위와 같은 생식법을 '안식 현미 생식법'이라 호칭하면서 단군 이래 식생활 역사에 새로운 장이 열렸다는 호언을 하고 싶습니다. 그 이유는 다음과 같습니다.

① 취사할 필요가 없다.
② 영양분을 100퍼센트 섭취할 수 있다.
③ 맛있다.
④ 씹어 먹는 것은 고생이 아니라 식도락이다.
⑤ 작은 병에 담고 다니기가 편리하다.
⑥ 노인이나 어린이도 즐겨 먹을 수 있다.
⑦ 만병의 원흉인 백미를 추방해 무병, 건강, 행복할 수 있다.

지금 다수의 국민이 가짜 건강법에 속아 넘어가서 이 약 저 약,

이 건강식품 저 건강식품, 이 병원 저 병원으로 전전하다가 일생 피땀 흘려 번 돈을 다 날려 버리고, 그러고도 무수한 사람이 죽어 가고 있습니다. 이 글을 읽는 여러분은 천복을 받아서 진짜 건강법을 알게 되었지만 전 국민의 90퍼센트 이상은 이 사실을 모르고 있습니다. 진짜 건강법을 널리 알리기 위해서, 무수히 죽어 가는 불쌍한 동포를 구제하기 위해서, 이 국민운동에 동참해 주십시오. 이 팔순 노인이 혼자 이끌기에는 너무 힘겨우니 부디 동참해 주기를 바랍니다.

그건 그렇고, 이와 같은 내 잔소리에 짜증을 내는 분도 있는데, 그런 분은 과연 이것을 실행하면서 짜증을 내는 겁니까? 누가 무엇이 건강에 좋다고 말하면 귀가 솔깃해서 돈을 날려 버리지 않습니까? 이때까지 날려 버린 돈의 총액을 상상해 보세요. 그것만 가지고도 부자로 살 수 있지 않겠습니까? 게다가 그것이 건강에 도움이 되던가요?

다 헛되고 헛된 일입니다. 이 말을 하는 안 서방도 심장병, 고혈압, 간장병, 당뇨병을 고치기 위해 전 재산을 탕진했고, 그것도 모자라 부도까지 내면서 세계 제일의 약을 구해 먹었으나 병세는 더욱 악화되었습니다. 이런 경험을 했기 때문에 이와 같이 구구절절이 충고하나이다.

나도 약을 먹으면서 자연식을 해본 적이 있습니다. 그 결과 약이 자연식의 양분과 사람의 생명을 죽여 버린다는 것을 확신하게 되었습니다.

　나의 건강법은 히포크라테스가 주장한 불멸의 건강 진리와 일치합니다. 따라서 우리나라의 『동의보감』이나 중국의 대표적인 한의학 서적 『본초강목』과는 정반대로 약을 안 먹는 건강법입니다. 약은 인체의 자연생리기능을 마비, 약화시켜 끝내는 사람을 죽이나이다. 그래서 천하의 갑부도 결국은 불로장수를 못 하고 병으로 죽고 말았습니다.

　다음이 최고로 중요해서 앞에서 말한 것을 또 되풀이하니 경험자의 충고에 순종하며 짜증을 내지 마소서.

　나는 현대 의학을 창시한 히포크라테스의 건강 진리에 순종하며 건강 지도를 합니다. 히포크라테스는 세계 의학박사의 왕초 스승이기 때문입니다. 긴가민가하며 의심하면 효과가 없습니다. 그래서 여러분이 나의 말을 믿게끔 하기 위해서 부득이하게 내 자랑을 하겠습니다.

　나는 서울의 강남구·서초구 의사회 공동 주최 강연회에서 이상의 건강 진리에 대해 강연했습니다. 장소는 강남세브란스병원 대강당이고, 청강한 의학박사 수는 약 200명이었습니다. 나는 그 자리에서 다음과 같은 요지의 강연을 했습니다.

　'앞으로 의사 선생님 여러분은 병을 고치는 의사가 아니라 병 없이 사는 생활법을 진리에 따라 지도하는 스승이 되어 주기를 간절히 부탁합니다.'

　서울고등법원에서도 위와 같은 요지의 강연을 했는데, 그 자리에는 서울고등법원과 서울중앙지방법원의 판사, 검사 등 200여 명이 청강했습니다.

그 후 감사원 대강당에서도 500여 명의 감사원 직원을 앞에 두고 의사회에서와 같은 요지의 강연을 했습니다. 〈한국일보〉에는 매주 수요일 '삼위일체 장수법'을 100회나 연재하게 되었습니다. 100회 이상 건강 글을 연재하는 일은 신문사에서 처음이라고 했습니다.

건강 진리는 생활과 신앙의 기초입니다. 성경, 불경 이상으로 매일 같은 것을 반복해서 읽어 마귀의 유혹을 물리쳐야 합니다. 그러니 이 안 서방보고 매일 똑같은 잔소리를 한다고 짜증 내지 마소서. 짜증을 내는 소리가 들리면 애가 터져서 이것저것 다 걷어치우고 산속으로 들어가 버리고 싶습니다. 나도 잔소리하는 게 정말 짜증이 납니다.

항상 명심합시다. 진정한 건강을 얻는 데는 합리적이고 끈질긴 노력이 최고로 중요하고, 약은 최고로 나쁩니다. 나의 책을 읽거나 연수를 받을 때 그 구체적인 이유와 방법을 터득할 수 있도록 최선의 노력을 기울이기 바랍니다.

2) 피를 맑게 하는 초콩초란환

초콩과 초란에 관해서는 앞에서 소개했지만 우리 몸에 중요한 요법이기 때문에 복습 겸 보충 설명을 하겠습니다.

모든 음식은 생식해야 영양분을 100퍼센트 흡수할 수 있는데,

콩만은 비려서 생식하기 어렵고, 또 보통 사람이 생으로 먹으면 설사하기 쉽습니다. 그러나 생콩을 현미식초에 넣고 10~15일 정도 숙성한 다음 먹으면 비리지도 않고 설사도 안 하니 식초는 정말 신기한 놈입니다.

초란은 보기에는 지극히 간단해서 보잘것없는 것 같지만 정말로 놀라운 힘을 발휘합니다. 특히 칼슘이 부족한 골다공증, 관절염, 동맥경화, 고지혈증, 심근경색 등을 예방하는 데 도움을 주며, 위장병, 간장병, 담석 같은 질병에도 좋다는 사례가 일본의 건강 잡지 〈장쾌〉나 신문에 무수히 보도되어 있습니다.

어디 이것뿐일까요? 초콩은 피를 맑게 하고 초란은 부족한 칼슘을 보충하는데, 이 두 가지가 합쳐져 상승작용을 하면 해독의 효과는 물론이거니와 피를 깨끗하게 하기도 합니다. 또 초콩과 초란은 몸에서 위대한 작용을 해서 머리의 세포까지 골고루 피가 순환되는데, 그렇기 때문에 머리가 맑아지고 기억력도 좋아지는 것입니다.

좋은 피는 생각만으로 절대 만들어지지 않습니다. 내가 먹은 음식에 따라 피가 만들어지고 보충된다는 사실을 알아야 하고, 그런고로 무엇을 어떻게 먹을 것인가를 매우 중요하게 생각해야 합니다. 이것에 대해 명확한 주관을 갖지 못하면 결국 한계에 부딪혀 건강한 몸으로 거듭날 수 없습니다.

초콩과 초란의 칼슘은 90퍼센트 이상 소화와 흡수가 되기 때문에 성인에게, 특히 중년 여성에게 부족하기 쉬운 필수 영양소를 골고루 섭취하므로 완전식품으로 이야기해도 손색이 없습니다.

현재 세계적으로 인구 11억 명이 과체중이고, 그중 3억 명이 비만이고, 매년 200만 명이 심장질환으로 목숨을 잃는다는 사실을 아십니까? 인류의 건강이 위기에 처해 있음이 분명한데도 모두 무사태평입니다. 생명이 위협을 받고 있어도 방관만 하고 있습니다. 이 84세 늙은이는 새벽에 일어나 국민의 건강을 위해, 병이 없는 행복한 세상을 만들기 위해 분투노력을 하고 있는데, 많은 사람은 노력하지도 않고 병이 낫기를 바라고 있습니다.

이 모든 것은 의지력이 약해 실천을 안 하기 때문입니다. 이런 사람을 위해 안 서방이 초콩과 초란을 밥처럼 먹을 수 있는 환을 만드는 데 성공했습니다. 일명 안현필의 초콩초란환이란 놈입니다.

발효된 초콩초란환을 먹은 많은 사람은 늙은이 덕분에 날씬해졌다고, 병마가 물러갔다고, 머리가 가벼워졌다고 아우성입니다. 그렇다면 이제 여러분이 직접 만들어 먹기 바랍니다. 그래서 피가 맑아지고 머리가 가벼워지는 등 결과가 좋다면 이 늙은이에게 칭찬을 아끼지 말고 하고, 그러면 나는 더욱 활기차게 국민운동을 해나가겠습니다.

● 발효초란 만들기

① 재료는 유정란 1개, 현미자연식초 180밀리리터, 유리병, 나무젓가락.

② 유정란을 흐르는 물에 깨끗이 씻어 물기를 완전히 말립니다.

③ 유리병에 계란을 넣고 준비한 현미자연식초를 붓습니다.

④ 빛이 없는 서늘한 곳에서 10~15일 동안 숙성 발효를 합니다.

⑤ 숙성이 되면 나무젓가락으로 계란을 터트려 잘 휘젓습니다.

⑥ 고운체로 초란을 거릅니다. 이때 하얀 막은 버립니다.

⑦ 깨끗하게 걸러진 액체 초란을 병에 담아 냉장고에 보관합니다.

⑧ 특별히 주의할 것은 초란에 물이 한 방울도 들어가면 안 된다는 사실입니다. 물이 들어가면 변질이 되고, 완성된 후에도 물이 들어가면 썩어 버리니 조심하기 바랍니다.

● 발효초콩 만들기

① 재료는 토종 대두 1잔 분량, 현미자연식초 3잔, 유리병.

② 콩을 흐르는 물에 씻은 다음 마른행주로 물기를 제거한 후 말립니다.

③ 유리병은 물기가 없도록 닦습니다.

④ 준비된 유리병에 말린 대두 1잔 분량을 넣고 현미자연식초 3잔을 부어 10~15일 동안 서늘한 곳에서 숙성하면 끝입니다.

● 초콩초란환 만들기

① 숙성된 초콩을 건져 내서 물기를 완전히 뺍니다.

② 물기를 뺀 초콩을 건조한 후 숙성된 액체 초란을 섞습니다.

③ 살 섞인 초콩과 초란을 살아서는 현미 찹쌀로 만든 풀을 이용해 환을 만듭니다.

④ 완성된 초콩초란환은 유리병에 보관하고, 아침저녁 식후에 20~30개를 먹습니다.

일을 거꾸로 하면 인생이 망하는 법입니다. 우리가 행복하기 위해서 돈, 명예, 건강 중에서 어느 것이 가장 중요하냐고 묻는다면, 참 싱거운 질문도 하네, 그것도 모르는 바보인 줄 아는가, 이렇게 말할 것입니다. 건강이 제일 중요하다는 것을 알면서도 돈과 명예에 열중하다가 병으로 죽거나 용케 살아남아도 죽을 고생을 하는 사람이 너무 많습니다. 나 자신도 그렇게 살다가 51세부터 59세까지 1만여 권의 건강 책을 읽었고, 59세에 이르러서야 지식의 영감으로 치병할 수 있는 건강법을 깨닫게 되었습니다.

그 결과 진짜 식초 1병은 산삼 이상의 가치가 있다고 믿게 되었습니다. 천연식초를 소주에 혼합하면 알코올 도수가 3분의 1로 줄어들고, 곰탕에 타면 엉긴 기름이 풀어져 버립니다. 어디 산삼이 이와 같은 작용을 합니까? 좋은 천연식초 1병은 산삼보다 100곱 이상의 값어치가 있다고 주장하는 안 서방에게 대포쟁이라고 하시겠어요? 식초를 밥에까지 쳐서 먹는 일본인이 세계에서 가장 장수하는 까닭을 이제 알겠지요?

그럼 결론을 내리겠습니다. 나는 양약과 한약을 불구하고 약이라면 일절 먹지 않습니다. 그 대신 천연식초, 생식 가루, 마늘, 초콩초란환, 안식보약된장은 가방에 가지고 다니면서 열심히 먹습니다.

일가족이 아니라 온 국민의 건강과 생명의 열쇠는 주부의 손에 있습니다. 이와 같은 중책을 짊어진 주부가 귀찮다면서 생명과 직결되는 식품을 하찮게 생각한다면, 그게 말이나 되는 소리입니까? 선량한 남편에게도 부탁합니다. 가족의 건강을 지키는 아내는 착한 아내이니 우리 마누라 최고라고 하면서 안아 주고 뽀뽀해 주면서 막 칭찬해 주기 바랍니다.

◉ 생활 의학

● 흰머리 방지

현미를 오랫동안 꾸준히 먹으면 머리가 검어집니다. 그럼 빨리 검게 하는 방법은 뭘까요? 검은깨 기름 600그램, 마른 뽕잎 300그램을 함께 달인 후 찌꺼기는 버리고 그 물을 매일 자기 전과 아침에 일어난 직후에 손톱으로 긁으면서 머리에 바르면 됩니다. 이렇게 마사지를 하면 빠진 머리가 다시 생기고, 흰머리는 검어집니다. 약 2개월은 실행해야 합니다.

● 중풍과 신경통에 좋은 뽕잎

이 병도 현미를 오래 먹으면 고쳐지지만 좀 더 빨리 고치기 위해서는 연한 뽕잎을 그늘에 말린 뒤 가늘게 썰고, 매일 약 20그램을 달여서 차 마시듯이 오랫동안 먹으면 중풍, 신경통을 예방하고 치료하는 데 효과가 좋습니다. 또 양기도 좋아지고 눈도 밝아집니다.

● 화상을 입었을 때

뜨거운 물이나 불에 뎄을 때는 명주를 태운 재에 참기름을 개서 바르면 됩니다. 처음에는 아프지만 나중에는 새살이 나오고 흉터도 없어집니다.

7. 인체의 신비

1) 노쇠한 인체도 재생한다

어릴 때부터 몸이 극도로 병약했던 나는 바람이 조금만 불어도 꺼지는 촛불처럼 힘이 없었고, 현미를 먹지 않았다면 80대가 된 오늘날까지도 그렇게 생명을 유지하고 있었을 것입니다. 학창 시절과 젊었을 때는 돈이 없어 음식을 못 먹었기 때문에 말라깽이였고, 한때는 방종한 생활로 뚱보가 되는 소원을 성취했지만, 병이 들자 다시 살을 빼야 했습니다.

지금은 충분히 먹을 돈이 있어도 건강관리를 위해 많이 먹거나 함부로 먹지 않기 때문에 다시 말라깽이가 되었습니다. 실로 말라깽이는 내 일생의 충실한 동반자입니다. 이런 말라깽이가 욕심을 내서 150세까지 한번 살아 보려고 애쓰고 있는데, 나는 건강과 장수 비결에 관한 책이 있으면 무조건 탐독합니다.

그러다가 미국의 노엘 존슨이 쓴 『70대 늙은이가 80대에 준마가 되다(A Dud At 70, A Stud At 80)』라는 책을 읽고 인체의 그 놀라운 신비에 감탄을 금치 못했습니다. 1899년 미국의 미네소타 주 헤론 레이크에서 농부의 아들로 태어난 노엘 존슨은 어렸을 때 어린아이가 걸릴 수 있는 병이란 병은 모두 앓았을 정도로 몸이 허약했습니다. 감기는 항상 그를 떠나지 않았고, 특히 신장이 나빠서 일부를 잘라 내는 수술까지 받았습니다.

제1차 세계대전이 일어났을 때는 군에 지원했으나 몸이 약해서 불합격하고 말았습니다. 그렇게 약한 몸으로 용케 69세까지 살아오던 그는 심장에 이상이 생기자 더는 생을 이어 가기 어렵다고 느꼈습니다. 의사는 어떤 노동도 생명 유지에 위험하다는 충고를 했고, 심지어 생명보험 가입도 거절당했습니다. 그는 이제 양로원으로 들어가든지, 아니면 목매 죽는 길밖에 남아 있지 않다고 생각했습니다.

이렇듯 노엘 존슨은 70대 초기에 완전 폐인이 되고 말았습니다. 심장병에 걸려 숨이 차서 단 10보도 못 걷는 중환자가 되고 만 것입니다. 그러나 육체는 비록 사망 선고를 받았지만 그에게는 이대로 죽을 수 없다는 강한 정신이 있었습니다. 그는 일대 결심을 했습니다. 체질을 개선해서 다시 한 번 인생을 살아보겠다고 굳은 각오를 한 것입니다.

결심은 쉽지만 실행은 어려운 일이었습니다. 조금만 뛰어도 숨이 차고 다리는 후들후들 떨리고 근육은 굳어져서 주저앉기 일쑤였습니다. 그는 약방으로 가서 비타민제와 미네랄제 등을 보따리로 사서 이것저것 먹어 보았고, 영양학에 따른 식사 요법과 체조, 달리기, 호흡법 등 건강에 관한 책을 닥치는 대로 읽었습니다.

그러나 아무리 영양제를 많이 먹어도, 아무리 책을 많이 읽어도 몸은 더욱 약해지고 골치만 아팠습니다. 특히 그가 읽은 건강 책자에서 A 저자는 이렇게 말하고, B 저자는 저렇게 말하고, C 저자는 모두 부정해 버리니, 도대체 누구의 말을 믿어야 할지 종잡을 수가 없었습니다.

그 분야의 유명한 권위자는 대개 자기보다 젊은 사람이었으며, 그들 모두 자신이 실천해 보고 하는 소리가 아니라 탁상공론 수준으로 책을 썼다는 점을 깨달은 것입니다. 그는 결국 모든 것을 스스로 해결할 도리밖에 없다는 결론을 내렸습니다. 그리고 건강에 관한 책을 무수히 읽으면서 굳은 믿음도 하나 생겼습니다.

'노쇠한 인체라도 단련하면 재생시킬 수 있다!'

그 후 혼자 힘으로 독특한 건강법을 착안해 불굴의 의지로 육체를 단련했고, 결국 육체를 부활시키는 데 성공했습니다. 숨이 차서 단 10보도 걷지 못했던 그는 노인 마라톤대회에 출전해서 당당히 우승하는 기적을 연출했으며, 세계 시니어 복싱 챔피언이 되어서 무려 5차 방어까지 하는 등 전무후무한 기록을 남겼습니다.

당시 그의 나이는 일반 상식으로 선뜻 이해가 가지 않는 87세였습니다. 그는 불굴의 의지로 노익장을 과시했다는 공로로 미국

대통령과 의회로부터 표창장을 받기도 했습니다. 더 놀라운 점은 87세라는 고령임에도 불구하고 성 기능이 30대와 같이 왕성하다고 밝혀 많은 사람에게 화제가 되기도 했습니다.

2) 자연에 순응하는 것이 재생력

노엘 존슨이 개발한 건강법은 세계인에게 건강의 축복을 선물해 주었는데, 그는 자신이 개발한 건강법에 대해 이렇게 말했습니다.

"만일 내가 지금 하고 있는 건강법을 20대나 40대부터 시작했더라면 지금보다 몇 곱절이나 더 건강해졌을 것입니다."

그러면서 그는 세계인에게 이렇게 설파했습니다.

"내 건강법을 실천하십시오. 나이가 젊을수록 좋지만 칠순 노인도 내 건강법을 실천한다면 나와 같이, 아니 나 이상으로 건강해질 것이 틀림없습니다."

노엘 존슨의 이와 같은 자신감은 병과 노쇠함에서 오는 절망을 딛고 일어섰고, 꾸준히 노력해서 자신의 육체를 부활시켰기에 가능했던 것입니다. 이처럼 우리 인체는 마음먹기에 따라 얼마든지 재생이 가능한 신비로움을 지니고 있습니다.

사실 조선 시대 임금의 평균 수명은 40세 정도밖에 되지 않습니다. 그들이 돈이 없어서 약을 못 사 드셨던가요? 아닙니다. 그들은 진저리가 날 정도로 몸에 좋다는 보약을 달여 먹었습니다. 그런데도 수명은 그토록 짧았던 것입니다.

그럼 왜 그랬을까요? 그들이 자연식을 어느 정도 했다손 치더라도 피를 맑게 해주는 운동을 거의 하지 않았기 때문에 그렇습니다. 명색이 임금인데 걷거나 뛰는 운동을 자주 했을 리는 만무할 터이고, 그러니 장수할 길은 애당초부터 차단되었던 것입니다. 만약 역대 임금도 운동을 했다면 노엘 존슨보다 훨씬 더 오랫동안 장수했을 것입니다.

내게 건강연수를 받은 40대 남자가 있습니다. 그는 위장과 췌장을 반쯤 잘라 내고 십이지장과 담낭도 잘라 버려서 더 살 가망이 없었습니다. 하지만 그는 연수받고 나서 건강법을 하나하나 성실하게 실천한 결과 다시 활기차게 살아갈 수 있었습니다. 이와 같이 인체는 노쇠하거나 일부를 잘라 내도 제대로 된 건강법을 실천한다면 재생하는 신비성을 지니고 있습니다.

식물의 재생력은 정말 대단합니다. 나는 과거 2층에 산 일이 있는데 무공해 채소를 자급자족할 생각으로 베란다 공간에 사과 궤짝 몇 개를 두고 거기에 흙을 담은 후 상추씨를 뿌렸습니다. 그곳에 수시로 물을 주자 얼마 후 싹이 나오더니 하루가 다르게 무럭무럭 자라는 것이었습니다. 날마다 이 과정을 지켜보니 무척 재미있고 신기했습니다.

나는 상추가 먹을 수 있을 만큼 크게 자라자 잎을 뜯어서 먹었습니다. 그러나 나는 깜짝 놀랐습니다. 그 뜯어낸 곳에서 새잎이 돋아나 며칠 뒤에 또 뜯어 먹을 수 있었습니다. 이것을 통해 나는 식물의 재생력을 확인했으며 식물뿐만 아니라 동물, 인간도 한없는 재생력을 지니고 있다는 것을 확신했습니다. 그래서 앞의 환자에게 약과 주사를 엄금하고 자연식과 기준치 운동만 하게 해서 몸을 재생시킨 것입니다.

나는 마술사도 아니고 도사도 아니고 아무것도 아닙니다. 다만 자연을 등지고 살아온 인간에게 자연의 이치에 순응하는 방법을 가르쳤을 뿐입니다. 그래서 이것은 내 요법이 아니고 자연의 요법입니다. 자연의 불가사의하고 오묘한 요법이 인간에게 단지 마술처럼 보였을 뿐입니다.

3) 이렇게 해야 인체가 재생하는가

앞에서 언급한 노엘 존슨, 그리고 말기 암으로 장기 네 곳을 수술한 환자를 볼 때 우리 인체는 한없는 재생력을 지니고 있음을 알 수 있습니다. 인체는 노쇠한 세포를 버리고 새로운 세포를 만드는 과정을 100세가 넘어 죽을 때까지 계속하고 있다는 말입니다. 위의 두 사람이 실천한 만고불변의 진리는 다음 두 가지로 요약됩니다.

하나, 올바른 자연식으로 피를 맑게 하고, 그 맑은 피가 전신에 골고루 돌도록 기준치에 맞는 운동을 합니다.

둘, 약은 한 알도 먹지 않습니다.

이는 빈부 차이와 상관없이 건강을 지키고자 한다면 누구나 실천해야 할 중요하고도 중요한 건강 좌우명입니다. 몸에 병이 들어 체질을 개선해야겠다고 결심한 사람은 아마 예전의 노엘 존슨이

나 이 안현필이가 했던 방법을 시도할 것입니다. 즉, 영양에 관한 책을 이것저것 많이 읽고, 비타민제나 미네랄제 등을 아침마다 거르지 않고 먹어야 건강이 회복될 것으로 생각할 것입니다.

또 운동해야 한다면서 주말에 테니스와 등산을 즐길 것입니다. 하지만 이렇게 해서 건강을 회복한다면 진짜 기적 중의 기적입니다. 영양제나 사서 먹고 건강하길 바란다면 기초가 없는 사상누각을 구축하는 것이나 다름없습니다.

우리의 몸과 정신을 만드는 것은 음식물입니다. 나쁜 음식물을 먹으면 몸이 약해져서 병이 생기는 것은 지극히 당연한 이치입니다. 가공식품, 냉동식품, 튀긴 음식, 햄버거, 핫도그, 즉석식품, 통조림, 탄산음료, 흰 설탕, 흰 밀가루, 흰 정제염, 흰 화학조미료, 술, 담배, 커피, 방부제와 항생제, 호르몬제, 착색제 등 화학성분을 함유한 죽은 식품을 먹으면 우리 몸은 망가지고 맙니다. 운동 역시 한 번씩 과격하게 할 것이 아니라 평소 적당하게 기준치 운동을 꾸준히 실천해야 합니다.

오늘날 현대인의 건강에 적신호가 켜진 것은 하나같이 자연의 원칙에 배반한 생활을 했기 때문입니다. 특히 가공식품이야말로 우리 인간의 먹이로 전혀 가치가 없다고 생각합니다. 먹은 것이 동화도 안 되고 배설도 안 된다면 그것은 몸속 어딘가에 쌓여서 장애를 일으키고 맙니다.

과식은 모든 병의 원인이 됩니다. 뚱뚱하게 살찐 사람을 보면 왜 저렇게 많이 먹어서 몸을 지방 덩어리로 만들었는지 이해하기가 어렵습니다. 비만은 인간을 불건강하게 하는 가장 큰 원인입니다. 몸무게를 줄이면 두뇌의 작용과 의지가 강해져서 하고자 하는 일을 성취할 수 있습니다. 육체를 지배하는 것이 바로 정신이기 때문입니다. 특히 배가 많이 나온 사람은 각성하기 바랍니다. 이런 사람은 부끄러워할 줄 알아야 합니다.

나는 고혈압, 심장병, 당뇨병 등으로 오랫동안 고생을 했습니다. 의사의 지시에 따라 여러 약을 복용했으나 점점 악화만 됐습니다. 그러나 자연식을 하며 규칙적인 운동을 한 결과 완쾌했습니다. 의사는 나이를 먹어감에 따라 내 증상이 점점 악화된다고 했지만 이 글을 쓰고 있는 84세 노인은 현재 병을 앓았다는 흔적조차 없습니다.

4) 인체 재생의 최고 비법은 달리기

노쇠하거나 병든 육체를 재생하는 데는 달리기 운동이 최고입니다. 나는 달리기 운동이야말로 폐활량을 증가하고 스트레스를 해소하며 강한 육체를 만드는 것은 물론이고 인내력을 기르는 데도 가장 좋은 운동이라고 생각합니다.

사람이 달리게 되면 몸이 진동해서 동맥과 관절에 부착되어 있는 불순물이 제거됩니다. 따라서 자연식으로 피가 맑아진 상태에서 달리기를 하면 그 맑은 피가 활기차게 돌아서 몸속의 노폐물을 땀으로 배설해 버립니다. 그런데 세상에는 움직이는 것조차 귀찮게 생각해서 달리기는 질색이라며 손을 내젓는 사람이 많습니다. 환자도 운동을 하지 않고 가만히 누워만 있으면 병이 갈수록 깊어져 결국은 안녕하고 맙니다. 노엘 존슨은 단 10보를 걷지 못하는 환자였지만 노인 마라톤대회에 나가서 우승까지 하지 않았던가요?

또 달리기를 하겠다고 작정하고 몇 번 하다가 그만두는 사람이 적지 않은데, 그 실패 원인은 처음부터 빨리 달리려고 했기 때문입니다. 선수가 될 것도 아니면서 무얼 그리 빨리 달리는가요? 얼마 달리다가 쉬거나 천천히 걸어도 되고, 꾸준히 하면 나도 모르게 장거리를 기분 좋게 달리게 됩니다.

달리는 운동뿐만 아니라 다른 운동도 좋습니다. 하지만 유념해야 할 것은 적어도 10분 이상 계속 땀을 흘려야만 효과가 있다는 점입니다. 운동하면서 맑은 산소를 흡입하는 것은 자연식을 먹는 것만큼 중요합니다. 사람은 단 3분만 산소를 안 마셔도 죽습니다. 육체는 소생하는 일이 있어도 뇌가 죽는 뇌사상태에 빠지면 헤어나기 어렵습니다. 그럼 여기서 노엘 존슨은 어떻게 육체를 재생시켰는지 알아보겠습니다.

가) 기본 원칙

① 정신 관리를 철저히 합니다. 끝까지 노력하는 굳은 의지가 필요합니다.

② 올바른 자연식을 해서 충분한 영양을 취합니다.

③ 기준치 운동을 합니다. 주로 달리기를 하면서 산소 흡입, 즉

호흡법에 중점을 두고 달립니다.

나) 달리기 원칙

① 공기 좋은 곳에 100미터 거리를 정합니다.

② 처음 1개월 동안은 보통 걸음으로 연습하고, 1시간에 얼마를 왕복할 수 있는지 기록합니다. 매일 기록을 경신해 가도록 애씁니다.

③ 그다음 달은 100미터 거리에서 빨리 걷는 연습을 합니다.

④ 그다음 달은 100미터 거리에서 뛰는 운동을 합니다.

⑤ 100미터 거리를 10분 이내에 뛸 수 있고, 운동이 끝난 후 옆 사람과 이야기해도 숨이 안 차면 건강 문제가 해결된 것입니다.

⑥ 이 모든 과정을 순리에 맞게, 끈질기게 노력합니다.

노엘 존슨은 달릴 때마다 자신의 의지를 강하게 외우거나 기억하는 것이 더욱 효과적이라고 했습니다.

'나, 노엘 존슨은 젊어진다! 나는 기어이 20대 청춘으로 되돌아가고 만다! 불가능은 없다! 하면 된다!'

특히 산소 부족이 현대병의 원인 가운데 하나인데, 노엘 존슨은 산소와 관련된 호흡의 중요성을 강조했습니다. 우리가 보통 호흡을 할 경우에는 폐를 3분의 1 정도밖에 활용하지 않습니다. 편한 상태에서 짧은 호흡만 하고 있으면 온몸의 세포에 산소가 충분히 공급되지 않고, 몸도 건강할 수 없습니다. 그러나 달리기를 하면 긴 호흡을 하게 되고, 폐활량이 커지기 때문에 산소를 더 많이 흡입하게 되고, 온몸의 세포에도 충분한 산소를 공급할 수 있습니다.

5) 그녀는 왜 백치가 되었나

나는 오래전부터 약이야말로 건강을 해치기 때문에 절대로 먹어서는 안 된다고 주장해 왔는데, 노엘 존슨은 약을 아예 독으로 규정하고 있습니다.

"약은 독이니 일절 먹어서는 안 됩니다. 만일 내가 의사의 말대로 약을 먹었더라면 이미 폐인이 되어 죽었거나 양로원에서 죽음을 기다리며 신음하고 있을 것이 틀림없습니다."

그러면서 노엘 존슨은 매우 의미심장한 말을 덧붙였습니다.

"약이란 결코 믿을 수 없는 것입니다. 왜냐하면 20년 전에 사용했던 약 가운데 현재 사용하고 있는 약은 거의 없습니다. 마찬가지로 지금 사용하고 있는 약도 20년 후에는 사용하지 않을 것입니다. 이 사례만 보더라도 약이 효과가 없다는 점을 증명하고도 남을 것입니다."

나는 어려서부터 몸이 약했고 또 사업에 성공해서는 몸이 각종 병의 온상이 되고 말았습니다. 어려서 몸이 약한 데는 선천적인 원인이 있겠지만, 중년 이후 각종 병이 걸린 데는 반드시 후천적인 요소가 있습니다. 노엘 존슨도 같은 경우였는데, 그는 왜 몸이 약할 수밖에 없었는지 직접 들어 보겠습니다.

"내가 어릴 때는 설탕의 해독에 관해서 전혀 몰랐고, 설탕을 먹으면 기운이 난다고만 생각했습니다. 집 안에는 언제나 45킬로그램 설탕 포대가 있어서 어머니는 날마다 도넛과 케이크, 쿠키를 만들어 주셨고, 항상 음식에 설탕을 듬뿍 쳐서 먹었습니다. 그러자 19세 때 벌써 충치가 12개나 생겨서 금니를 박았습니다. 분명히 설탕을 많이 먹은 것이 그 원인이었습니다. 충치가 12개나 있을 정도이니 몸속도 온통 산성으로 변해 병균의 온상이 되었을 것은 두말할 나위가 없습니다. 여기에 돼지고기로 만든 로스트와 소시지, 베이컨 등을 어찌나 좋아했는지 이것을 어머니께서는 내가 언제나 먹을 수 있도록 준비해 놓으셨습니다. 나는 이것을 마음껏 먹었더니 돼지처럼 뚱뚱해졌습니다. 그러나 사람들은 모두 나를 보고 건강체라고 말했고, 나도 뚱보 육체가 만병의 온상일 줄은 꿈에도 생각하지 못했습니다. 장년이 되자 나는 키가 170센티미터, 몸무게는 80킬로그램이 됐습니다. 늘 파이프 담배를 입에 물고 살았고 커피도 사정없이 마셨습니다. 미국인 대부분은 나처럼 생활합니다."

이래서 미국 인구 2억 5천만 명 중에서 건강한 사람은 단 3백만 정도밖에 되지 않는 것입니다. 병의 원인은 분명히 음식물입니다. 원인인 음식물을 절제하지 않고 약으로만 다스린다면 문제는 영원히 해결되지 않습니다. 노엘 존슨의 얘기를 계속 이어 가겠습니다.

"잘못된 음식물의 폐해가 얼마나 큰지 내 아내 조의 경우를 봐도 극명하게 드러납니다. 무척 청결하고 정직하고 사랑스러웠던

조는 백치가 되었고, 병원 생활 10여 년을 하다가 가족의 얼굴조차 알아보지 못한 채 세상을 뜨고 말았습니다. 지금 미국에는 내 아내처럼 노인 백치가 매우 많은데, 모두 그릇된 식사 때문입니다. 아내가 세상을 등진 후 나도 체중이 87킬로그램으로 늘어났고, 관절염과 통풍, 심장병 등으로 인해 그야말로 죽을 지경이었습니다. 생명보험 가입도 거절당했고 의사는 조금만 육체노동을 해도 생명이 위태롭다면서 아예 누워 있으라고 하니, 나는 목을 매 죽고 싶었습니다. 아내가 10여 년간 병원에 있었고, 내 병도 치료해야 했기 때문에 그동안 애써 모은 재산은 다 날아가서 빈털터리가 되고 말았습니다. 그러나 죽음을 목전에 둔 탓인지 두려움 따위는 없었습니다. 죽으면 만사가 끝이라고 생각했기 때문입니다. 나는 이대로 죽을 수 없다고 생각했습니다. 오기로라도 기어코 살아야겠다고 생각했습니다. 그래서 필사적으로 건강법을 연구하기 시작했습니다. 그 결과 약은 병을 고치는 것이 아니라 사람을 죽인다는 것을 알게 됐습니다. 우선 복용하던 약을 쓰레기통에 집어던져 버렸고, 오랫동안 애용하던 담배도 불살라 버렸습니다. 동시에 술도 끊어 버렸습니다. 그러고는 자연식을 하면서 운동을 하기로 중대 결심을 했습니다.”

6) 악마의 유혹을 물리쳐야

사람들은 새해가 되면 '이제 금연이다', '새해부터 건강을 위해

술을 끊겠다'는 결심을 하곤 합니다. 하지만 작심삼일이라고 이것을 지키며 실천하기란 정말 쉽지 않습니다. 하지만 노엘 존슨은 언제 죽을지 모를 하찮은 목숨이었기에 죽으려 하면 산다는 사즉생의 각오로 매섭게 결심했습니다. 과연 그는 어떻게 실천했을까요? 그의 얘기를 계속 들어 보겠습니다.

"우리 집 가까운 곳에 400미터 거리의 언덕길이 있는데 나는 이곳에서 몸을 단련하기로 했습니다. 그런데 걷기 시작하자 어찌나 고된지 금방이라도 죽을 것만 같았습니다. 관절염과 통풍, 심장병으로 인해 열 걸음도 걷기 어려운 상태였습니다. 비탈길을 힘겹게 올라가는 증기 기관차처럼 헉헉대며 가쁜 숨만 내쉴 뿐 몇 걸음을 걷고는 주저앉고 말았습니다. 그러나 멈출 수 없었습니다. 이대로 죽을 수 없었기 때문입니다. 나는 이를 악물고 일어나 걷다가 쉬고, 걷다가 쉬기를 반복하며 400미터 거리를 천신만고 끝에 왕복하고는 집으로 돌아왔습니다. 만일 여러분 가운데 100미터 거리를 쉽게 걸을 수 있다면, 그는 당시 나보다 수백 곱이나 행복한 사람입니다. 집으로 돌아오자 달콤한 과자와 커피란 악마가 나를 유혹했습니다. 나는 난생처음으로 그 유혹을 물리쳤고, 난생처음으로 할 수 있다는 자신감이 생겼습니다. 그런 자신감으로 하루 몇 번씩 그 400미터 언덕길을 왕복했습니다. 그렇게 서서히 단련하다 보니 차츰 걸음이 빨라지고, 드디어 뛸 수 있게 됐습니다. 서서히 체질이 개선되어 가는 것을 자각할 수 있게 된 것입니다. 동시에 오랫동안 나를 괴롭히던 관절염과 통풍, 심장병 따위 증상도 서서히 완화되었고, 이윽고 자취를 감추게 됐습니다. 그 후부터는 뛰는 것이 걷는 것보다 훨씬 즐거웠습니다. 무엇보다도 머리가 맑아져서 하루하루의 생활이 즐겁고 명랑했으며 활기에 넘쳤습니다. 세상을 다시 얻은 것만 같았습니다. 이 모든 것은 자연식을 해서 피가 맑아졌고, 운동을 열심히 하니까 그 맑은 피가 전신에 골고루 잘 순환되었기 때문입니다. 설탕처럼 단 음식과 동물성 지방을 취하면 피가 금방 탁해지기 때문에 늙어 버린 내 체질은 절대로 개선될 수 없었습니다. 그로부터 1년 후인 72세 때는 매일 12.9킬로미터를 달렸고, 2시간 동안 가벼운 체조를 하는 것을 내 양생법으로 정해서 꾸준히 실천했습니다. 만일 내가 의사의 말대로 절대안정을 취한다며 침대에 누워 있거나 편히 놀고먹었다면 지금 어떻게 되었을까요? 생각만 해도 몸서리가 쳐집니다. 약과 단 음식, 육식으로 피가 흐려지고, 게다가 절대안정을 해서 피가 돌지 않았다면 병으로 죽을 도리밖에 없지 않았겠습니까?"

이 이야기는 실화입니다. 그리고 노엘 존슨의 건강법은 평소 내가 주장해 왔던 것과 완전히 일치합니다. 진리란 하나이며 불멸인 법입니다. 적지 않은 사람이 돈이 없어서, 혹은 돈이 아까워서 약을 못 사 먹거나 병원에 입원하지 못하는 경우가 있습니다. 그런 사람은 주저하지 말고 노엘 존슨이 실행한 건강법을 따라야 한다는 것을 명심하고 명심하세요. 돈이 들어가는 약을 먹지 말아야 최고로 건강할 수 있고, 동시에 최고의 치병법이 된다는 것을 똑똑히 알아야 합니다.

'심장병 환자는 운동하면 죽는다. 그러므로 절대안정을 해야 한다'라는 것이 바보 의사들의 공통된 처방입니다. 그러나 개인에 따라 차이는 있겠지만, 절대안정만 하고 있으면 피가 돌지 않기 때문에 병을 절대로 고칠 수 없다는 점을 명심하기 바랍니다.

약은 인간의 자연생리기능을 마비시키는 독약입니다. 독약을 사 먹을 돈이 없다고 비관하는 사람보다 더 어리석은 사람은 없습니다. 따라서 내 건강법은 가장 가난한 사람이라도 실행하기만 하면 억만장자보다 더 건강하게 되는 최고의 건강법입니다.

의사나 약사는 이렇게 말하는 내게 우리와 무슨 원수가 졌기에 약을 먹어선 안 된다고 주장하느냐며 따질지 모르지만, 나는 그들과 아무 관계가 없습니다. 단지 국민의 건강을 위해 약의 실체와 무서움을 알리려고 애쓸 뿐입니다. 노엘 존슨도 자기 몸으로 그것을 입증하지 않았습니까? 그는 이렇게 말했습니다.

"약은 사람을 살리는 것이 아니라 사람을 죽이는 독약입니다. 나는 약으로 망했다가 약을 끊고 인생을 다시 살게 된 표본입니다. 약에 의지하지 말고 자신의 생리기능으로 병을 다스려야 합니다. 약을 먹는 것은 자살행위임이 틀림없다고 확언합니다."

여기서 다시 한 번 강조하지만, 약이라는 타력에 의존하면 누구나 죽습니다. 자기의 자연생리기능으로 살아야 합니다. 약은 당신의 생리기능을 약화시켜 죽음의 골짜기로 안내하는 동반자라는 사실을 잊지 말기 바랍니다.

7) 독이 되는 음식은 버려라

노엘 존슨이 노쇠한 육체를 재생시키기 위해 가장 중점을 둔 것은 음식물입니다. 그는 자연 건강법을 실천하기로 결심한 후부터 육류와 가공식품을 일절 먹지 않았습니다. 거기다가 운동까지 곁들이니 체중이 87킬로그램에서 61킬로그램으로 줄었습니다. 몸은 그야말로 날아갈 듯 경쾌해졌고 정신은 칼날같이 예리해졌습니다.

혹시 이 책을 읽고 있는 독자 중에 입 냄새를 없애려고 약을 먹고 있다면, 그는 틀림없이 건강에 문제점이 있습니다. 죽은 식품을 먹으면 그 식품이 몸속에서 썩어 피부와 숨으로 나쁜 냄새를 발산합니다. 그러나 살아있는 자연식품을 먹으면 절대로 불쾌한 냄새가 안 납니다.

요즘 사람은 기름으로 튀긴 음식이 고소해 맛있다면서 치킨, 감자튀김, 도넛 등을 즐겨 먹습니다. 그러나 이것을 만드는 데 사용하는 기름 중에는 산화되거나 부패한 것이 많다는 사실을 명심해야 하고, 그렇지 않더라도 이런 식품이 우리 몸에 들어가면 사람을 노쇠하게 하고 병약하게 하는 독으로 변모한다는 점을 알아야 합니다.

또 현대인은 달콤한 식품을 무척이나 좋아하는데, 이것을 만드는 데 사용하는 설탕과 감미료도 사람을 병들게 하는 독약이란 점을 명심하기 바랍니다. 원당을 백설탕으로 정제하는 과정에서 미네랄은 없어지고 탄소만 남은 것이 설탕이고, 이것이 몸에 들어가면 탄산으로 변합니다. 우리 몸에 있는 자연생리기능은 이 탄산의 독을 중화시키기 위해서 미네랄을 소모하고, 이 과정에서 영양의 균형을 잃으면 각종 치명적인 병이 유발합니다.

인공감미료의 경우도 암을 유발하니 단것이 먹고 싶으면 과일로 만족해야 합니다. 설탕만 안 먹어도 현대병의 절반 이상이 줄어듭니다. 산화유의 고소한 맛, 설탕의 달콤한 맛이 현대인을 죽이는 악마의 음식이란 점을 절대로 잊으면 안 됩니다.

그런가 하면 육식의 폐해는 더욱 심각합니다. 닭과 돼지, 소는 대량으로 사육되면서 방부제, 호르몬제, 항생제가 섞인 사료나 물을 먹고 있습니다. 이런 먹이를 먹여서 기른 젖소의 우유도 독약이나 다름없습니다. 그러면서도 우유 회사는 자기네 우유가 신선한 우유라고 선전합니다. 자연의 풀이 아니라 독이 섞인 사료를 먹은 젖소의 우유가 어떻게 신선한 우유가 될 수 있단 말입니까? 이 점에 대해서 노엘 존슨은 이렇게 주장했습니다.

"쓰레기 같은 죽은 식품을 먹으면서 운동하는 것은 사상누각을 구축하는 것이나 다름없습니다. 체력이 강한 운동선수도 때로는 감기에 걸리는 일이 있습니다. 그들은 운동으로 신체를 단련하고 있는데 왜 감기 따위에 걸릴까요? 그 이유는 극히 단순합니다. 생명이 없는 죽은 식품을 먹기 때문입니다. 의학자는 감기의 원인이 바이러스라고 말합니다. 몸이 건강한 운동선수라면 그따위 바이러스쯤은 간단히 극복할 수 있어야 할 것이 아닌가요? 죽은 식품을 먹어서 내장이 약화되어 있기 때문에 감기에 걸리는 것입니다."

이것만 보더라도 사람이나 동물에게 싱싱한 자연 그대로의 음식이 얼마나 중요한지를 알 수 있습니다. 한마디로 자연 건강의 기본 원리는 이렇게 정의할 수 있습니다.

'생명이 없는 먹이는 생명의 양식이 될 수 없다.'

8) 진정한 장수란 무엇일까

장수라 함은 오래 사는 것을 말합니다. 모든 인간은 장수를 꿈꾸지만 장수한다고 해서 무조건 좋아할 수만은 없습니다. 예를 들어, 나이는 여든을 넘겼지만 몸을 제대로 움직이지 못한다면, 단지 생명만 유지하고 있다면, 이는 진정한 장수가 아닌 것입니다. 노령이 되어도 활기차게 돌아다니며 취미 생활과 여유를 누릴 때가 진정한 장수인 것입니다. 그런 점에서 나이 든 사람은 노엘 존슨의 말을 두고두고 곱씹어야 합니다.

"나는 장수하기 위해 자기 몸을 구속하거나 선인과 같이 생활하는 것은 딱 질색입니다. 보통 노인은 자기 방에 틀어박혀서 외롭고 고독한 생활을 하는데, 나는 그런 건 싫습니다. 그렇게 살 바에야 무엇 때문에 장수하겠습니까?"

그렇습니다. 나이가 들었어도 운동을 하고, 춤도 배워서 여성과 사귀고, 많은 사람과 사교하면서 담소하는 것이 육체와 정신 건강에 이롭습니다. 그래야 인생살이도 맛이 나는 것입니다. 이렇게 하기 위해서는 무엇보다 건강해야 합니다. 나는 요즘 하루하루가 힘차고 즐겁기만 합니다. 내 나이 84세에 누리는 이 행복은 건강한 몸으로 장수하고 있기 때문에 가능한 것입니다.

　노엘 존슨의 말처럼 얼마나 오래 사느냐가 아니라 얼마나 건강하게 사느냐가 중요한 것이다. 건강한 몸으로 날마다 행복에 넘치는 생활을 하고, 또 오래 살 수도 있다면 이것보다 더 축복받은 일이 어디 있을까요?

8. 호흡법

사람이 병에 걸리는 것은 잘못된 먹을거리와 환경으로 인해 체질이 병의 온상으로 변했기 때문입니다. 따라서 병을 고치려면 가장 먼저 체질부터 개선하지 않으면 안 됩니다. 즉, 제독으로 몸속에 있는 독을 빼낸 후 자연식으로 피를 맑게 하고, 운동을 해서 맑은 피가 전신으로, 특히 병든 곳으로 돌게 하는 것이 곧 치병입니다. 이렇게 하면 약이나 병원 신세를 전혀 안 지고도 병이 고쳐집니다.

그럼 여기서 치병 운동의 하나로 내가 창안한 호흡법을 소개하겠습니다. 유념할 것은 호흡할 때 반드시 숨을 먼저 내쉬고 나중에 들이쉰다는 점입니다. 몸속에 찬 이산화탄소를 완전히 내보낸 후 산소를 들이마셔야 하는 것입니다.

1) 호흡법의 기초

① 배꼽 밑에 있는 아랫배의 중심, 즉 단전에서 호흡합니다. 보통 사람은 가슴에서 호흡을 합니다. 이렇게 하면 폐가 3분의 1밖에 가동하지 않습니다. 이에 비해 단전에서 호흡을 하면 폐가 전부 가동하기 때문에 몸속의 유해가스가 많이 배출되고, 동시에 많은 양의 산소를 흡입할 수 있습니다.

② 부처님처럼 앉은 자세로, 앉을 수 없는 환자는 누워서 하되, 아랫배에 힘을 주고 아랫배에서 입으로 숨을 길게 내쉽니다. 이때 배꼽이 가슴 쪽을 향하도록 아랫배에 힘을 주어야 합니다. 그러고는 아랫배의 힘을 빼고 양손으로 아래 창자를 가슴 쪽으로 쓸어 올리면서 코로 숨을 길게 들이쉽니다. 약 30초에서 60초 동안 들이쉽니다. 그러고는 숨을 길게 내쉰 다음 약 5초에서 10초 동안 숨을 죽인 후 다시 숨을 길게 들이쉽니다. 숨을 내쉬는 시간이 길면 길수록 나쁜 가스가 많이 나가고, 그에 정비례해서 산소가 많이 들어옵니다. 내쉬는 시간은 처음에는 20초부터 시작해서 서서히 60초까지 되도록 단련합니다. 숨을 들이쉬는 시간은 내쉬는 시간의 반 정도, 또는 3분의 1 정도로 합니다. 가슴을 활짝 펴면 자동적으로 들어옵니다. 숨을 내쉴 때는 중단하지 말고 계속 내쉽니다. 보통은 먼저 숨을 들이쉬고 난 다음에 숨을 내쉬는데 이것은 잘못된 방법입니다. 왜 그럴까요? 다음을 가

리고 혼자 생각해 보세요. 우리 몸의 60조나 되는 세포는 먹은 식품의 영양분과 산소가 결합해야 연소하고, 연소하면 나쁜 가스가 나옵니다. 이 나쁜 가스가 숨을 내쉼으로 인해 나간 다음에 신선한 산소가 들어와야 하는데, 반대로 산소가 먼저 들어오면 나가지 못한 나쁜 가스에 산소가 오염되어서 무용지물이 되고 맙니다. 요는 묵은 것이 없어진 후에 새것이 들어와야 한다는 뜻입니다. 숨을 내쉬는 시간이 길면 길수록 나쁜 가스가 많이 나가고, 그에 비례해서 산소도 많이 들어옵니다.

③ 단전에 온 힘을 다해서 숨을 내쉽니다. 그러고는 양손으로 아랫배를 부둥켜안고 온 힘을 모아 등 쪽으로 들이미는 동시에 항문을 힘껏 오므립니다. 아랫배를 앞으로 내밀고, 양손으로 배를 들이밀고, 항문은 오므리고, 이 세 가지 동작을 동시에 하면 아랫배가 돌덩이같이 단단해집니다. 10분 동안만 해도 땀이 나오는데, 그래서 이 운동이 좋다고 합니다. 이때 단전 부위에 혁대를 차면 동작하기 쉽습니다. 혁대 위를 양손으로 부둥켜안고 등 쪽으로 힘껏 밀면서, 동시에 배꼽이 가슴 쪽으로 향할 정도로 아랫배를 내미는 동작에 온 힘을 다하면 됩니다. 이 호흡법을 2개월 이상 계속한 후 배에 힘을 주면 단전이 돌덩이처럼 단단해져서 권투선수가 힘껏 쳐도 까딱없게 됩니다.

아침에 일어나서 잠을 잘 때까지 계속 아랫배에 힘을 주고 일상생활을 해야 합니다. 말을 할 때도 숨을 아랫배에서 내쉬고 들이쉰다는 생각으로 하고, 노래를 할 때도 아랫배에 힘을 주고 합니다. 앉거나 서거나 걷거나 뛸 때도 아랫배에 힘을 줍니다. 무슨 일을 하든지 아랫배에 힘을 주고 한다면 자동으로 단전호흡이 됩니다. 호흡을 위시한 모든 운동은 혈액순환을 촉진하는 데 목적이 있습니다.

그리고 이 호흡법은 중병에 걸려 누워 있는 환자도 본인의 의지만 있다면 얼마든지 할 수 있습니다. 그렇지 않은 사람은 부처님처럼 앉아서 하는 것이 가장 쉽고 효과도 좋습니다. 이 운동을 2개월 이상 열심히 하면 혈액순환이 원활해지기 때문에 아랫배가 따뜻해지고 손발도 따뜻해지고 나중에는 전신이 따뜻해집니다. 당연히 병도 물러가고 정력도 넘쳐흐르게 됩니다.

이왕 죽을 바에는 이 호흡법을 하루에 만 번 이상 하다가 죽기를 바랍니다. 그러면 신기하게도 죽지 않고 삽니다.

'나는 산다. 내가 죽다니 말이나 되는 소리인가!'

이렇게 힘껏 외치면서 온 힘을 다해 아랫배를 들이밀고 내밀기를 하면 절대로 죽지 않습니다. 적어도 2개월 이상 하면 병마 놈이 아이고 무서워라 하면서 꼬리를 말고 후다닥 도망쳐 버립니다. 그렇습니다, 인생은 의지로 살아야 합니다. 살아서 굴욕을 받느니보다 차라리 분투 중에 쓰러짐을 택하십시오. 인생이란 묘해서 죽자고 분투하면 살게 되는 것입니다.

2) 호흡법과 운동법

가) 앉아서 하는 호흡법 1

같은 자세로 오랫동안 앉아 있다 보면 혈액순환이 안 돼 관절염이나 치질, 기타 병이 유발합니다. 이럴 때 다음 운동을 하면서 일이나 업무를 보면 능률이 올라갑니다. 혈액순환이 잘되도록 하면 몸이 건강해지고 능률도 올라 일거양득의 효과가 있다는 말입니다.

① 오른쪽 손바닥을 단전 위에 얹고 그 위에 왼쪽 손바닥을 포개어 얹습니다.

② 단전에 힘을 주어 숨을 길게 내쉬면서, 양쪽 궁둥이를 올리고 윗몸을 앞으로 숙입니다. 동시에 아랫배를 힘껏 앞으로 내밀고, 양손으로는 아랫배를 등 쪽으로 힘껏 들이밀면서 항문을 힘껏 오므립니다.

③ 처음은 30초 동안 숨을 내쉬다가 2초 동안 숨을 멈춥니다.

④ 단전의 힘을 빼고, 윗몸을 올리고, 아래 창자를 가슴 쪽으로 올리면서 숨을 길게 들이쉽니다.

이상의 운동을 힘차게 10회 하면 땀이 납니다. 10분 정도 쉰 후에 또 하고, 10분 정도 쉰 후에 또 하기를 반복하되 첫날은 30회부터 시작해서 차츰 100회까지 되도록 합니다. 이 운동은 식사 전 공복 상태에서 해야 합니다.

나) 앉아서 하는 호흡법 2

① 오른발을 왼쪽 무릎 위에 올려놓은 다음, 단전에 힘껏 힘을 주어 숨을 길게 내쉬면서, 왼쪽 궁둥이를 들어 올립니다.

② 이어서 왼쪽으로 기울도록 앉으면서 왼손으로 그 올려놓은 발가락을 힘껏 오른쪽으로 밀고, 동시에 오른손으로 오른쪽 무릎을 힘껏 누릅니다.

③ 숨을 30초 동안 길게 내쉬고는 2초 동안 멈춥니다. 단전의 힘을 빼고 처음 자세로 돌아가면서 숨을 길게 들이쉽니다.

④ 그다음은 왼발을 오른쪽 무릎 위에 올려놓고 위와 같은 운동을 합니다.

처음에는 이 운동이 잘되지 않으나 습관이 붙으면 예사로 되어 버립니다. 차에 앉아 있는 동안에도 가만히 앉아 있지 말고 이 운동을 합니다. 건강은 돈을 버는 것 이상으로 부지런해야 합니다.

다) 누워서 하는 운동 1

이 운동은 공부나 일을 한 다음에 잠시 누워서, 또는 잠들기 전 잠자리에서 하면 좋습니다.

① 한쪽 다리를 힘껏 앞으로 뻗고, 다른 한쪽 다리는 하늘을 향해 힘껏 뻗칩니다. 좌우 다리를 번갈아 가면서 5회 반복합니다.

② 그런 다음 역시 하늘을 향해 누워서 엉덩이를 위아래로 들썩들썩하기를 5회 반복합니다. 그러면 시원해집니다.

라) 누워서 하는 운동 2

이 운동은 니시 건강법의 '붕어운동'에서 힌트를 얻어 고안한 것입니다. 직접 해보면 알겠지만 우리 몸의 대들보인 척추를 운동하는 데 참으로 좋은 운동이며, 하고 나면 시원한 느낌이 듭니다.

① 똑바로 누워서 몸을 되도록 일직선으로 펴고, 양 발끝은 위로 직선이 되도록 합니다. 즉, 양 발끝이 무릎과 직각이 되도록 합니다.

② 그런 다음 양다리가 서로 맞붙도록 밀착시키고, 양손은 위로 올려 쭘쭘 하고, 엉덩이를 중심으로 해서 붕어가 헤엄치듯이 양발을 좌우로 요동치게 합니다. 이렇게 좌우 왕복을 10회 정도 하면 시원해집니다. 움직일 수 없는 환자에게는 양발을 잡고 좌우로 요동시켜 주면 좋은 운동이 됩니다.

마) 서서 하는 운동

서서 운동할 수 있는 사람은 눕거나 앉아서 운동할 수밖에 없는 사람보다 행복합니다. 그러나 서서 하는 운동이 모두 좋은 것은 아닙니다. 활은 원래 서서 쏘는 운동이지만 앉아서 하면 더욱 효과적입니다. 또 누워서 탄력성이 강한 완력기를 이용해 양발과 다리로 운동을 하면 이것도 기가 막힌 운동이 됩니다.

차를 탔는데 자리가 없어서 서서 가야 하거나 선 채로 일할 경우 양발로 오랫동안 서 있으면 피로가 옵니다. 이것을 푸는 방법으로는 오른쪽 다리를 위로 올리면서 숨을 내쉬고, 아래로 내리면서 숨을 들이마시면 좋습니다. 그다음은 반대로 왼쪽 다리를 위로 올리면서 숨을 내쉬고, 아래로 내리면서 숨을 들이마시기를 반복합니다. 또 발가락 끝으로 서서 숨을 내쉬고, 발뒤꿈치로 서서 숨을 들이쉬는 동작을 반복합니다. 이 운동은 신장병 환자에게 기가 막히게 좋은 운동이니 평소 집에서 열심히 하면 좋습니다.

남성은 소변을 보면서도 이 운동을 하기 바랍니다. 오른발로 서면 정맥혈의 순환이 잘되고 간의 해독기능이 강화됩니다. 왼발로 서면 동맥혈의 순환이 좋아지고 소화기능이 강화됩니다. 양발 끝으로 서면 신장의 기능이 강화되고 정력 역시 강화됩니다.

바) 걷는 운동

① 아랫배에 힘을 주고 오른발을 앞으로 내디딤과 동시에 숨을 내쉬고, 왼발을 내디딤과 동시에 숨을 들이쉬기를 10회 정도 합니다.

② 이번에는 반대로 왼발을 앞으로 내디딤과 동시에 숨을 내쉬고, 오른발을 내디딤과 동시에 숨을 들이쉬기를 10회 정도 합니다.

③ 그런 다음 숨을 내쉬면서 10보 이상을 걷고, 숨을 들이쉬면서 5보 이상을 걷습니다.

사) 조깅 운동

조깅은 걷기와 달리기의 중간 속도로 운동 가운데 최고입니다.

다리를 무리하게 높이거나 걸음 폭을 일부러 넓게 하지 말고 보통 걸음의 연장이라고 생각하면 됩니다.
① 상체를 차렷 자세로 해서 앞을 똑바로 보고 달려갑니다.
② 팔꿈치를 펴고 어깨의 힘을 뺍니다.
③ 몸을 좌우로 흔들고, 엉덩이도 흔들흔들합니다.
④ 호흡은 코로 두 번 들이쉬고, 입으로 두 번 내쉽니다.

나는 조깅할 때면 양손을 쥠쥠 하면서, 동시에 아랫배를 내밀었다 들이밀었다 합니다. 보통 걸어 다닐 때도 양손을 쥠쥠 하거나 호두를 짜그락짜그락 굴리는데, 좌우간 사람은 부지런해야 건강해집니다. 버스나 전철을 기다리는 동안에도 가만히 서 있지 말고 양손을 쥠쥠 하면서 위에서 소개한 서서 하는 운동을 하기 바랍니다.

아) 계단 운동

나는 과거 여의도 아파트에 살 때 14층 계단을 오르내리는 운동으로 심폐기능을 단련했습니다. 맨 처음 5층까지는 무난히 올라갔는데 6층부터는 숨이 찼습니다. 그래서 첫날은 6층까지 오르내리기를 3번 왕복하고 집으로 들어갔습니다. 그다음 날 아침에는 6층까지를 3번 왕복했는데 별로 힘들지 않았습니다. 오후에는 외출했다가 돌아와 7층까지 3번 왕복했습니다. 이와 같이 순차적으로 서서히 단련하니까 나중에는 14층까지 올라갔다가 내가 살던 3층까지 걸어 내려와도 전혀 숨이 차지 않았습니다. 당시 내 나이는 73세였습니다.

보통 사람은 작심삼일 만에 중단해 버리지만 나는 한 번 시작한 일은 끝장을 보고야 말기 때문에 가능한 일이었습니다. 이 계단 운동은 자신이 몇 계단을 올라가면 숨이 차다는 것을 정확히 알기 때문에 심폐기능을 과학적으로 알 수 있다는 장점이 있습니다. 그 후로 나는 이 계단 운동을 통해 내 심폐기능이 어느 정도인지를 측정했고, 그때그때 상황에 따라 건강관리를 하고 있습니다.

나는 특히 계단을 오르내리면서 단전호흡을 병행합니다. 위에서 아래로 내려가는 동안 계속 숨을 내쉬고, 내려가서는 숨을 들이쉬면서 위로 올라가고, 또 숨을 내쉬면서 내려가는 것입니다. 30층 정도 계단을 쉬지 않고 오르내려도 숨이 안 차고, 옆 사람과 평상시처럼 대화할 수 있다면 완전 건강체이며, 이 정도면 모든 병마가 물러갑니다.

그러나 다시 강조하건대, 현미 중심의 자연식을 해서 피를 맑게 하는 것이 절대 조건입니다.

자) 폐와 심장 운동

① 심호흡

심호흡은 체내에서 발생하는 유해가스를 완전히 배출하고 산소를 가득 들이마시는 운동으로 폐와 심장을 단련하는 데 그 목적이 있습니다. 따라서 공부나 정신노동을 하는 사람은 자주 실행하는 것이 좋습니다.

방법은 아주 간단합니다. 숨을 멈춘 다음, 소리 내지 말고 마음속으로 '하나, 둘, 셋' 하면서 숫자를 열까지 세고, 차차 숫자를 늘려 50에서 100까지 셀 수 있도록 훈련하면 끝입니다. 단, 이 운동은 공기가 좋은 곳에서 창문을 활짝 열어 놓고 해야 합니다. 교실에서 공부하는 학생도 수업 시간 중간에 창을 열어 놓고 심호흡을 한 다음 수업하면 훨씬 더 능률이 올라갑니다.

특히 겨울철에 춥다며 창을 꽉 닫아 놓고 지내면 학생의 몸과 난로에서 배출하는 유해가스가 교실 안에 가득 차서 건강에 나쁜 것은 물론이고 학습 능률도 크게 떨어집니다.

② 잠수 호흡

내가 자주 애용하는 목욕탕에 가면 머리부터 발끝까지 온몸을 물속에 담그고 오랫동안 참고 있는 사람이 있습니다. 그가 물속에서 잠수하는 시간을 재어 봤더니 자그마치 3분 정도 되는 것 같았습니다.

'참 별짓을 다 하네? 그래도 좋으니까 저 짓을 하겠지? 저렇게 하면 왜 좋을까?'

나는 이런 의문이 생겨서 하루는 그를 붙잡고 왜 그렇게 오랫동안 잠수하느냐고 물었습니다.

"심장이 튼튼해집니다."

"왜 심장이 튼튼해집니까?"

"글쎄요……."

이렇게 말하더니 멋쩍게 고개를 갸우뚱하는 것이었습니다. 오랫동안 잠수를 하면 심장이 튼튼해지는 것은 알아도 그 이유에 대해서는 잘 모르고 있었습니다. 그래서 집으로 돌아오자마자 생리학에 관한 책을 죄다 뒤져 봤지만 이런 내용을 다룬 책은 없었습니다. 나는 궁금한 것은 참을 수가 없습니다. 길을 걷거나 차를 탔을 때도, 식사를 하면서도 그 이유를 골똘히 생각했습니다. 그러던 어느 날 문득 영감이 떠올랐습니다. 그 이유를 터득한 것입니다.

그럼 여러분, 잠수 호흡이 왜 좋을까요? 누차 얘기하지만 여러분이나 나나 같은 인간의 머리를 가지고 있습니다. 생각하고 생각하다가 정답을 보는 버릇을 들여야 합니다. 그럼 모두 열심히 생각했다는 가정을 하고 얘기하겠습니다.

사람의 몸속에서 생기는 이산화탄소와 유독가스는 방귀나 대변, 소변, 땀 등에 섞여 나오기도 하지만, 거의가 폐에 모여 있다가 숨을 내쉴 때 밖으로 나옵니다. 특히 피부 세포에서 생기는 유해가스는 땀구멍을 통해 직통으로 발산합니다. 그런데 이 땀구멍 외에도 우리 몸에는 이것과 비슷한 구멍이 있는데, 무엇일까요? 바로 털구멍입니다.

그럼 이 털구멍은 주로 무슨 역할을 할까요? 피부를 윤택하게 하기 위해 유지를 분비합니다. 겨울철에 셔츠를 안 빨고 오랫동안 입으면 몸에서 냄새가 나고 셔츠에는 기름기가 묻는데, 이것은 털구멍에서 나오는 유지 때문에 그렇습니다. 참 오묘하지 않습니까? 또 이 털구멍에서는 약간의 유해가스도 발산합니다.

하지만 머리부터 발끝까지 깊이 잠수해 버리면 피부로 산소가 공급되지 않고 유해가스도 나갈 길이 없어집니다. 나가지 못한 유해가스는 폐로 집중합니다. 상황이 이런데 왜 몸은 좋아질까요?

잠수를 오래 하면 폐는 팽창할 대로 팽창해져서 금방이라도 가슴이 터질 것만 같아지고, 이것을 최대한 참았다가 물 밖으로 나오면 가득 차 있던 유해가스가 '휙' 하고 쏟아질 수밖에 없습니다. 그러면 몸이 시원해지면서 동시에 산소가 폐부 가득히 들어옵니다. 이런 동작을 반복하면 폐와 심장이 팽창과 수축을 반복하기 때문에 굉장한 운동이 되고, 그래서 폐와 심장이 튼튼해지고 덩달아 온몸의 건강도 좋아지는 것입니다.

나는 이와 같은 결론을 내리고 내 생각이 과학적이고 합리적인지 알아보기 위해 한양대학교 총장 이병희 박사에게 찾아가 물었습니다. 그랬더니 이 박사는 깜짝 놀랐습니다.

"아니, 안 선생, 언제 그렇게 생리학을 공부하셨나요?"

사실 이런 내용은 생리학 책에 안 씌어 있어서 오직 경험과 영감으로 추론하거나 깨닫는 도리밖에 없습니다. 이병희 박사도 이 문제를 해결하기 위해 연구진을 데리고 제주도로 가 해녀의 생리를 연구하신 일이 있다고 했습니다.

잠수 호흡은 폐와 심장을 강화하는 최고의 운동입니다. 해녀가 오랫동안 잠수했다가 나와서 휙 하고 긴 휘파람을 부는 이유도 바로 이것 때문이고, 그래서 해녀는 나이가 들어도 하나같이 건강한 것입니다.

그 후 나는 목욕탕에 갈 때마다 이 잠수 호흡을 실행하고 있습니다. 그럼 어떻게 하는지 방법을 가르쳐 주겠습니다.

첫째, 귓구멍으로 물이 안 들어가도록 조심해야 합니다. 혹시라도 중이염에 걸리면 여간 고생이 아닙니다. 따라서 이불솜 같은 것을 올리브유에 적셔 귓구멍을 막아야 합니다. 이 올리브유는 참 신기한 기름입니다. 나는 원래 머리에 서리가 앉은 것처럼 비듬이 많아서 오만 약을 써 봤지만 시원치가 않았습니다. 그런데 이 올리브유가 좋다는 말을 듣고 자기 전에 머리에 발랐더니 그다음 날 아침에 비듬이 없어진 것은 물론이고 윤기가 나서 아주 반들반들했습니다. 그러나 눈에 띄게 윤기가 나면 보기 싫으니 머리를 감을 때 비누칠을 하지 말고 맹물로 감기 바랍니다. 해수욕을 할 때도 올리브유를 바르면 피부가 디지 않고 건강한 색깔로 변해 보기에도 좋습니다. 올리브유를 먹으면 몸속에 있는 상처도 낫습니다. 영양분은 참기름과 맞먹고 살균력은 더 강합니다. 좌우간 비듬에는 올리브유가 최고이니 꼭 참고하길 바랍니다.

둘째, 전신을 물속에 완전히 담가야 합니다. 조금이라도 노출이 된다면 효과가 줄어듭니다. 양손은 냉탕으로 들어가는 계단을 붙잡고, 배와 발은 바닥에 밀착하고, 머리는 들되 물 위로 나오지 않도록 해야 합니다. 이렇게 해야 귓속이나 콧속으로 물이 덜 들어갑니다.

셋째, 처음에는 물속에서 10~20초 동안 하고, 차츰 늘려서 1분간 하도록 합니다. 나는 보통 50까지 세고 나옵니다. 3분은 조금 과한 것 같은데, 3분 동안 잠수하는 사람에게 물었더니 군대 생활 때부터 시작해서 20년간 했다고 말했습니다. 그 사람의 얼굴을 보니까 참으로 건강하게 보였고, 감기 같은 잔병치레도 일절 모른다고 했습니다.

3) 국궁장에서 만난 노인들

나는 제주도 태생이라 바다 경치를 천성적으로 좋아합니다. 그래서 자가용을 몰고 전국 해안 구석구석을 돌아다녔던 적이 있는데, 경상남도 통영을 중심으로 하는 한려수도의 경치가 최고로 좋았습니다. 높은 산에 올라가 한려수도의 경치를 내려다봤더니 천국에 온 기분이었습니다. 외국 영화를 보면 경치 좋은 해안에 별장이 있고, 그 별장과 그 바다에서 헤엄치는 광경이 자주 보입니다. 그걸 보면 누구나 황홀한 기분이 들 것입니다.

그러나 통영에는 높은 산에 올라가 바다를 내려다보는 것보다 몇 곱이나 더 아름다운 경치가 있었습니다. 하루는 차를 내버려두고 통영의 외곽을 둘러싸고 있는 순환도로를 걸었습니다. 도시락을 싸서 들고는 온종일 걸었습니다. 그 경치에 얼마나 도취했는지 시간이 가는 줄도, 피곤한 줄도 몰랐습니다. 매년 그곳에 가도 변함없이 그 경치에 도취되고 맙니다.

하지만 내 나이 70세에 이 일을 시작하고부터 오늘 이때까지 한 번도 가지 못하고 있습니다. 오는 여름에는 간다, 오는 여름에는 간다 하면서도 아직 못 갔고, 다음에 오는 여름에는 꼭 간다는 기대를 하고 있습니다.

그때 통영의 남망산에 내 별장이 있었고, 그 바로 위에 국궁장이 있었습니다. 지금도 있을까요?

어느 날 이른 아침에 거기 갔더니 말입니다, 육순이나 칠순이 된 노인이 활을 쏘고 있었습니다. 그곳에 모여 있던 노인은 아주 건강하게 보였고 안색도 좋게 보여서 그중 한 노인에게 물었습니다.

"한쪽 손으로 활을 쏘는 것이 왜 그렇게 건강에 좋습니까?"

노인들이 뭐라고 답을 하기는 했는데 시원치가 않았습니다. 그럼 이 책을 읽는 분이 그 노인을 대신해서 시원한 답을 해보기 바랍니다. 할 수 있겠습니까? 불가능하다면 같이 생각해 보도록 하겠습니다. 먼저 활을 놓을 때 호흡 상태를 관찰해야 합니다. 쏠 때 숨이 어떻게 됩니까? 이때 숨을 들이쉬는 사람은 일을 거꾸로 하는 것입니다. 내쉬면서 몸속의 독을 일소한 후 새로운 산소를 들이마셔야 합니다. 활을 잡아당기면서 숨을 내쉬고 동시에 아랫배 운동을 하고, 활을 쏘고 나서 숨을 들이쉬어야 합니다. 아침의 좋은 공기로 심호흡을 하니 오죽이나 건강에 좋을까요?

그런데 말입니다, 보통 활을 쏘는 사람은 왼팔을 앞으로 뻗치고 오른팔로 잡아당깁니다. 그러나 나는 그들보다 한술 더 뜨는 것이 아니라 네 술이나 더 떠서 양팔과 양발을 이용해 운동을 합니다. 그러면 그 효과는 4배가 되는 것입니다. 즉, 누워서는 양발로, 앉아서는 양손으로 하는데, 이 방법은 뒤에서 설명하겠습니다.

일반적으로 보통 사람은 호흡의 가치를 모르고 호흡 방법도 모르면서 하지만 이 글을 읽는 사람은 이제 모든 것을 깨달았으니 그 효과가 몇 배나 될까요? 그리고 알기만 하면 무슨 소용이 있을까요? 실행을 하세요, 실행을!

4) 공부는 왜 소리를 내서 하는가

가만히 생각해 보면 우리 조상은 참으로 지혜로웠습니다. 서당에서 공부할 때는 몸을 전후좌우로 흔들면서, 소리를 냅다 지르면서 '하늘 천, 따 지, 검을 현, 누를 황'을 외웠습니다. 이런 동작에서 발생하는 산소 호흡과 가스 배출, 근육 운동 등을 생각해 보기 바랍니다. 물론 그때 조상은 이런 것까지는 생각하지 않고 공부했을 것입니다. 그러나 무척 건강에 좋은 학습법이 아니었나 싶습니다.

나는 그보다 한술 더 떠서 학창 시절에는 신문 배달을 하면서, 뛰어다니면서 공부했습니다. 솔직히 그때는 신문 배달을 하는 것이 천하고 고통스럽고 저주스러운 일로 생각했습니다. 그러나 지금 와서 생각해 보면 새벽부터 뛰어다녔으니 맑은 공기를 마실 수 있었고, 맑은 머리로 공부했으니 그보다 더 좋은 일도 없었던 것 같습니다.

요즘은 여유가 있는 사람도 건강을 위해 신문 배달을 한다니 그 점에서는 내가 대선배올시다. 세상은 참으로 묘하게 돌아가는 것 같습니다. 직업에 귀천이 없다는 교훈을 깨달아아 하는데 아직 그러지 못하고 있으니 말입니다.

각설하고, 먼저 학생들에게 당부합니다. 공부할 때는 가급적으로 소리를 내서 공부하기 바랍니다. 특히 어학을 공부할 때는 더욱 그렇습니다. 소리를 지르면 그와 동시에 호흡작용이 되고, 그 소리를 자기 귀가 들어서 저절로 공부가 되기 때문입니다. 이렇게 눈과 귀, 입을 동시에 활용하니 이해는 더 잘되고 기억도 더 잘됩니다. 예를 들어 '785, 284, 397'을 눈으로 읽은 후 가려 놓고 외워 보고, 소리를 냅다 지르면서 이 숫자를 읽은 후 가려 놓고 외워 보기 바랍니다. 그러면 그 차이를 금방 알 것입니다.

공부하면서 호흡 운동을 하면 더 잘 외워진다는 이 하찮아 보이는 비법도, 이런 간단한 이치도 보통 경험에서 나오는 것이 아닙니다. 피눈물을 흘리며 노력했기 때문에 깨달은 것입니다. 그런데 내가 이런 경험을 땅속에 파묻어 버리고 가라고요? 어림도 없는 소리입니다. 일생 동안 내 말을 기억하고 실행하기를 바랍니다.

◎ 안현필의 손발 운동법

① 독서, 집필 시에는 발밑에 지압기를 두고 밟아가면서 하고, 글을 읽을 때는 양손에 지압기를 쥐고 죔죔 하고, 글을 쓸 때는 한쪽 손으로 지압기를 쥐고 죔죔 합니다.
② 1시간 동안 공부한다고 하면, 지압기 위에서 제자리걸음을 5분간, 실내에서 자전거 타기 5분간, 완력기로 활쏘기 운동을 5분간 합니다.
③ 하오 4시께 목욕탕에 가서 6시까지 냉·온욕, 복부지압, 자갈 밟기 등을 합니다.
④ 정신노동자의 절대 조건은 아침을 굶는 것입니다. 아침을 굶으면 점심이 꿀맛 같고, 저녁 먹기 전에 위와 같은 운동을 하면 저녁도 꿀맛 같습니다. 맛없이 먹은 음식물은 소화가 안 돼 속에서 썩어 독을 만들고, 병과 죽음으로 인도하나이다.
⑤ 내 건강의 기초는 현미밥 먹기, 아침 굶기, 생수 마시기, 그리고 위의 운동을 하는 데 있습니다.

젊은 여러분, 이렇게 해서 이 84세 노인은 30대 이상의 능률과 정열로 일할 수 있게 되었습니다. 젊은이가 이 84세 노인처럼 하면 그야말로 초인이 될 것입니다. 이 84세 노인은 새벽 2시에 일어나서 이런 노력을 하는데 젊은 그대들이 늦잠을 자다니, 그게 말이나 되는 소리입니까?

'운명에 울지 말고 운명을 창조하여라.'
'노력, 그리고 인내야말로 쓰라린 인생을 광명으로 이끄는 참

된 안내자이다. 살아서 굴욕을 받느니보다 차라리 분투 중에 쓰러짐을 택하라.'

　나는 인생 60에 부도가 나서 거지 이하로 몰락했다가 이 정신으로 인생 70에 다시 일어서서 오늘 84세까지 살아왔고, 앞으로도 이 정신으로 살아갈 것입니다.

9. 냉수마찰

나는 15세 때 냉수마찰이 좋다는 것을 알고 나서부터 팔순이 되도록 계속해 오고 있습니다. 영하 10도가 넘는 새벽 2시에 팔순 노인이 찬물로 냉수마찰을 하는 광경을 한번 상상해 보시라!

냉수마찰을 하면서 나는 아랫배를 내밀었다 들이밀었다 하는 아랫배 운동도 함께하는데, 이 운동을 오래 하면 위장을 비롯한 모든 내장이 튼튼해져서 배 속이 따뜻해지고 전신이 건강해집니다. 대부분의 사람은 아랫배가 차갑습니다.

아랫배에 있는 단전은 인간의 부뚜막이라 할 수 있습니다. 여기에서 불이 활활 잘 타야 활동하는 에너지가 발생합니다. 이곳이 차갑다면 불이 시원치 않게 붙었다는 징조입니다. 그래서 기력이 없고 병에 잘 걸립니다. 몸을 좌우로 흔들면서 아랫배를 힘차게 내밀었다 들이밀었다 하는 운동을 2개월가량 하면 배 속이 따뜻해져서 건강해지고 병도 물러갑니다. 이 운동을 하루에 수백 번 정도 하면 건강이 좋아지는 게 눈에 보입니다.

냉수마찰은 여름부터 시작하면 가을과 겨울도 적응하기 때문에 계속할 수 있습니다. 그러나 한겨울에 시작하려면 힘이 드는 법이니 기왕이면 여름부터 시작하는 합리적인 방법을 택해야 합니다. 다음은 한겨울에 냉수마찰을 하는 방법입니다.

① 창문을 닫고 옷을 벗습니다. 옆에 보는 사람이 없으면 옷을 홀랑 벗습니다. 그놈도 공기를 자주 쐬면서 단련해야 합니다.

② 30초간 제자리걸음을 합니다.

③ 두꺼운 담요를 덮고 부처님처럼 앉아 1분 동안 몸을 좌우로 흔들면서 아랫배 운동을 합니다.

④ 담요를 벗고 일어나 다시 제자리걸음을 40초 동안 합니다. 이와 같이 담요를 덮었다 벗었다 하면 혈액순환이 좋아지고 피부가 단련돼 감기에 걸리지 않습니다. 햇볕 아래서 이렇게 하면 효과가 더 좋습니다.

⑤ 담요를 덮고 앉아 1분 30초 동안 몸을 좌우로 흔들면서 아랫배 운동을 합니다. 이런 식으로 담요를 벗을 때는 10초씩 늘려서 하고, 덮을 때는 30초씩 늘려서 하고, 첫날은 15분이 될 때까지 합니다. 그다음 날부터는 춥더라도 창을 조금씩 열고 하다가 나중에는 활짝 열고 합니다.

⑥ 위의 운동을 10일 동안 하면 몸이 단련되기 때문에 그다음

부터 본격적으로 냉수마찰을 합니다. 처음에는 수건을 미지근한 물에 적셔서 하다가 점점 찬물을 사용하고, 수건을 꽉 짜서 온몸을 마찰합니다.

⑦ 냉수마찰 순서는 오른쪽 무릎 밑 다리와 발에서 왼쪽 무릎 밑 다리와 발, 점점 올라와 오른쪽 허벅다리와 왼쪽 허벅다리, 그다음은 등, 그다음은 가장 중요한 배와 가슴, 오른팔과 손, 왼팔과 손, 얼굴과 목을 눌러 가면서 비빕니다. 횟수는 한 장소에서 10회쯤 하고, 딴 곳으로 옮겼다가 다시 처음 장소로 돌아와 10회를 마찰하는 방법을 반복하되, 한 장소를 30~50회 정도 마찰해야 합니다. 냉수마찰이 끝나면 역시 부처님처럼 앉아서 1분 동안 몸을 좌우로 흔들면서 아랫배 운동을 합니다.

이와 같은 방법으로 몸을 서서히 단련하면서 냉수마찰을 한다면 한겨울에도, 영하 15도에서도, 80대 노인이라도 얼마든지 할 수 있고, 꾸준히 실행한다면 찬물을 끼얹어도 끄떡없을 정도가 됩니다. 이런 정도로 단련이 되었다면 병마라는 놈이 왔다가도 '아이고, 무서워라!' 하면서 꼬리를 감추고 도망쳐 버립니다. 이처럼 인생은 강한 의지로 살아야 합니다. 그런데 나보다 젊은 사람이 벌써 시들시들하게 산다면, 그건 말도 안 되는 일입니다.

그리고 무슨 운동이든 작심삼일이라고 3일 이상 계속하는 사람이 많지 않습니다. 이런 사람이 병에 걸린다면 더 고생할 것은 불문가지입니다. 게으른 자에 대한 천벌이니 달갑게 받아야 합니다. 아무리 조그만 일이라도 중단하지 않고 끝까지 끈질기게 노력하는 사람은 무슨 일을 하든 성공할 수 있습니다. 시작한 일을 도중에 중단하는 사람은 부끄러워해야 하고 맹렬한 반성을 해야 합니다. 그래야 뒤늦게라도 성공합니다.

위에서 소개한 냉수마찰을 한겨울에도 매일 한다면 매일 100만 원씩 버는 것과 같습니다. 애써 모은 돈은 하루아침에 도망갈 수 있으나 애써 모은 건강은 일생 동안 도망가지 않습니다.

1) 냉탕에서 온탕으로

내게는 우리 동네 목욕탕이 운동장입니다. 노인이라서 경로우대 혜택을 받지만 나는 항상 그 100배를 벌 결심으로 날마다 목욕탕으로 향합니다. 이렇게 매일 목욕을 하면 해롭다는 말도 있으나 그건 생거짓말입니다. 물론 방법이 틀리면 해로울 수도 있습니다. 실제로 목욕을 30분 정도 하면 지쳐 나자빠지는 사람이 있습니다. 그것은 방법이 틀렸기 때문입니다.

목욕탕에 몸을 오래 담그고 있으면 몸속의 양분, 특히 비타민 C와 칼슘이 빠져나가서 쉬 피로가 올 수 있습니다. 그래서 매일 목욕하면 나쁘다는 말이 생겼습니다. 일리가 없는 말은 아닙니다. 하지만 내 방법대로 하면 이런 해로움을 모두 극복할 수 있고 누구나 최고 상태의 건강을 유지할 수 있습니다. 그래서 내게는 목욕이 가장 큰 낙이 되었습니다. 밥은 굶어도 목욕만은 굶지 않습니다.

일본 동경에서 살 때 일입니다. 추운 겨울날 목욕탕에 갔더니 한 노인이 찬물에서 더운물로 오락가락하고 있었습니다.

'별놈의 노인이 괴상한 짓을 다 하네.'

속으로 이렇게 생각했으나 궁금증이 일어나 그 노인에게 다가가 물었습니다.

"거, 왜 그렇게 하십니까?"

"이렇게 하면 혈액순환이 좋아집니다."

찬물에서 더운물로 오락가락하면 왜 혈액순환이 좋아질까요? 궁금해서 그 이유를 물었더니 노인은 고개를 갸우뚱거리더니 자기도 잘 모르겠다고 말했습니다. 나는 걱정이 돼서 또 물었습니다.

"그렇게 해도 감기에 안 걸립니까?"

그 노인은 절대 안 걸린다고 했고, 나는 집요하게 파고들었습니다.

"왜 안 걸립니까?"

이번에는 노인이 짜증을 내서 대답을 듣지 못했습니다. 목욕탕에서 돌아와 여러 건강 책을 암만 살펴도 찬물과 더운물을 오락가락하는 방법이 좋은 까닭을 발견할 수 없었습니다. 니시 건강법에도 그것이 좋다고는 씌어 있었지만 역시 그 이유에 대해서는 씌어 있지 않았습니다. 그래서 나는 그 노인은 건강체라서 감기에 안 걸리겠지만 나처럼 약한 몸이 겨울철에 그렇게 했다가는 큰일이 날 것 같아 그 후로는 생각하지 않았습니다.

오랜 시간이 지나 어떤 지인과 얘기 끝에 자기는 냉·온욕을 날마다 하고 있는데 효과가 아주 좋다며 내게 권하는 것이었습니다. 나는 일본 동경에서 목욕탕 노인에게 물었던 것처럼 그에게 냉·온욕을 하는 것이 왜 좋은가를 물었습니다. 그 역시 머리를 갸우뚱하면서 대답을 못 했고, 나도 더는 묻지 않았습니다.

당시 나는 그분을 자주 만났는데 볼 때마다 안색이 좋아서 나도 그때부터 냉·온욕이 왜 좋을까 하고 본격적으로 생각하기 시작했습니다. 사람들이 좋다고 말하면 분명히 이유가 있을 것이기 때문입니다.

아니나 다를까, 어느 날 이 냉·온욕의 효과에 대해 골몰히 생각하다가 나는 무릎을 치고 말았습니다.

'그렇구나!'

그 길로 목욕탕으로 달려가 냉·온욕을 열심히 했더니 그 효과를 직접 몸으로 실감할 수 있었습니다. 나중에 그분이 이 사실을 알고는 내게 비아냥대듯이 말했습니다.

"아니, 냉·온욕이 몸에 좋은 까닭을 알지 못하면 안 하겠다고 하더니 이게 웬일이오?"

내가 웃으면서 그 이유를 설명해 주자 그는 감탄을 금치 못했습니다.

2) 냉·온욕이 좋은 이유

그럼 물어봅시다. 더운물에서 찬물로 오락가락하면 왜 혈액순환이 잘될까요?

더운물에 들어가면 피부와 혈관이 급격히 팽창하고, 찬물에 들어가면 급격히 수축합니다. 즉, 혈관에 강약의 압력이 가해지므로 혈액순환이 잘되는 것입니다. 이처럼 알고 보면 아무것도 아닌 것을, 세상만사가 다 그런 식입니다.

또 온탕에 들어가면 체액이 알칼리성으로 기울고 냉탕으로 들어가면 산성으로 기웁니다. 그러니 냉탕과 온탕을 번갈아 가면서 드나들면 체액이 중성으로 돼 건강에 더없이 좋습니다.

그럼 또 물어봅시다. 추운 겨울에 찬물과 더운물을 오락가락해도 감기에 안 걸리는 이유가 무엇일까요?

사실 나는 감기에 걸릴까 봐 걱정이 돼서 처음에 냉·온욕을 안 했는데, 어느 누구도, 어느 책에서도 냉·온욕을 하면 감기에 안 걸린다고만 말하고 있을 뿐 그 이유에 관해서는 설명이 없었습니다. 날마다 냉·온욕을 해서 1년 내내 감기에 안 걸리는 사람도 그 까닭을 모르고 있었습니다. 나는 까닭을 모르면 절대로 실행을 안 하는, 소위 유명한 '안 고집'입니다.

나는 이 해답을 누가 가르쳐줘서 얻은 것이 아니라 어느 날 길을 걷다가 영감으로 깨달았습니다. 이 책에는 이와 같은 영감을 기록한 곳이 가끔 있어서 더러는 신기하게 느끼는 사람도 있을 것입니다. 사람은 누구나 어떤 일에 골몰히 열중하면 생각지도 않았던 영감이 떠오를 때가 있고, 더군다나 신앙심이 강한 사람에게는 더 잘 떠오릅니다.

나의 모든 영감도 그것이 떠오르고 느껴질 때까지는 시간이 걸리고 고생이지만 알고 나서는 영감이란 말이 과장된 언사로 느껴질 만큼 극히 평범한 일로 돼 버립니다. 즉, 이렇게 되는 것입니다.

'그까짓 것, 무슨 놈의 영감이야?'

이야기가 또 옆길로 흘렀는데, 다시 돌아가서 이번에는 위 질문보다 더 본질적인 것을 묻겠습니다. 사람은 감기에 왜 걸리는 걸까요? 감기를 예방하는 가장 좋은 방법은 무엇일까요? 뭐, 안정하는 것이 최고라고요? 뭐, 사람 많이 모이는 데는 가지 말아야 한다고요? 무엇을 어떻게 하라고요?

다 소용없는 말입니다. 외출을 안 하고 집에서 가만히 안정하는 사람도 감기에 걸리는 걸 수없이 봤습니다. 그러지 말고 내 지난 60년의 경험담을 들으세요. 내 일생의 건강 역사는 감기와 위장병의 투쟁사입니다.

감기에 안 걸리기 위해서는 혈액순환을 좋게 만들어서 외기에 대한 피부의 저항력이 강해지도록 단련해야 하고, 내부적으로는 위장을 튼튼하게 해서 소화기능을 활발하게 해야 합니다. 피부를 마찰하거나 냉탕과 온탕을 오락가락하면 피부에 혈액순환이 잘되고, 혈액순환이 잘되면 피부 세포에서 연소작용이 활발해져 열이 생깁니다. 이 열이 몸속 전체에서 난방장치 역할을 해서 찬 외기가 몸속으로 들어오는 것을 막아 주는 것입니다. 냉·온욕을 하면 감기에 안 걸리는 것은 바로 이런 이유 때문입니다.

감기(感氣)란 말의 한자를 살펴보면 '찬 외기를 느낀다'는 뜻입니다. 하지만 난방장치가 잘돼 있으면 찬 외기를 느낄 수 없습니다. 그래서 나는 하루도 빠지지 않고 냉수마찰로 피부를 단련합니다. 감기에 안 걸리려면 체질 자체가 감기에 안 걸리게 돼 있어야 합니다. 그렇지 않다면 약을 먹어도, 안정을 취해도 아무 소용이 없는 것입니다.

사람이 살다 보면 어찌 사람이 많이 모이는 곳에 안 갈 수 있겠습니까. 군중 속에 들어가도 감기에 안 걸리는 체질, 병균을 먹어도 병에 안 걸리는 체질로 개선해야 합니다. 약을 잘못 먹으면 인체의 자연생리기능이 마비되고 맙니다. 그러지 말고 피부를 적극적으로 단련하기 바랍니다. 그러면 신묘하게도 위장까지 튼튼해집니다.

3) 냉수마찰을 겸한 냉·온욕

냉·온욕을 할 때면 단순히 찬물과 더운물만 오가지 말고 냉수마찰까지 해서 두 마리 토끼를 한꺼번에 잡아야 합니다. 냉수마찰을 겸한 냉·온욕의 순서는 다음과 같습니다.

① 시간은 식사하기 1시간 반이나 2시간 전, 공복 상태에서 합니다. 가능하면 일과가 끝나고 저녁을 먹기 전이 제일 좋습니다. 직장에서 목욕탕으로 직행하고, 저녁밥은 가족과 함

께 먹는 사람이 가장 착한 사람입니다. 누구보다 건강하고 행복한 사람이 됩니다.

② 복부지압을 하기 위해 자연수 2잔을 마십니다. 수건은 두꺼우면 마찰하기 힘드니 피부를 상하지 않게 하는 제일 얇은 것을 사용하고, 2장을 이어서 1장 반 정도의 길이가 되도록 만듭니다.

③ 목욕탕으로 들어갑니다. 우선 따뜻한 물로 얼굴과 불결한 곳을 대충 씻고, 머리는 찬물로 2분 동안 감습니다.

④ 온탕의 물을 전신에 끼얹은 후 온탕으로 들어갑니다. 그러나 자신 있다면 먼저 냉탕으로 들어가는 것이 원칙입니다. 여태까지 옷을 입어서 몸이 따뜻한 '온'이었으니까 '냉'으로 들어가는 것이 맞습니다. 냉탕에 먼저 들어갈 수 있도록 모두 열심히 단련하기 바랍니다. 온탕에 들어가면 앞서 말한 복부지압을 '하나, 둘, 셋, 넷, 다섯' 하고 세면서 합니다. 복부지압 방법은 까먹지 않았겠지요? 그리고 온탕 안에 90초 이상 있으면 영양분이 빠져나가 피로가 옵니다. 뜨거운 열탕에서는 영양분이 더 빨리 빠지니까 피하는 것이 좋습니다.

⑤ 온탕에서 나오면 피부가 팽창돼서 땀구멍과 털구멍이 열립니다. 곧바로 전신에 비누칠을 하고 5분에서 10분 동안 때를 씻어 냅니다. 나중에 냉수마찰을 하니까 그 이상은 씻을 필요가 없습니다. 지방이 많은 사람은 비누를 1주일에 1회, 지방이 없는 말라깽이는 2주일에 1회 정도만 사용합니다.

⑥ 그동안 몸이 식었으니까 또 온탕에 들어가서 1분 동안 있고, 이 1분 동안 앞에서와 같이 복부지압을 합니다.

⑦ 온탕에서 나오면 바로 찬물로 머리를 적시고, 그다음에는 전신에 찬물을 끼얹고 냉탕으로 들어갑니다. 발, 다리, 엉덩이, 배, 가슴, 목 순서로 서서히 몸을 담그고는 30초 동안 힘차게 복부지압을 합니다. 찬물에 익숙해지면 2분가량 해도 됩니다.

⑧ 냉탕에서 나와 온탕으로 들어가고, 또 복부지압을 합니다. 남성은 그것 밑에 있는 주머니를 살살 주물러 주고, 단련이 돼서 안 아프게 되면 사정없이 주물러 줍니다. 이렇게 하는 것이 보약을 먹는 것보다 몇 곱이나 낫습니다. 냉탕에서도 이와 같이 합니다.

⑨ 온탕에서 나와 냉탕으로 들어가고, 또 복부지압을 합니다.

⑩ 냉탕에서 나와 냉수마찰을 합니다. 하루에 한 번은 무슨 일이 있어서 피부 전신을 마찰해 주는 것이 좋습니다. 그렇지 않으면 피부가 노화돼서 저항력이 없어지고, 감기에 잘 걸리며, 기미, 주근깨가 생깁니다. 좌우간 피부가 누렇거나 거무스름하면 숙변의 독이 돌고 있다는 뜻이니 안으로는 복부지압을 하고, 밖으로는 냉수마찰을 하고, 그 위에 냉·온욕을 부지런히 해서 피부를 단련해야 합니다.

이번에는 목욕탕에서 냉수마찰을 하는 방법을 말하겠습니다. 냉수마찰을 할 때는 한꺼번에 전신으로 하지 말고 탕에서 나올 때마다 다음 순서에 따라 문지르기 바랍니다.

① 냉탕에 들어갔다가 나오면 오른쪽 다리와 발을 마찰합니다. 발가락은 상처가 안 날 정도로 하되 아프도록 마찰합니다. 그래야 백혈구가 달려오기 때문에 혈액순환이 활발해집니다. 특히 발은 심장에서 가장 먼 곳이기 때문에 처음에는 아무리 문질러도 빨갛게 안 됩니다. 한곳을 30번쯤 문질러도 빨개지지 않으면 그만둡니다. 나중에 뜨거운 물에 들어가면 빨개집니다.

② 무릎 밑과 무릎 위의 다리, 허벅지 등도 한곳에서 30번 이상 힘차게 문질러 줍니다. 이렇게 하면 덤으로 손과 팔의 운동이 되고, 결국 전신운동이 돼서 호흡운동까지 하게 되는 것입니다.

③ 온탕에 들어갔다가 나오면 왼쪽 발과 다리를, 그다음에는 오른쪽 손과 팔, 그다음은 왼쪽 손과 팔, 그러고는 등, 가슴, 배 등을 마찰합니다.

④ 마지막으로 얼굴과 목을 마찰하는데, 얼굴은 살살하되 좌우, 상하 골고루 합니다. 주름살이 지기 전인 40대에 얼굴 냉수마찰을 시작하면 80세가 돼도 청년으로 보이게 됩니다.

피부가 약하거나 피부병에 잘 걸리는 사람은 온탕 대신 한증탕이 좋으며, 보통 사람도 온탕이나 한증탕을 번갈아 이용하며 냉·온욕을 하면 좋습니다. 냉·온욕을 끝낼 때 마지막으로 냉탕에서 마칠 것인가, 아니면 온탕에서 마칠 것인가를 고민하는 사람이 있습니다. 냉탕이나 온탕이나 아무 곳에서 끝마쳐도 무방하나 마지막은 찬물로 샤워하는 것이 위생적이고 건강에도 좋습니다. 목욕을 마치면 따뜻한 옷을 입기 때문입니다. 또 아주 신묘하게도 찬물로 샤워하면 피부가 수축되고 체온도 밖으로 도망가지 않습니다. 옷을 입으면 추워지는 것이 아니라 오히려 따뜻해지고 기분도 상쾌해집니다.

나는 목욕탕에 가면 복부지압을 처음에는 700번씩 하다가 요즘은 기어이 1,000번을 채우고 나옵니다. 본전의 100배를 번다는 주의로 한다는 말입니다. 그리고 냉수마찰과 냉·온욕을 시작한 후로는 단 한 번도 감기에 걸려본 적이 없습니다. 이 세상에 나와 같은 사람만 있고, 또 이 책대로 실행하는 사람만 있다면 모든 약국과 병원은 문을 닫아야 할 것입니다.

그렇다고 약국이나 병원을 경영하는 사람은 내게 화를 내거나 항의할 필요가 전혀 없습니다. 담배가 해롭다고 해도 담배를 피우는 사람은 늘어만 가고, 결국 환자도 늘어만 가는 게 세상일이 아닌가요? 담배뿐만 아니라 온갖 공해도 날이 갈수록 심해지고 있어서 약국과 병원은 점점 번창할 것이니 결코 걱정할 필요가 없습니다.

만일 내 얘기 때문에 약국과 병원이 문을 닫게 된다면 우리나라는 그야말로 지상천국이 될 것입니다. 나는 이것을 바라면서 죽을 고생으로 일하고 있고, 죽을 때까지 이 일을 계속해 가렵니다.

10. 아기 이야기

이 수기는 아기의 병을 치료한 경험담이지만 어른의 건강에도 공통으로 적용되니 누구나 읽기를 바랍니다. 이 글을 쓴 민명기 주부는 내 책 『공해시대 건강법』과 『체질개선 건강법』을 읽고 잘못 실천해서 죽을 고생을 했습니다. 그러나 누구나 범하기 쉬운 일이니 다음을 읽고 잘못된 점을 지적해 보기 바랍니다. 그리고 이 아기에게 병이 생긴 원인도 찾아보기 바랍니다.

저는 두 아이의 어머니며 직장 생활을 하는 여성입니다. 바쁜 생활을 하다 보니 아이들한테 늘 소홀했고, 어머니의 소임을 다하지 못해 항상 미안한 생각이 들었습니다. 이 글을 쓰게 된 동기는 혹시 저와 같이 고생하는 주부가 있다면 조금이나마 도움이 되지 않을까 하는 마음에서 몇 자 적는 것입니다.

우리 큰아이는 이유식을 시작할 때부터 현미식을 했습니다. 그때는 자연식에 그리 관심이 없었으나 직장에 다니는 관계로 모유를 먹이지 못했기 때문에 어떻게 하면 아이를 잘 키울까 하고 생각하다가 그렇게 하기로 한 것입니다.

첫아이가 태어나고 1달쯤 되었을 때였습니다. 병원에 가게 된 차에 의사 선생님에게 사정을 얘기하며 아기에게 뭘 먹이면 좋을까 하고 물었습니다. 병원에서는 쌀죽을 쑤어서 위에 뜬 물로 우유를 타서 주라고 했습니다. 그렇게 하면 소화 능력이 생기면서 밥도 빨리 먹고 튼튼해진다고 해서 시키는 대로 했습니다.

그래서 그런지 잘 자랐습니다. 하지만 이 방법도 보리차에 타서 주는 것보다 낫겠지만 영양 섭취가 만점일 수는 없을 거로 생각했습니다. 그때는 안현필 선생님의 말씀처럼 현미가 그렇게 좋은 줄은 정말 몰랐습니다. 막연히 좋다는 정도였습니다.

이유식을 시작할 무렵에는 현미를 먹이기 시작했습니다.

현미와 콩을 말린 다음 빻아서 가루를 내고, 그것을 풀같이 죽을 쑤어 우유에 타 주었더니 잘 먹었습니다. 그다음에는 멸치와 다시마도 가루를 내서 우유와 섞어 주었습니다. 돌이 다가오자 밥을 먹기 시작했는데, 현미밥을 해줄 수가 없어서 역시 현미로 죽을 쑤어 흰밥에다 말아서 주었더니 역시 잘 먹었습니다. 그러나 밥을 국에다 말아 주면 삼키지 않고 입안에 담고만 있었습니다. 이렇게 큰아이로 인해 많은 경험을 했습니다.

내가 안현필 선생님이 주필로 있는 〈건강 다이제스트〉라는 건강 잡지를 처음 접했을 때는 거부감이 생겼습니다. 아기 아빠가 책을 가지고 왔기에 보게 된 것입니다.

'이런 잡스러운 책을 보다니, 여자 사진만 있는 삼류 월간지를 보다니 한심하군.'

나는 보지 않고 책장에 넣어 버렸습니다. 그런데 같은 직장에 다니는 언니도 그 책을 열심히 보고 있는 게 아니겠습니까. 호기심에 책을 훑어보니, 아, 이게 웬일입니까? 그렇게 알차고 좋은 글이 있는 줄을 몰랐던 겁니다. 집에 와서 책장에 넣어 두었던 책을 펴 보니 역시 좋은 책이었습니다. 나는 〈건강 다이제스트〉의 광이 되었습니다.

안 선생님이 쓰신 『공해시대 건강법』과 『체질개선 건강법』도 사서 보았습니다. 영양에 관해 자세히 적어 놓은 글을 읽고 어찌나 감동했는지 몇 권을 사서 지인에게 선물하기도 했습니다. 그래서 현미가 좋다는 것을 알았지만 실천하기는 무척 어려움이 많았습니다.

먼저 저희가 모시고 사는 노모가 그렇게 먹기 나쁜 음식은 안 먹겠다고 했습니다. 이빨이 없어서 꼭꼭 씹지 못하는 이유가 있었고, 젊었을 때 고생하면서 그런 음식을 많이 먹었고, 또 이 나이에 뭘 더 살겠다고 그런 음식을 먹느냐고 했습니다. 그런 관계로 우리 집에서는 실천할 수 없었습니다.

저는 우리 아이에게만 현미를 먹이기로 했습니다. 그러나 안 선생님이 쓴 글은 모두 성인과 학생 위주라서 아이가 실천하기는 어려웠습니다. 좀 더 쉬운 방법이 없을까 하고 생각해 보았지만 좋은 방법이 떠오르지 않았습니다. 같이 근무하는 동료 언니는 안 선생님께 연수도 받았고 책대로 실천하는 사람이었습니다. 언니의 식구도 자연식을 아주 열심히 실행하고 있다고 했습니다.

하루는 언니가 직장에서 밥을 해서 먹자고 했습니다. 직장에서 밥을 해 먹는다고 하니 이 글을 읽는 분은 선뜻 이해가 안 갈지 모르지만, 나는 꼬박 하루를 직장에서 보내는 격일 근무를 했습니다. 언니 말은 돈을 주고 공해식을 사 먹지 말고 맛 좋은 현미식을 해서 먹자는 거였습니다. 우리 둘은 열심히 밥을 해 먹었습니다.

세월이 흘러 둘째 아이를 낳았습니다. 이 아이도 잘 자랐습니다만, 백일이 지나고 4개월째 접어들자 감기에 걸리고 말았습니다. 기침을 하루에 한두 번 할 정도라서 대수롭지 않게 생각했으나 혹시나 하는 마음이 들어 가까운 병원으로 갔습니다. 그러나 열흘이 지나도 감기가 낫지 않는 거였습니다. 이번에는 구로구에 있는 고대병원으로 갔습니다. 그곳에서는 왜 병이 이토록 심하도록 놔두었느냐면서 바로 입원을 하라고 했습니다. 감기를 오래 두어서 천식이 되었다는 겁니다. 어린것을 병원에 입원시켜야 한다니 가슴이 아팠습니다. 그래도 병을 낫게 하려면 의사 선생님 말을 들어야 했습니다. 입원하고 10일 정도가 지났습니다. 그런데 이게 웬일입니까? 우리 아이가 간염이라는 거였습니다. 우선 천식부터 치료한 다음 간염 치료를 할 예정이고, 초기에 발견했으니 별걱정을 하지 말라고 했습니다. 그래도 부모는 걱정이 아닐 수 없었습니다. 이 어린것한테 왜 간염이 생겼을까요? 같은 병실에 있던 아이는 10~15일 정도 지나면 모두 퇴원하는데 우리 아이는 퇴원할 수 없었습니다.

시간이 흐를수록 초조해지고 걱정도 커졌습니다. 혹시 잘 못되지나 않을까? 혹시 병이 못 낫는 것은 아닐까? 별생각이 다 떠오르곤 했습니다. 4개월도 안 된 아이가 간염에 걸리다니 믿기 어려웠습니다.

간염이라고 하면 급성과 만성 정도만 알고 있었는데 우리 아이는 C형간염이라고 했습니다. 들어보지도 못한 C형간염이라니 불길한 마음뿐이었습니다. C형간염은 급성도 만성도 아닌 애매모호하고 원인이 불확실한 병이라고 했습니다.

우리 부모는 다 건강했고 주위에도 그런 간염을 앓은 사람이 없습니다. 또 우리 둘 다 직장에서 정기적으로 건강진단을 받으면 건강하다고 나오기 때문에 아이한테 이런 병이 생기리라고는 생각지도 못했습니다. 병원에서 원인을 찾기 위해 여러 가지 검사를 하였고, 심지어는 방사선 촬영까지 했으나 뚜렷한 원인을 밝히지 못했습니다. 병이 낫는 기색도 없었습니다.

간염은 특별한 약이 있는 것이 아니라 영양을 보충해 주면 되는 병이라고 했습니다. 그리고 간염도 간염이려니와 거의 모든 병원이 다 그런 것 같습니다만, 입원하면 그날부터 어린이를 불문하고 무조건 링거를 꼽는 거였습니다. 때로 혈관을 못 찾아 이리저리 쑤셔 대면 아이는 새파랗게 질려 목이 쉴 정도로 울었습니다. 상황이 이러니 어느 부모가 가슴이 아프지 않겠습니까.

나는 주사실에 들어가지 못한 채 문고리를 잡고 흐느꼈고, 아기는 안에서 숨넘어갈 듯 울어 젖혔습니다. 마음속에서는 욕만 나왔습니다. 인정머리 없는 의사와 간호사, 눈물도 피도 없는 사람이라고.

그렇게 어렵게 바늘을 꽂아도 그 바늘은 이틀을 못 갔습니다. 아기가 손과 발을 마음대로 움직여서 그런지 바늘이 쉽게 빠졌고, 오래 가야 3일 정도였습니다. 손과 발은 물러지고, 주사를 놓고 반창고를 붙인 자리는 물러 터지기도 했습니다. 피부가 약하기 때문입니다. 결국 손과 발로 시작해서 모든 피부가 벗겨지고 말았습니다. 우리는 이렇게 기약 없는 병원 생활을 계속했습니다.

처음 피 검사를 했을 때 지오티(GOT), 지피티(GPT) 수치는 700~800이었습니다. 3일마다 검사해 보았지만 내리는 기색은 없었고, 특별한 약도 없다고 했고, 영양 주사만 맞으며 수치가 내려갈 때까지 병원 생활을 해야 한다고 했습니다. 그러니 얼마나 암담한 생활이었겠습니까.

지오티, 지피티 기준치는 25~29이고, 우리 아이는 800

이나 되고, 내릴 때는 100~200 정도가 되지만 얼마 있으면 다시 올라가는 거였습니다. 의사 선생님도 난처한 기색이었습니다. 나중에는 시간이 흘러도 수치가 내려가지 않고 800을 유지했습니다. 아이 피부는 물러져서 주사를 꼽을 수 없을 정도로 만신창이가 되었습니다. 병실에서 낯익은 아이는 모두 퇴원해 버리고 새 아이가 입원해도 우리 아이는 기약이 없었습니다.

입원하고 25일쯤 되었을 때 옆 침대에 6살짜리 여자아이가 백혈병 초기 진단을 받고 들어왔습니다. 초기는 고칠 수 있다는 의사 선생님의 말에 희망을 걸고 입원을 했다는데, 수혈하기 시작하자 격리한다면서 옆방으로 갔습니다.

그 어머니는 아이한테 자연식을 먹이고 있었습니다. 끼니마다 현미와 채소즙과 과일즙을 먹이고 있었습니다. 어떤 유명한 박사님과 면담한 결과, 자연식을 하라는 말을 들었다면서 아주 열성적으로 먹이고 있었습니다. 어디서 듣고 자연식을 시작하게 되었느냐고 물었더니 책을 하나 내밀었습니다. 병원 측에서는 그 여자아이가 굉장히 빠른 속도로 좋아지고 있다고 했습니다.

저는 그 책보다 더 자세히 써 놓은 안현필 선생님의 책을 봤고 큰아이도 현미식을 했으면서 그 사실을 까맣게 잊고 있었습니다. 속수무책으로 바보같이 걱정만 했던 것입니다. 이제 우리 아이에게도 희망이 생겼습니다. 그러나 병원이 집에서 멀어 당장 실행하기에 어려움이 있었습니다.

둘째 아이 백일 무렵에 직장 언니가 현미식을 하라며 준 생가루가 집에 있었습니다. 병원에서도 현재 어쩔 도리가 없는지 약은 안 쓰고 주사만 꽂아 놓은 상태였습니다. 이렇게 세월만 보낼 바에야 차라리 집에 가서 영양 보충이라도 해주는 게 나은 방법이라는 생각이 들었습니다. 그러나 퇴원하겠다는 말이 선뜻 나오지 않았습니다.

며칠이 지나갔습니다. 병원 말을 무조건 믿기도 어렵고, 별 차도가 있는 것도 아니었습니다. 마음을 단단히 먹고 퇴원하겠다는 이야기를 했더니 낫지도 않았는데 퇴원하면 어떻게 하느냐고 물었습니다. 가까운 병원으로 옮겨야겠다고 했더니 퇴원하라고 했고, 언제라도 오고 싶으면 오라고 해서 의뢰서를 써 달라고 부탁했습니다. 의뢰서를 흔쾌히 써주면서 하루아침에 낫는 병이 아니니 계속 신경을 쓰고, 꼭 가까운 병원에 입원하라고 했습니다.

32일 만에 그 병원에서 나왔습니다. 병이 낫고 퇴원한 것이 아니라 걱정이 앞섰습니다. 이 어린것을 앞으로 어떻게 해야 할까요? 말이라도 할 줄 알면 좀 덜할 텐데, 가슴이 아렸습니다. 병원에서 한 달을 지내고 나오니 아이는 더욱더 힘이 없어 보였습니다. 발육이 늦어져서 그런지 목을 가누지 못해 머리가 끄덕끄덕 흔들리고 있었습니다.

다시 생각해 보니 역시 안 되겠다 싶어서 서울대학병원 소아과에 찾아가 아이 의뢰서를 보이며 병 이야기를 했습니다. 마찬가지로 입원하라고 해서 이튿날 바로 입원했습니다. 그런데 고대병원에서는 손과 발과 머리로 옮겨 다니며 주사를 놓아서 아이가 새파랗게 질려 나오곤 했는데 이 병원에서는 링거나 포도당 주사를 놓지 않아서 좋았습니다. 그때 마침 〈건강 다이제스트〉를 샀는데, 그 책에 감초가 해독작용을 하며 간 기능을 활성화한다고 나와 있었습니다. 그 글귀가 눈에 확 들어와 바로 한약방에 가서 물었더니 여기서도 아이에게 먹여도 해가 없다고 해서 감초를 샀습니다. 병원에서는 약과 우유 외에는 먹이지 말라고 했으나 그 약이라는 것은 주로 비타민이고 영양제이며 칼슘이었습니다.
저는 몰래 현미 가루를 가지고 와서 감초를 끓인 물과 우유를 섞어서 먹였습니다. 그런데 소화 능력이 없어서 그런지 변이 소화불량 상태로 나왔습니다. 그래도 계속 먹였습니다. 다른 책도 보며 요모조모 생각해 보았지만 별 뾰족한 생각이 떠오르지 않았기 때문입니다.

입원실에는 아이가 5명 있었고, 옆 침대에 있는 아이 엄마도 관심이 많은지 잠도 안 자며 내 책을 보더니 자기 아이에게도 자연식을 시켜야 되겠다면서 가르쳐 달라고 했습니다. 나는 〈건강 다이제스트〉를 정기 구독해서 보고 더 필요하면 안현필 선생님의 저서가 있으니 사서 보라고 했습니다. 그 엄마는 그렇게 하겠다면서 우선 급하니 지금 좀 가르쳐 달라고 해서 나는 오곡을 구해다 밥을 해 주었습니다.

우리 아이는 계속 지오티, 지피티 수치가 떨어지지 않고 오르락내리락하고 있었습니다. 수치가 항상 600~700을 오가고 있어서 병원에서도 이상하다는 거였습니다. 병원에서는 어른도 이 정도의 수치가 나오면 종양이 생긴다고 했고, 엄마와 아빠가 건강한데 이런 수치가 나오는 건 참 이상하다고 했습니다. 이 병원에서도 모든 검사를 다시 했으나 역시 신생아 간염이라고 진단했습니다.

병원에서는 마지막으로 조직 검사를 해보자고 했습니다. 그런데 부모가 되어서 어찌 그 어린것에게 조직 검사를 하라고 응답하겠습니까. 차마 그 짓만은 못 하겠다는 생각이 들었습니다. 선뜻 대답이 안 나와서 좀 자라면 하는 것이 어떻겠냐고 했더니 강요는 하지 않겠다고 했습니다.

며칠이 또 흘렀습니다. 병원에서는 특별한 치료를 하지 않고 영양을 보충하는 약이라든지 소화를 돕는 약을 주고 있었습니다. 나는 병원에서 아이에게 비타민을 시간 맞추어 주는 일만 하고 있었습니다. 답답했습니다. 나중에 병원에서는 일단 퇴원해 통원 치료를 하면 어떻겠냐고 물었습니다. 생각해 보니 병원에서 영양제만 먹이며 비싼 입원료를 줄 바에는 집에서 영양 관리를 하는 게 나을 것 같았습니다.

그래서 퇴원을 하고 외래로 3일에 한 번씩 가기로 했습니다. 그 무렵 아이에게 일광욕을 열심히 시켰는데도 기능이 아주 저하되어 뼈, 특히 손과 발의 마디에 이상한 증상이 나타나고 있었습니다. 칼슘이 부족해 뼈가 물러져서 그런데, 이런 현상이 계속되면 걷는 데도 지장이 있고 경기도 한다는 거였습니다. 경기를 하면 너무 놀라지 말고 빨리 병원으로 오라고 했습니다.

서울대병원에서는 12일을 지냈고 역시 그 상태로 퇴원했습니다. 각종 영양제를 한 아름 안고 퇴원을 했건만 이제는 어쩌나 하는 걱정이 앞섰습니다. 아이한테 때맞춰 약을 먹이는 것도 고역이었습니다. 이것저것 섞어 먹이다 보면 7~8가지나 되었고, 횟수도 하루에 4~5번을 먹여야 했습니다. 병원에서는 주삿바늘 때문에 혹사를 당했고 집에서는 또 약 때문에 혹사를 당하고 있습니다. 그래도 빨리 낫기 위해서는 꼬박꼬박 먹여야 하지 않겠습니까?

병원 생활을 오래 해서 그런지 아이는 지칠 대로 지친 모습이었습니다. 지금이 기어야 할 때인데 기지는 못하고 늘 뒤집기만 하는 것이었습니다. 나는 마음속으로 기도만 할 뿐이었습니다. 남들보다 뒤떨어져도 좋으니 어서 빨리 낫기만 하라고. 2차 예방접종을 제 시기에 못 해서 그런지 항상 미열도 있었습니다.

어쨌든 이제 집에 왔으니 자연식을 본격적으로 해볼 생각입니다. 퇴원하면서 안 선생님 사무실에 전화를 걸었더니 안 선생님은 출장 중이라 없었고, 정병우 원장님과 상의한 즉, '무공해 현미 오곡'을 먹이는 것이 좋겠다고 했습니다. 그래서 정 원장님 알선으로 그것을 구해서 죽을 쑤었습니다. 죽은 쑤어 놓았으나 너무 어려서 먹일 수가 없었습니다.

어떻게 할까 하다가 죽을 믹서에 넣고 갈았고, 그걸 우유병에 담아 주었더니 안 먹고 울기만 하는 것이었습니다. 왜 안 먹고 울기만 할까? 녀석이 안 먹는 이유를 몰라서 내가 한번 먹어 보았더니 죽이 까끌까끌했습니다. 죽이 깔끄러워서 울어 젖힌 거였습니다.

할 수 없이 다시 믹서에 넣고 곱게 간 다음 체로 걸렀더니 되직하고 보드라웠습니다. 이것을 우유와 혼합해서 주었더니, 아, 이번에는 1병을 뚝딱 먹어 버리지 않겠습니까. 이젠 됐구나 싶었습니다. 그런데 이번에는 체로 거른 오곡 현미와 우유가 잘 섞이지 않는 게 문제였습니다. 그래서 병원에서 먹이던 감초 끓인 물을 탔더니 우유와 죽이 잘 섞였고 아이도 잘 먹었습니다. 내가 한번 먹어 봤더니 맛이 고소했습니다.

바로 이거라는 생각이 들어 계속 만들어 아이에게 먹였습니다. 지금도 늦은 게 아니라는 확신이 들었습니다. 약으로 고단백을 취하고, 자연식으로 고단백을 취하니 얼마나 좋겠습니까.

그런데 죽을 쑤어서 거르면 찌꺼기가 많이 남았습니다. 이게 바로 안 선생님이 좋다고 말한 섬유질이지만 아직 어려서 먹일 수 없었기 때문에 모아 놓기만 했습니다. 어느 정도 모이자 여러 가지 채소를 혼합해 안 선생님이 책에서 말한 것처럼 밀전병을 부쳐 먹었더니 맛이 아주 기가 막혔습니다. 그래서 직장에 싸 가지고 가서 자랑하기도 했습니다.

이제 우리 아이도 차츰 좋아지는 기미가 보였습니다. 병원 가는 횟수가 차츰 멀어지는 것이었습니다. 처음에는 3

일 만에, 얼마 지나니 1주일 만에, 1주일이 15일이 되고, 15일이 1달로 서서히 물러서는 거였습니다. 병원 측에서 굉장히 빠른 속도로 좋아지고 있다며 이제는 한 달 후에 오라고 했을 때는 정말 뛸 듯이 기뻤습니다.

하루는 병원 가는 길에 우리 아이와 같은 병을 앓고 있는 아이를 만났습니다. 그 아이는 우리 아이보다 수치가 더 높았는데 얼굴에는 황달이 왔고 몸뚱이는 뼈만 앙상했습니다. 그 아이도 우리 아이처럼 입원했다가 약이 없다며 퇴원하라고 해서 통원 치료를 하고 있었습니다. 의사도 엄마도 포기한 상태 같았습니다. 나는 이 아이도 우리 아이와 같은 병이고, 다만 더 심한 것뿐이니 자연식을 해보라고 했습니다. 그 아이 엄마도 병원에 입원했을 때 자연식으로 아이를 고치겠다는 엄마 이야기를 들었다고 했습니다. 그때 자연식을 하려고 해도 어떻게 하는지 몰라서 그냥 이야기만 들었다는 거였습니다.

가만히 듣고 보니 제 얘기를 하는 것 같아 그게 바로 나라고 했더니 깜짝 놀라면서 가르쳐 달라고 해서 흔쾌히 내 방식을 이야기해 주었습니다. 그 엄마는 내일부터 당장 시작하겠다면서 우리 아이를 보더니 하나도 아프지 않은 것 같다고 했습니다. 하기야 그때는 그렇게 보였습니다. 병원에 갈수록 의사도 깜짝 놀라면서 아주 좋아졌다고 했으니까요.

우리 아이가 퇴원할 무렵만 해도 지오티, 지피티 수치는 700 정도였고, 통원 치료를 할 때는 1,000까지 올라가 병원에서 다시 입원하라고 한 적도 있습니다. 그러나 난 확신이 있었기 때문에 그냥 통원 치료를 하겠다고 했습니다. 지금은 수치가 계속 내려가 100으로 거의 정상에 가까워졌고 미열도 없어졌습니다. 뼈마디도 한 달에 한 번씩 엑스레이를 찍는데 이젠 우리가 봐도 좋아졌다는 것이 보입니다. 현미 오곡이 좋다는 것이 입증된 겁니다.

지난번에 만나 자연식 방법을 일러준 아이 엄마를 1개월 후에 만났는데, 아, 이게 웬일입니까? 황달에 걸려 얼굴이 노랗던 아이는 황달기가 걷혀 있었고, 살도 올라서 피부색이 뿌옇게 변해 있었습니다. 한마디로 생기가 있어 보였습니다. 그 엄마는 반갑고 고마워 어쩔 줄 모르겠다면서 다른 방법을 또 가르쳐 달라고 해서 내가 아는 대로 가르쳐 주었습니다. 그때 내가 그 아이 엄마에게 알려 준 방법은 다음과 같습니다.

① 하루 먹을 분량의 오곡(현미 멥쌀, 현미 찹쌀, 율무, 수수, 약콩)에다 다시마, 멸치, 죽이 될 정도의 생수를 압력솥에 넣고 끓입니다. 다시마, 미역 같은 해조

류는 비타민 B2가 많아서 간장기능을 강화하며 간염을 예방합니다. 멸치는 칼슘이 많습니다.

② 압력솥의 김이 빠지면 뚜껑을 열고 죽을 쑬 분량의 오곡밥과 볶은 참깨를 믹서에 넣고 곱게 갑니다.

③ 곱게 갈았으면 가는 체로 거릅니다. 잘 걸러지지 않으면 국자로 문지르면 잘 빠집니다.

④ 모두 거르면 수프같이 됩니다. 유리병에 담아서 냉장실에 넣어 두었다가 우유를 줄 때 먹입니다.

⑤ 우유는 점점 양을 줄이고 먹이는 시간은 점차 늘립니다. 나중에는 우유의 양을 반으로 줄입니다.

⑥ 매일 분량만큼 우유와 죽을 우유병에 담은 뒤 감초 끓인 물을 넣고 흔들면 혼합이 잘됩니다. 아기의 상태를 봐 가면서 우유의 양은 줄이고 현미의 양은 늘립니다.

이것 외에도 먹이는 것이 있어서 하나 소개할까 합니다. 싱싱한 당근을 골라 강판에 간 다음 베 보자기로 짜면 당근즙이 됩니다. 이 즙을 아이한테 먹였습니다. 토마토 등 계절 과일을 갈아서 먹이는 것도 좋습니다. 당근 찌꺼기는 버리지 말고 죽을 쑤고 남은 찌꺼기, 강판에 간 감자, 간 양파를 넣고 밀전병을 부쳐 먹으면 안 선생님 말마따나 기가 막히게 맛있습니다.

우리 아이처럼 간염에 걸리면 고단백을 취해야 하기 때문에 끈기를 가지고 계속해야 합니다. 그러면 성과를 얻을 수 있습니다. 그렇게 꾸준히 하다 보면 병원에서 이제 다 나았다면서 두 달에 한 번씩 정기 진단을 받으라고 할 것입니다. 그러니 자연식이 얼마나 좋습니까?

혹시라도 저와 같이 고생하고 있는 분이 있다면 어서 빨리 자연식을 하여 모두 건강해지기를 바랍니다. 저는 너무 좋아서 만나는 사람마다 자랑삼아 이야기를 합니다. 우리 아이만 좋아진 것이 아니라 앞에서 이야기했던 그 아이도 눈에 띄게 좋아져서 확신하는 것입니다.

우리 아이의 지오티, 지피티는 1,000까지 올라갔다가 지금은 60~70으로 확 떨어졌습니다. 금방 정상으로 돌아올 것으로 생각합니다. 의사 선생님끼리 이야기하는 소리를 들었는데, 극적으로 좋아졌다고 했습니다. 이게 다 현미 덕이 아니겠습니까? 아기가 아플 때부터 지금까지 찍은 엑스레이 사진을 비교해 보면 아무것도 모르는 저도 아이가 좋아졌다는 것을 눈으로 확인할 수 있습니다. 앞으로는 어떤 일이 있어도 우리 식구는 현미식을 할 예정입니다. 어린이가 먹으면 지능지수도 높아진다니 두말할 것 있겠습니까?

> 끝으로 나를 깨우쳐 주신 안현필 선생님, 정병우 원장님, 체험 수기를 쓴 모든 분에게 감사드립니다. 특히 안현필 선생님, 부디 오래오래 살면서 좋고 유익한 글 많이 써서 저같이 고생하는 사람을 깨우쳐 주기를 바랍니다.

죽을 고생을 했지만 결국은 아기의 병이 나아서 진심으로 축하합니다. 이 글을 읽는 전국의 어머니에게 부탁합니다. 어머니가 주동이 되어 현미식을 하면 아기는 물론이고 전 가족이 건강해진다는 것을 깨달아야 합니다. 죽게 되었다가 거의 기적적으로 살아난 이 아이보디 더 교훈적인 이야기는 없습니다.

그리고 민명기 주부는 내 책이 성인과 학생을 위주로 써서 아이가 실천하기 어렵다고 했는데, 나는 분명히 아기를 위해 '현호두우' 만드는 방법을 친절하게 설명한 적이 있습니다. 민명기 주부가 왜 이런 말을 하는지 모르겠어서 전화를 걸었습니다.

"아기에게 현호두유를 안 만들어 주었습니까?"
"만들어 주었는데 꺼끌꺼끌해서 안 먹었습니다."
"어떻게 짰기에 꺼끌꺼끌합니까?"
"체로 걸렀습니다."

나는 여기서 분명히 말합니다. 체로 거르면 안 되고 깨끗한 면으로 짜야 합니다.

"그럼 그 체로 거른 것을 어떻게 먹였습니까?"

"젖꼭지가 달린 우유병에 담아서 먹였습니다."

이 모든 일의 근본 원인은 첫째, 육아법에 관해서 성인처럼 거듭 반복하지 못한 내 잘못이었습니다. 둘째, 아기 엄마가 현미 자연식을 안 했기 때문에 정신력이 약해져서 그렇습니다.

불쌍한 안 서방은 한 가지 이야기를 수십 번이나 반복해서 합니다. 그래도 요즘 사람은 실행을 안 합니다. 또 같은 소리를 반복한다며 지극히 싫어합니다. 오죽하면 선생의 똥은 개도 안 먹는다고 하겠습니까?

현대 사회는 너무 복잡하고 급박하게 돌아가고 있습니다. 그래서 민명기 주부처럼 정신없는 사람이 너무 많습니다. 아무리 세상이 좋아져도 건강보다 더 중요한 게 있을까요? 인생의 기초가 건강이란 것을 잊고 있다가 병들어 버리면 좋은 세상이 와도 소용없게 됩니다.

그런 의미에서 민명기 주부의 수기는 만인에게 큰 도움을 주고 있습니다. 실패는 성공의 어머니입니다. 사람들은 자기 실패담을 쓰는 것을 지극히 싫어하지만 민명기 주부는 자진해서 이 수기를 썼습니다. 민명기 주부는 만인을 살리는 은인이기 때문에 여러분은 이분에게 감사해야 합니다.

11. 깨

1) 약이 되는 식품이 보약

나는 항상 깨를 갖고 다니면서 부지런히 먹습니다. 먹으면 먹을수록 고소해서 맛이 아주 좋습니다. 또 부피가 작아서 들고 다니기 편하고, 소화되는 시간도 불과 30분 정도밖에 안 되기 때문에 위에 부담을 주지 않습니다.

내가 팔순이 넘었건만 돋보기는 물론이고 안경도 안 쓴 채 글을 읽고, 왕성하게 집필 활동도 하고 있는 것은 틀림없이 현미와 콩, 깨, 마늘을 부지런히 먹은 덕분입니다. 지난번 생일에 큰딸이 와서 물었습니다.

"아버지, 생신에 무엇을 사서 드릴까요?"

"검정깨가 최고의 장수 약이란다."

이렇게 대답했더니 검정깨를 자그마치 한 말이나 사서 왔습니다. 아마 내년 생일까지 먹어도 넉넉할 것입니다. 그럼 깨가 얼마나 좋은 것인지 중국 속담을 보겠습니다.

① 깨를 100일 동안만 먹으면 모든 병이 완치된다.
② 1년을 계속 먹으면 피부에 광택이 나면서 얼굴이 아름다워지고, 배가 고프지 않다.
③ 2년을 계속 먹으면 백발이 검게 된다.
④ 3년을 계속 먹으면 빠진 치아도 새로 나온다.
⑤ 4년을 계속 먹으면 수화(水火)의 해를 입지 않는다.
⑥ 5년 이상 먹으면 달리는 말도 따라갈 수 있다.
⑦ 그 이상 먹으면 반드시 건강, 장수한다.

중국 사람은 하도 대포를 잘 쓰기 때문에 이 말을 전적으로 믿을 수는 없겠으나 고려할 만한 가치는 충분할 것 같습니다. 나는 위 속담의 약 60퍼센트는 확실한 것으로 보는데, 그래서 깨를 부지런히 먹고 있는 것입니다. 인생 84년을 살아온 경험으로 볼 때 현미와 콩, 깨, 마늘, 채소, 해조류를 충분히 먹는 한 영양과 건강에 관해서는 전혀 걱정할 필요가 없습니다.

좌우지간 깨는 보약 중의 보약이고 일반 보약보다 값이 싸서 더욱 좋습니다. 진짜 보약이란 식품 겸 보약이라야 합니다. 즉, 약이 되는 식품이라야 한다는 뜻입니다. 보약을 포함한 모든 약을 오용한다면 인체의 자연생리기능이 마비되기 때문에 내가 약을 싫어하는 것입니다. 언젠가 누가 녹용을 선물해 왔기에 나는 이것을 깨와 바꿔 먹었습니다.

깨에는 참깨와 들깨, 검정깨가 있습니다. 3가지 모두 성분은 대동소이한데 들깨에는 섬유가 많이 들어 있습니다. 검정깨에는 칼슘이 두드러지게 많고 참깨와 들깨에 없는 비타민 A가 들어 있습니다. 그래서 한방에서는 검정깨를 약으로 치는 것입니다.

들깨에는 섬유가 두드러지게 많기 때문에 변비 환자에게 좋습니다. 어떤 학자는 들깨 껍질에 독성이 있다면서 벗겨 먹으라고 했으나 나는 섬유가 아까워 그냥 볶아 먹습니다. 그래도 아무런 탈이 없습니다. 현미를 많이 먹기 때문일 것입니다.

검정깨에는 칼슘이 많고 비타민 A도 들어 있는데, 약효가 좋다는 이유로 참깨보다 몇 곱이나 값이 비쌉니다. 하지만 내가 경험해 본 바에 의하면 돈 없는 사람이 일부러 비싼 검정깨를 먹을 필요는 없습니다. 왜냐하면 칼슘은 우리가 흔히 먹는 값싼 미역과 김, 콩, 시금치, 참깨, 들깨에 많고, 비타민 A는 시금치와 쑥갓, 무청, 고춧잎, 당근에 많기 때문입니다. 그러니 애써 비싼 검정깨만 먹을 필요가 없습니다.

2) 깨는 왜 좋은가

우리가 깨를 먹어야 하는 절대적이고 근본적인 이유는 깨가 지닌 지질(지방) 섭취가 무척 중요하기 때문입니다. 깨 100그램에는 수분이 참깨 7퍼센트, 검정깨 3.8퍼센트, 들깨 17.8퍼센트가 들어 있고, 이 수분을 빼고 남은 성분 중에서 지질 함유량은 참깨 50.9 그램, 검정깨 49.3그램, 들깨는 55그램입니다. 따라서 깨 중에서 제일 싸구려인 들깨가 지질 함유량에 있어서는 왕초인 셈입니다. 이는 콩의 지질 17.6그램, 현미의 2.5그램, 백미의 0.4그램에 비하면 엄청난 양이고, 특히 백미와는 하늘과 땅만큼이나 차이가 납니다. 그렇다면 깨의 지질은 우리 몸에 왜, 어떻게 좋을까요? 지질은 우리 몸에 들어가면 에너지로 변합니다. 인간은 추운 겨울에는 지방을 많이 섭취하고 싶고, 더운 여름에는 기름기가 없는 것을 먹고 싶어 합니다. 겨울에는 몸에 열을 내야 하기 때문에 지방을 필요로 하고, 여름에는 덥기 때문에 열을 발생시키는 지방성 식품을 싫어한다는 뜻입니다.

지질에는 동물성 지방과 식물성 지방이 있습니다. 동물성 지방의 대표적인 것은 소고기의 지방인 우지이며, 식물성 지방의 대표는 참기름입니다. 우지는 보통 온도에서 덩어리지고, 온도가 낮아지면 고체로 변하고, 100도 이상으로 가열하면 진득진득하게 녹습니다. 그러나 참기름은 보통 온도에서는 물론이고 영하 7도까지 내려가도 액체 그대로 맑습니다.

그럼 이것이 몸속으로 들어가면 어떻게 될까요? 진득진득한 우지가 몸으로 들어가면 잘 흐르지 못하기 때문에 위와 장, 간이 합작해서 핏속에서 잘 흐르도록, 덜 진득진득하도록 돕습니다. 그러나 원래의 진득진득한 성질은 여전히 남게 됩니다. 여기에다 과도하게, 연속적으로 육식을 하면 위와 장, 간이 지쳐 빠져서 가동을 못 하게 되는 것입니다.

다시 말해 우리 몸의 체온은 보통 37도인데 100도 이상에서만 녹는 우지가 덩어리져서 몸으로 들어가면 좁은 혈관에 진득진득한 중유가 흐르는 것과 같이 된다는 말입니다. 더군다나 이것이 혈관 벽에 달라붙어서 혈관을 좁게 만들면 피의 순환이 안 돼 고혈압을 위시한 온갖 병을 유발합니다. 이에 비해 맑은 액체인 참기름은 실핏줄인 모세혈관까지 쑥쑥 들어가 온몸의 세포에 영양을 골고루 공급하기 때문에 건강이 유지됩니다.

동물성 지방 공급을 중단하기 위해 육식을 끊고, 곡·채식 같은, 특히 깨를 많이 먹어서 식물성 지방을 공급하면 좁은 혈관이 청소돼서 피의 순환이 잘됩니다. 참기름에는 핏속의 진득진득한 콜레스테롤을 녹이는 성분이 들어 있습니다.

또 우지와 같은 동물성 지방은 빨리 산화해서 부패해 버리지만 참기름을 비롯한 식물성 지방은 좀처럼 산화하거나 부패하지 않습니다. 실제로 참기름의 경우 보관만 잘하면 몇 달이 가도 끄떡없습니다. 그리고 참기름은 몸에 들어가면 소화되는 시간이 불과 30분인데 반해 우지는 3시간 이상이 걸리며 위장이 나쁜 사람은 그 이상도 걸립니다.

또 참기름에는 장에 있는 나쁜 균을 막아 내는 성분이 들어 있습니다. 우지는 그런 성분이 없을 뿐만 아니라 오히려 몸속의 부패균과 합작해서 더욱 빨리 썩고, 이 썩은 독이 전신으로 돌아 만병을 유발합니다. 특히 우지 속의 악성 독은 적혈구를 파괴하고 패혈증을 유발하고 암을 부르는데, 결국 안녕하게 되는 것입니다.

가장 알기 쉬운 증거의 하나로 동물성 지방을 섭취하면 수면 시간이 길고 뒷날 골치가 아픕니다. 독이 전신으로, 특히 머리로 집중해서 돌기 때문입니다. 그리고 동물성 지방을 섭취하면 여드름이나 부스럼 따위의 피부병이 잘 생기고, 육식을 중지하면 이것이 싹 사라지는데, 육식을 하면 또다시 불거져 나옵니다. 육식은 아예 하지를 말아야 합니다.

3) 암을 이기려면 깨를 먹어라

깨에는 식물성 지방의 일종인 리놀렌산이 많은데, 이것은 신경 세포를 구성하는 중요 성분 가운데 하나입니다. 따라서 리놀렌산이 부족하면 머리가 나빠지고 각종 신경 질환을 앓게 되며 신체 각부에도 병이 생깁니다. 그래서 지식인과 정신노동자, 학생은 리놀렌산이 많이 든 깨를 부지런히 먹어야 합니다.

리놀렌산은 또 피와 살을 맑게 하고 혈관을 청소해서 콜레스테롤을 제거하는 역할을 합니다. 이처럼 깨를 많이 먹으면 만병을 예방하고 치료할 수 있으므로 깨를 백 일만 먹으면 모든 병이 완치된다는 중국 속담이 생겨난 것입니다.

특히 깨는 여성의 살결을 곱게 만들어 미인이 되게 합니다. 현미만 먹어도 피부가 고와지는데 참깨까지 먹으면 그야말로 양귀비가 될 것이 분명합니다. 현미와 참깨를 부지런히 먹어서 속이 예뻐진다면 공연한 겉치장은 하지 말기 바랍니다. 돈만 낭비하고 피부는 점점 더 나빠집니다.

이상과 같은 사실을 알고 깨를 먹는 것과 그냥 무심히 먹는 것과는 천양지차가 있습니다. 정신이 육체를 지배하기 때문입니다. 굶으면 죽는다고 생각하면서 굶으면 죽고, 굶으면 몸속의 독이 빠지니까 건강해진다고 확신하면서 굶으면 세계 제일의 약이 되는 것과 같은 이치입니다.

이처럼 생과 사는 극과 극의 차이가 있습니다. 정신은 육체뿐만 아니라 운명까지도 좌우합니다. 책을 읽을 때도 꼭 외워서 기억해야 되겠다고 결심한 다음 읽으면 절대로 잊히지 않듯이 말입니다. 이 책도 이런 자세로 읽기를 바랍니다.

특히 식물 섬유 중 참기름에 많이 들어 있는 카로틴은 세포막을 만드는 주요 성분입니다. 이 성분은 세포막을 강하게 만들고 방수작용을 해서 나쁜 물과 독과 균이 외부에서 침입하지 못하도록 막아 줍니다. 미국의 세계적인 학자 부드스키 박사의 연구에 의하면, 카로틴을 섭씨 4도에서 5개월 동안 보존할 경우 콩기름은 45퍼센트가 소실되고, 올리브유는 38퍼센트가 소실되고, 야자유는 25퍼센트가 소실되는데, 참기름은 불과 8퍼센트 소실되는 것으로 밝혀졌습니다. 이는 참기름 속에 세사모린이라는 항산화 물질이 있기 때문입니다.

이에 비해 동물성 지방은 세사모린이 전혀 없기 때문에 먹으면 먹을수록 세포막은 약해질 뿐입니다. 부패균이 만드는 독 가운데 세포막을 녹이는 악성 성분이 있는데, 이 세포막이 녹을 때 생기는 병이 바로 패혈증입니다. 이 병은 성미가 급해서 걸렸다 하면 그날 중으로 안녕해 버립니다. 우리 인체는 이 독에 대항하기 위해 약한 세포막끼리 힘을 합쳐서 성을 구축해 방어하는데, 이 성이 바로 암 덩어리입니다.

사실 이 암 덩어리는 우리의 생명을 지키는 성입니다. 그러나 현대 의학에서는 이 성을 쳐부수기 위해 항암제와 수술, 광선 따위를 사용하니까 병이 낫지 않고 사람이 죽는 것입니다. 병의 결과만 다스리고 병의 원인은 다스리지 않기 때문에 헛수고를 하고 있다는 말입니다.

따라서 깨는 현미, 마늘과 함께 육식과 가공식품, 설탕으로 인해 세포막이 약화된 현대인에게 위대한 구세주입니다. 그래서 나는 깨에 미친 것입니다. 나는 과학적인 확증을 얻기 전에는 절대로 미치지 않습니다.

4) 깨를 먹는 방법

깨의 영양분을 가장 잘 섭취하려면 생으로 자근자근 씹어 먹어야 합니다. 그다음으로 좋은 방법은 볶은 깨를 자근자근 씹어 먹는 것이고, 이때 가능한 한 먹기 직전에 볶아야 합니다. 생깨의 영양분은 100퍼센트지만 볶은 깨는 시간이 경과할수록 변질돼 영양분이 손실됩니다. 참기름은 음식이 고온 상태일 때 넣는 것보다 불을 끈 직후나 먹을 때 넣는 것이 좋습니다.

몸이 약하거나 병이 있는 사람은 처음에 볶은 깨를 먹다가 서서히 생깨를 먹으면 되지만 아무리 좋은 것도 너무 많이 먹으면 해로우니 자기 소화력과 의논하면서 먹기를 바랍니다. 몸이 건강한 사람 역시 먹는 즐거움이 있어야 살맛이 나니까 볶은 깨 반과 생깨 반을 먹다가 차츰 생깨만 먹도록 합니다.

시중에 나도는 참기름 중에는 지방을 녹이는 화학약품을 사용해 높은 온도에서 짠 것이 있습니다. 이렇게 하면 화학약품의 독도 무섭지만 고온으로 인한 영양 손실이 너무 큽니다. 따라서 화학약품을 사용해 짠 것은 절대로 먹지 말고, 다른 것을 섞어서 짠 것도 나쁘니 주의하기 바랍니다. 나는 시중에 있는 것은 믿을 수 없어서 참기름은 잘 먹지 않고, 생깨와 볶은 깨를 섞어서 먹습니다.

12. 중환자와 노인에게

1) 나의 투쟁기

나는 제주도에서 출생해 경남 마산으로 이사해 살았고, 13세 때는 당시 중학교이던 마산의 호신학교 1학년에 다니고 있었습니다. 내 위에는 두 분의 형이 있었고, 모두 일본 동경에서 유학하고 있었습니다. 그러나 두 분 모두 18세, 17세란 젊은 나이에 병으로 죽고 말았습니다. 사촌 형도 있었으나 공부한 사람은 예외 없이 20세 전에 죽고 말았습니다.

그 원인은 술고래의 자손이기 때문일 것입니다. 나의 할아버지는 이조 말경에 무슨 벼슬을 하다가 제주도에서 귀양살이를 하게 되었는데, 그곳에서 서당을 열어 글을 가르치면서 소일이나 하고 있었습니다. 그렇게 세월을 보내다가 그만 세상을 비관한 나머지지 밤낮으로 술만 마시는 술고래가 되었고, 결국 일찍 세상을 떠나고 말았습니다. 그 후손인 아버지 형제도 모두 술고래여서 오래 살지 못했습니다.

내가 중학교 1학년 1학기를 마치자마자 아버지께서는 나를 불렀습니다.

"네 형들은 저렇게 공부하다가 죽고 말았다. 나는 네 형들의 병을 고치느라 있는 재산을 다 탕진했다. 그런데 하나밖에 없는 아들인 너는 형들보다 더 약하고, 또 네 학비를 댈 돈도 없으니 학교를 그만두고 놀다가 장사나 해서 먹고살아라."

13세의 어린 나는 당시 학교에서 줄곧 1등을 해왔기에 공부를 못 할 바에는 차라리 죽어 버리고 싶었습니다. 그냥 공부만 하고 싶을 뿐이었습니다. 나는 어머니에게 내 심정을 털어놓았습니다. 그리고 일본 동경으로 가는 차비만 마련해 주면 혼자 공부해 나가겠다고 말했습니다. 동경으로 가는 차비는 13원 50전이었으나 어머니는 아버지 몰래 고생, 고생해서 15원을 마련해 주었습니다.

13세 소년은 청운을 뜻을 품고, 중학교 교복과 모자를 쓰고, 지도를 들고는 홀로 동경으로 갔습니다. 당시는 관동대지진이 일어난 직후여서 동경의 약 3분의 2가 잿더미로 덮여 있었습니다. 당연히 일본 사람도 취직하기 힘들어 생활이 매우 어려웠습니다. 게다가 지진이 일어났을 때 한국 사람이 도둑질을 했다는 소문이 나돌았기 때문에 일본 사람은 한국 사람을 보기만 하면 집단 폭행을 하는가 하면 죽이기까지 했습니다.

당시 나의 일본어 실력은 고등학교 1학년 영어 실력 정도밖에 안 되었습니다. 읽을 줄은 알고 있었으나 말은 더듬거려서 술술 나오지 않았습니다. 그때 내가 일본 사람과 무슨 이야기라도 나눈다면 당장 한국 사람이란 것이 폭로되어 저놈의 조선 새끼 죽여 버리겠다는 말이 나올 판이었습니다. 그런데 다행인 것은 내가 꼬마 귀염둥이여서 차마 죽이기까지 하겠는가 하는 생각이 들었습니다.

일본의 내 첫 주소지는 동경역 대합실이고, 식량은 한 끼에 1전 어치 고구마 한두 개와 물이 고작이었습니다. 그것도 얼마 안 남은 돈을 절약하기 위해 하루에 두 끼만 먹으면서 살았습니다. 여기서 굶음의 건강 철학이 싹트기 시작한 것입니다.

그때 내가 신문 배달을 하면서 고학했다는 얘기는 이미 했을 겁니다. 그 시절이 또 팔순 노인의 머리에서 떠오릅니다. 이제 그 이야기는 그만하겠습니다.

아무튼, 당시 나는 바다에서 물놀이를 하다가 귀에 물이 들어가고 말았습니다. 나중에는 귀에서 고름마저 나왔습니다. 그대로 두었더니 17세 때는 증상이 더 심해졌습니다. 병원으로 가 진찰을 받았더니 당장 수술하지 않으면 뇌막염에 걸려 죽지 않으면 바보가 된다는 공갈이 날아왔습니다. 할 수 없이 공부를 걷어치우고 수술하기로 했습니다.

그러나 학비 때문에 돈이 모자라 한 끼나 두 끼를 굶는 판인지라 병원비를 생각하니 막막했습니다. 경찰서 위생계를 찾아가 사정을 얘기했더니 무료 병원, 당시 재생회병원을 알선해 주었습니다. 그러나 여름 방학 때 수술하려 했으나 환자가 어찌나 많은지 순서대로 하면 1년 후라야 된다고 했습니다. 목숨이 경각인지라 담당 의사에게 만리장성같이 긴 통사정 편지를 써서 보냈더니 드디어 소원 성취가 되었습니다.

수중에는 차비밖에 없었고 간호해 줄 사람이나 친지도 없었습니다. 의사 두 분, 간호사 두 분이 그 여름 더위에 5시간이나 진땀을 빼면서 수술을 했습니다. 귓속의 뼈를 부수고 속에 들어 있는 고름을 제거하는 대수술이었습니다. 수술 전에 죽어도 좋다는 서약서도 제출했습니다. 수술이 끝나고 병실로 운반된 뒤 거울을 보니 얼굴 전체가 붕대로 감겨 있었습니다. 의사는 1개월 동안 천장만 바라봐야 하고, 조금도 움직여서는 안 된다며 신신당부를 했습니다.

큰일이 났습니다. 간호해 주는 사람이 있어야 먹을 수도 있고 변을 볼 수도 있을 텐데, 돈이 있다면 간호하는 할머니를 고용할 수 있지만, 그 원수 같은 놈의 돈이 없었습니다. 할 수 없이 운명에 맡기기로 했습니다. 식사 때가 되자 다른 환자 보호자는 식판을 가져와 환자에게 먹여 주었지만 나는 천장만 바라보고 있었습니다. 두 끼를 굶고 나자 고통에 못 이겨 막 울었더니 어떤 할머니가 왔습니다.

"너, 아무도 간호해 주는 사람이 없니?"

"예. 그렇습니다."

"아이고, 불쌍해라. 내가 식판을 갖다가 먹여 줄게."

며칠 동안 그 할머니가 내 시중을 들어주었고, 나중에는 어떤 간호부가 나의 딱한 소문을 듣고 자진해서 간호해 주었습니다. 그 후 역사를 쓰려면 100여 쪽 이상은 더 써야 할 것 같아 여기서 그만두겠습니다.

'하느님은 스스로 돕는 자를 돕는다.'

결국, 이 말의 참뜻을 그때 깨달은 것입니다.

'노력, 그리고 인내야말로 쓰라린 인생을 광명으로 이끄는 참된 안내자이다. 살아서 굴욕을 받느니보다 차라리 분투 중에 쓰러짐을 택하라.'

이 격언도 당시 인생 최악의 역경에서 생겨난 것입니다. 그런데 뭐, 병으로 절망한다고요? 아무리 불행해도 그때 나보다는 더 행복하지 않습니까? 병은 하느님이 당신에게 주는 귀중한 경고임과 동시에 충고라는 것을 명심하기 바랍니다.

하느님은 부자에게나 가난한 사람에게나 공평합니다. 아니, 가난한 사람의 편을 몇 곱이나 더 들어줍니다. 하느님의 눈으로 볼 때는 일광, 공기, 물이 가장 고귀한 것이고, 인간의 눈으로 볼 때는 이것이 가장 천한 것입니다. 인간 바보는 이것을 하느님이 주신 그대로 먹지 않고 오염시키거나 아예 먹지 않기 때문에 병이 생기는 것입니다. 그러니 병을 고치기 위해서는 하느님이 주신 그대로, 순리적인 방법으로 섭취해야 합니다.

과학이 발달하면 인간이 달나라까지 여행할 수 있을지도 모르겠습니다. 그러나 하느님이 만드신 공기, 물, 일광은 인간의 손으로 절대로 만들 수 없습니다. 인간 바보가 소위 문명이란 것을 만들어 이것을 오염시켜 먹기 때문에, 그 위에다 공해 식품을 먹기 때문에 암 같은 무서운 병이 생기는 것입니다.

암을 인간의 손으로 고칠 수 있습니까? 만일 고칠 수 있다고 해도 오염된 환경에서 사는 한 다시 도지고 맙니다. 왜냐하면 자연이 생명의 참 이치이기 때문입니다. 하느님만 만들 수 있는 생명의 근원이 오염되고, 이로 인해 생긴 병은 인간의 잔꾀로 결코 고칠 수 없습니다. 고치는 유일한 방법은 오염되지 않은 원래의 깨끗한 환경으로 환원하는 것뿐입니다. 이런 사실을 무시했기 때문에 수십 년간 무수한 천재가 억수 같은 돈을 쓰며 연구해도 암 같은 병을 고칠 수 없었던 것입니다.

중국의 진시황, 세계적인 부호 오나시스, 이병철, 카네기 같은 사람도 불로장생약을 발견하지 못해 죽고 말았습니다. 그들은 불로장생약이 깊은 산 속에 있는 산삼같이 희귀하고 값비싼 것인 줄로 알고 찾아 헤맸으나 결국은 실패했습니다. 그들이 찾아 헤맸던 곳과는 정반대 방향에 불로장생약이 있는 줄은 꿈에도 생각하지 못했던 것입니다.

그렇습니다. 공짜로 얻을 수 있는 깨끗한 일광, 물, 공기, 그리고 가장 값싸게 얻을 수 있는 자연식이 바로 천하제일의 불로장생약입니다. 인간 바보는 이 진리를 깨닫지 못하고 반대 방향에서 방황하다가 아침 안개와 같이 사라지는 역사를 되풀이해 왔고, 앞으로도 그렇게 되풀이해 갈 것입니다.

2) 나의 할머니

다음은 내가 제주도에 살 때 일입니다. 일상 먹는 것이라고는 보리밥, 조밥, 된장국이었고, 재수가 좋은 날에는 생선을 먹었습니다. 그때는 흰쌀밥을 '곤밥'이라고 했는데, 특별한 날이 아니면 전혀 먹을 수 없었고 제삿날에나 명절 때만 먹곤 했습니다. 제삿날이나 명절에는 어디 곤밥뿐이겠습니까? 돼지고기, 생선, 과일 등이 푸짐해서 보통 때 어림도 없는 음식을 마음껏 먹을 수 있었습니다.

나는 제사를 지낸 다음 날 아침이면 할머니 음식을 뺏어 먹으러 갔습니다. 제사를 지낸 친척 집에서는 노인에게 음식을 갖다 드리는 법이기 때문입니다. 할머니는 으레 내가 올 줄 알고는 음식물을 남겨 놓고 있습니다. 할머니는 내게 뽀뽀하면서 맛있는 음식을 주었습니다. 그 곤밥을 말입니다.

할머니는 늘 나를 업거나 손을 잡고 다녔습니다. 아주 어렸을 때 어느 여름날이었을 겁니다. 뒤뜰에서 할머니와 함께 발가벗고 목욕을 했습니다. 나는 대뜸 할머니께 물었습니다.

"할머니, 할머니, 아기는 어디서 나오나요?"

"요기 배꼽에서 나온단다."

"그렇게 작은 구멍에서?"

"지금은 오므라들어 버렸지, 뭐."

나는 더 추궁하지 않았습니다. 이것은 아주 어렸을 적 이야기지만 아직도 기억에 생생하게 남아 있습니다. 아, 그 시절이 그립구나! 그 천진난만한 어린이가 팔순 노인이 되고 말았구나! 아, 인생은 과연 빠르구나! 참으로 인생은 일장의 춘몽이로구나!

요즘은 한심한 노인이 참으로 많습니다. 예전에는 노인이라도 일을 했기 때문에 한시도 쉬지 않았습니다. 그러나 세월이 좋아져서 그런지 요즘의 보통 노인은 가만히 앉아 있기만 합니다. 공연히 담배나 피우고 아이들이 떠들면 막 야단을 치며 신경질을 부립니다. 길을 걸어도 천천히 걷습니다. 나는 지금 팔순이 넘었어도 경로당의 존재를 증오합니다. 게으름뱅이들이 노는 소굴이라고 생각하기 때문입니다. 아이들이 떠들며 노는 것을 보고 노인이 호통치는 것은 아이들이 크지 말고 죽으라는 것과 같습니다. 왜 그럴까요?

보나 마나 노인이 이 글을 읽는다면 우리나라의 미풍양속인 경로사상에 위반되는 언동이라며 야단을 일으킬 겁니다. 내가 이와 같이 극단적으로 말한 것은 노인일수록 가만히 앉아 있지 말고 없는 일이라도 찾아서 하라는, 적극적으로 살아가라는 자극을 주기 위해서입니다. 지팡이를 짚고 허리를 구부린 채 어슬렁어슬렁 궁상맞게 걸으며 경로당을 오락가락하는 것은 자기가 늙었음을 인정하는, 무덤의 입구에 들어섰음을 인정하는 것이기 때문입니다.

그러지 말고 지팡이를 내던져 버리세요. 가슴을 활짝 펴고는, 나는 젊다, 나는 꼭 젊어진다고 생각하면서 힘차게 걸어야 합니다. 때로는 양 주먹을 불끈 쥐고 힘차게 달려야 합니다. 남이 공대해 주기를 바라지 말고 먼저 공대해 주도록 애써야 합니다. 남의 공대로는 결코 건강과 행복을 얻을 수 없습니다. 오직 필요한 것은 나의 노력뿐입니다. 일이 없다고 빈둥빈둥 놀지 말고 일을 찾아다니면서 해야 합니다.

나는 음악을 좋아하기 때문에 보통은 에프엠(FM) 라디오의 음악 방송을 틀어놓고 원고를 씁니다. 뉴스 때는 에이엠(AM) 방송을 듣습니다. 그런데 신기하게도 마침 라디오 방송에서 지금 내가 쓰고 있는 내용과 일치하는 이야기가 나오고 있습니다.

이름은 정확히 못 들었지만, 어떤 60대 할아버지가 위장병으로 오랫동안 고생하다가 견디지 못해 병원에 가서 진찰을 받은즉, 사형선고를 받았답니다. 그 후 고민하다가 아는 사람의 권유로 아침마다 등산을 가서 약수를 마시며 뛰는 운동을 했습니다. 몇 달 동안 꾸준히 노력한 결과 위장병이 말끔히 나았다는 것입니다.

여러분이 이 노인같이 등산을 하고, 내가 말하는 복부지압을 하면 앞으로 50년 이상 더 살 것이 틀림없습니다. 한세상을 더 사는 것입니다. 이 글을 읽고 나서 100살이 넘도록 살게 되었다면 이 안현필이를 찾아오세요. 우리 만나서 한번 멋지게 놀아 봅시다. 인생은 의지와 노력으로, 적극적으로, 과감하게 살아야 합니다. 그러니 제발 그 구부린 허리를 활짝 펴고 힘차게 걸어 다니기를 바랍니다.

노인들은 어린아이보다 숙변이 많아서 신진대사가 아이들보다 몇 곱이나 저하되고, 피도 거의 썩어서 돌지 않습니다. 나는 다시 강조합니다. 노인일수록 내가 말한 복부지압과 운동을 젊은이보다 더 열심히 해야 합니다. 가만히 앉아서 담배만 피우며 보약을 달여서 먹어 봤자 아무 소용이 없습니다.

아이들은 숙변이 없기 때문에 운동하지 않고는 배기지 못합니다. 운동을 해야 성장하기 때문입니다. 그러니 아이들에게 괜히 신경질 부리지 말고 같이 뛰면서 놀아 주기를 바랍니다. 만일 아이들이 뛰놀지 않고 가만히 앉아 있으면 그건 병입니다. 병도 큰 병이니 빨리 치료해야 합니다.

아무튼 어린아이고 노인이고 간에 운동을 해야 합니다. 어떤 잔소리도 하지 말고 내 말대로 실행해야 합니다. 실행해 보고 나서 의심해도 늦지 않습니다. 세상에 하도 거짓말쟁이가 많아서 나까지 도매금으로 팔아넘길 모양인데, 나는 안 넘어갑니다. 좌우간 실행해 보고 나서 도매금으로 넘기든지 소매금으로 넘기든지 마음대로 하기 바랍니다.

3) 영국군 포로 이야기

제2차 세계대전 중 영국군 포로 35,000명은 종전되기까지 3년 반 동안이나 싱가포르 수용소에 억류되어 있었습니다. 그러나 이들 포로 가운데 각기병, 위장병, 정신병, 신경통, 각종 혈관병 환자가 많이 발생해서 영국 정부는 일본에 포로를 학대하고 있다며 엄중하게 항의했습니다. 그때는 백미와 흰 설탕의 해를 모르던 시대라서 백미, 흰 설탕, 짐승 고기가 부자들이 먹는 최고의 식품이었습니다.

당시 일본은 감옥의 죄수에게 꽁보리밥을 주었고, 일반 한국인에게도 흰 설탕, 백미는 안 주고 보리 같은 잡곡만 배급해 주었습니다. 이에 대해 한국인은 차별 대우를 한다며 일본 정부에 굉장한 항의를 했습니다. 나도 그중의 한 명입니다. 나중에 알고 보니까 감옥의 죄수는 최상의 식품을 먹었고 일본인은 최악의 식품, 곧 쌀의 찌꺼기인 백미와 흰 설탕이란 독약을 먹었던 것입니다. 한국인은 점잖게 중간 식품을 먹으며 신선놀음을 했던 것입니다. 세상 만사는 다 그렇고 그런가 봅니다.

아무튼, 일본 정부는 영국 정부의 항의에 이렇게 대답했습니다.

"싱가포르 수용소는 최고의 혜택을 받는 곳으로 백미와 흰 설탕을 일본인보다 더 많이 배급해 주는데 무슨 놈의 잠꼬대 소리입니까?"

영국 정부에서 조사단을 파견해 엄중히 조사해 본 결과, 일본 정부의 말이 사실임이 판명되었습니다. 이에 이상하게 생각한 영국 정부는 의학자, 영양학자를 총동원해서 5년간 끈질기게 연구한 끝에 다음과 같은 결과를 발표했습니다.

① 백미 또는 흰 설탕을 계속 먹으면 각기병, 위장병, 정신병, 신경통, 각종 혈관병 같은 질환이 발생한다.

② 백미를 계속 먹으면 이상의 병 외에도 판단력이 흐려지며, 배타적이고 이기적으로 된다.

그 후부터 전 세계의 의학자와 영양학자는 이 문제에 깊은 관심을 두고 연구해 왔습니다. 아직 이 이론에 반증하는 사람은 한 명도 없습니다. 그런데 오직 우리나라 사람만이 억센 고집으로 백미를 즐겨 먹고 있습니다. 지옥을 향해 줄달음질을 하고 있는 것입니다.

4) 사틸라로 박사 이야기

다음은 미국의 필라델피아 메소디스트 병원장 안소니 사틸라로(Anthorny Sattilaro) 박사가 현미를 먹고 전립선암을 완치한 이야기입니다. 사틸라로 박사의 치료기는 앞에서도 얘기했지만, 이 기사가 워낙 중요하기 때문에 여기서 언급하고 넘어가겠습니다. 이것은 미국의 잡지 〈라이프(LIFE)〉에 실린 기사를 요약한 것으로 번역은 내가 했습니다.

가) 처음에는 2년간 등허리에 미지근한 통증을 느꼈으나 암이라는 것을 모르고 다만 진통제로 그때그때 고통을 면했습니다. 하루는 자가용을 안 타고 운동 삼아 자전거를 타고 병원으로 출근하는 중 교통사고가 나서 엑스선 사진을 찍었습니다. 혈액검사와 뼈 투시경 검사를 한 결과, 전립선암 4기로 이미 균은 두개골, 늑골, 어깨, 흉골, 등골로 번지고 있음을 알았습니다.

나) 오른쪽 불알과 오른쪽 사타구니에 있는 림프샘 전부를 잘라 없애는 대수술을 했습니다. 얼마 후에는 남은 왼쪽 불알과 왼쪽 6번 늑골도 제거하는 수술을 했습니다. 그다음에는 여성 호르몬제인 에스트로겐을 매일 몇 알씩 먹는 일만 했습니다. 이것은 가망 없는 일이었고, 다만 억지로 할 뿐이었습니다. 몇 주를 먹으니까 몸이 부어오르고 피부가 가려운 부작용이 생겼습니다. 나중에는 식이요법 효과를 검사하기 위해 에스트로겐 복용을 중지했습니다.

다) 이제 18개월이나 3년을 사는 시한부 인생입니다. 현대 의학으로는 다른 방법이 전혀 없어서 죽음만 기다리고 있었습니다. 전립선암 초기 수술은 완치되기도 하나 말기는 생명만 연장할 뿐입니다. 만약 식사로 체질 개선을 하지 않는다면 초기 수술도 재발합니다. 이런 상태에서 아버지가 암으로 죽었습니다. 장례식에 갔다가 필라델피아로 돌아오는 길에 25세가량 된 젊은이 2명이 길에서 손을 흔들기에 태워 주었습니다.

라) 그중 하나는 뒷자리에 앉더니 콜콜 곯아떨어졌고, 남은 하나는 운전하는 내 옆에 앉았는데, 이놈이 종알종알 말을 걸어 왔습니다. 그는 보스턴에서 '자연식 요리강습'을 받고 돌아오는 길이라고 했습니다. 나는 아버지가 암으로 죽었

기 때문에 그 장례식을 치르고 필라델피아로 돌아가는 길이며, 나도 암으로 죽어 가고 있는 중이라고 말했습니다. 그러니까 그 젊은이가 말했습니다.

"암으로 죽을 필요는 없어요. 암은 나쁜 식사 때문이에요. 암은요, 고기, 낙농 제품, 달걀, 흰 설탕과 흰 밀가루와 같이 가공한 식품, 방부제가 들어 있는 식품을 많이 먹으면 걸려요. 가공하지 않은 현미와 현맥, 채소를 먹으면 완치돼요."

나는 속으로 생각했습니다.

'세계의 암 학자들이 막대한 비용을 쓰면서 수십 년간 연구해도 암의 원인과 치료법을 찾지 못해 미국에서만 매년 40만 명이나 암으로 죽어 가고 있는 판에 25세도 못 되는 젊은 애송이가 뭘 안다고 떠들어! 뭐, 현미로 암을 고쳐? 미친놈의 돌팔이 소리 작작하라.'

두 청년은 차에서 내렸고 나는 그 일을 까마득하게 잊고 있었습니다.

마) 얼마 후 직장에서 집으로 돌아와 보니 소포가 하나 와 있었습니다. 뜯어보니 『자연식으로 암을 고치는 법』이라는 책자가 들어 있었습니다. 나는 쓸데없는 돌팔이의 말이라면서 책을 쓰레기통에 던져 버리려고 하다가 궁금해 몇 쪽을 뒤적거려 보았습니다. 그 속에는 여자 의사인 러스 셰퍼(Ruth Schaefer)가 유방암을 앓다가 식이요법으로 고친 기사

가 있었습니다. 확인하고자 그녀에게 전화를 걸었습니다.

"여보세요, 러스 셰퍼 씨 계시나요?"

"당신은 내 아내를 아십니까?"

굵직한 남성의 목소리로 그녀의 남편이었습니다.

"모릅니다만 책에서 부인이 식이요법으로 유방암을 고쳤다는 내용을 읽고 확인하기 위해 전화를 거는 겁니다."

"미안합니다만 내 아내는 지금 집에 없고 병원에서 암으로 죽어 가고 있는 중입니다."

"아, 그렇습니까? 내 용무는 이걸로 끝났습니다. 결국 현미로 암을 못 고치는군요."

막 전화를 끊으려고 하는데 남자가 급히 말했습니다.

"여보세요, 사실은 효과가 있었습니다. 그녀가 그것을 먹는 동안은 아주 좋았는데 그녀가 현미를 싫어했기 때문에 중단해 버렸습니다."

"당신은 현미식이 효과가 있다고 생각합니까? 나도 지금 암으로 죽어 가고 있습니다."

"네. 정말 효과가 있습니다."

남편은 이렇게 말하면서 데니 왁스먼(Denny Waxman)의 전화번호를 알려 주었습니다. 이분은 '필라델피아 동서재단(Philadelphia East West Foundation, 식이요법 교육기관)'의 협회장이었습니다.

바) 암을 연구하는 무수한 학자도 그렇지만 나도 평소에는 암을 식이요법으로 고친다는 것은 돌팔이의 황당무계한 잠꼬대 소리라고 생각했습니다. 그러나 이제 나는 현대 의학에서 버림받은 사람이고, 달리 방법이 없는 시한부 인생입니다. 물에 빠진 사람 지푸라기라도 잡는다는 심정으로 데니 왁스먼의 집으로 찾아갔습니다. 마치 돌팔이의 두목 집으로 들어가는 기분이었습니다. 데니 왁스먼이 말한 암과 기타 문명병의 원인은 다음과 같습니다.

① 미국인의 건강은 식사의 잘못으로 병들고 있습니다. 1900년대 미국인은 가공하지 않은 곡식, 신선한 채소와 과일을 주식으로 했으며, 육식, 낙농 제품, 가공식품 등은 부식으로 조금 먹거나 거의 먹지 않았습니다.

② 공업이 발달함에 따라 오늘날과 같은 화학 식품이 매우 많아지게 되었습니다. 현재 우리가 먹는 식품은 거의 가공되어 있습니다. 또 예전과 반대로 육식이 주식이고 채소는 부식이 되었습니다.

③ 오늘날 미국인의 식품은 주로 동물성이며, 칼로리의 40퍼센트 이상은 동물성 지방으로 되어 있습니다. 기타도 가공한 곡식, 깡통에 담은 채소, 설탕, 화학 식품으로 되어 있습니다.

④ 이 때문에 전에 없었던 문명병인 암, 고혈압, 심장병, 당뇨병 따위의 환자가 날이 갈수록 증가하고 있는 실정

입니다.

⑤ 건전한 식생활과 생활양식으로 이와 같은 문명병을 예방하고 치료할 수 있습니다.

사) 나는 위와 같은 데니 왁스먼의 말에 어느 정도 수긍이 가서 식이요법을 감행하기로 했습니다. 그러나 나는 최악의 말기 암이었기에 보통과는 다르게, 가장 엄격하게 식이요법을 하게 되었습니다.

아) 내가 가장 좋아하던 식품은 이제 먹을 수 없습니다. 모든 고기, 낙농 제품, 흰 밀가루 제품을 포함해서 정제한 곡식, 설탕, 기름, 견과, 과일, 탄산음료, 화학물질과 방부제가 들어 있는 식품, 알코올은 금지했습니다. 그 대신 50~60퍼센트의 현미, 25퍼센트의 채소, 15퍼센트의 콩과 해조류, 기타로는 된장국 같은 수프와 양념을 먹기로 했습니다.

자) 저녁은 데니 왁스먼 집에서 먹었고 아침은 된장국과 오트밀을 먹었습니다. 그런데 제일 난처한 것은 점심때 먹으라고 싸 준 왁스먼 부인의 도시락이었습니다. 일본식 도시락 안에는 현미밥과 채소 따위가 들어 있었습니다. 이 도시락을 아래 직급 의사가 모이는 병원 식당에서, 또 의학 대가가 모이는 회의에서 꺼내 먹었더니 모든 사람의 시선이 내

게 집중되었습니다.

"진짜가 가짜에 속아 넘어갔다."

"의학박사인 병원장이 저따위 짓을 하니 병원 환자는 어떻게 생각할까?"

이렇게 수군거렸는데, 이 일을 참기가 제일 어려웠습니다. 그러나 병을 고칠 방도가 달리 없는 시한부 인생이라 부득이하게 계속하지 않을 수 없었습니다.

차) 4기 암이란 진단을 받고 8개월 만에 피와 간 검사를 한 결과, 병이 눈에 띄게 호전되었습니다. 다시 8개월 후에 뼈 투시경 검사를 한 결과, 암이 완치되고 말았습니다. 첫 진단을 받고 16개월 만에 완치된 것입니다.

카) 1년이 지나자 등허리의 통증이 다시 도졌습니다. 또 암으로 고생할까 싶어서 걱정했으나 자연식의 최고 권위자인 미키오 쿠시오와 데니 왁스먼은 병이 도진 것이 아니라 남아 있던 독소가 최후의 발악을 하는 것이니 식이요법을 계속하라고 했습니다. 다시 1년이 지나고 최후의 검진을 한 결과, 암은 완전히 물러갔습니다.

타) 지금은 전보다 더 건강해져서 여전히 병원장으로 일하고 있고, '자연식과 암'에 관한 강연으로 눈코 뜰 새 없이 바

쁜 일상을 보내고 있습니다. 최근에는 일본까지 원정을 갈 정도입니다. 현재도 식이요법을 계속하고 있으나 가끔 생선과 과일 따위는 먹고, 한 달에 한 번쯤은 맥주를 즐기기도 합니다.

13. 미생물과 공생

 2300년 전 의성 히포크라테스는 모든 질병이 상에서부터 시작된다고 했습니다. 먹는 자가 먹히는 것에 닮아가기 때문에 인체는 내가 먹은 음식에 따라 결정된다는 뜻입니다. 그런고로 몸에 좋은 음식은 건강한 세포를 형성하고 나쁜 음식은 병든 세포를 만들어냅니다. 마치 자동차에 나쁜 연료를 넣었을 때 고장이 나듯이 몸에 맞지 않은 나쁜 음식을 먹으면 장내 유익균은 탈이 나고 맙니다.
 인류 문화는 유례없이 짧은 기간에 급속한 전환기를 맞았기에 우리가 먹는 식품에도 대량 생산에 대한 의존도가 크게 높아지게 되었습니다. 그 결과 모든 식품은 가공식품으로 바뀌고 말았는데, 이 가공식품이 괜찮으면 다행이나 달거나 칼로리가 높은 것은 물론이고 장내 미생물총이 좋아하는 식이섬유 함량마저 형편없이 낮아서 큰 문제를 일으키고 있습니다. 또 유통 기한을 늘리기 위해 방부제와 살균제를 넣는 가공식품마저 있으니, 인류는 걱정이 이만저만이 아닙니다.

동양 한의학은 오행의 원리를 응용하여 건강에 대한 해답을 제공하고 있는데, 이 내용을 자세하게 알면 여러분 자신은 음식으로 병을 고치는 식의가 될 수 있습니다. 약으로 몸을 보신하는 것보다 음식으로 보하는 것이 낫다, 밥이 보약이다, 음식을 골고루 먹으라는 말을 우리가 오래전부터 들어온 이유는 여기서 연유하고, 이런 동양 의학의 뜻은 장내 미생물이 좋아하는 섬유식을 먹으라는 뜻입니다.

모든 식품은 독성과 약성을 동시에 갖고 있습니다. 그러나 독성이 희석되도록 음식을 적절하게 배합하면 약성만 남게 됩니다. 이와 마찬가지로 동양 의학에서 말하는 음식 조화도 잘 응용하면 그 음식은 장내 미생물총과 공생하기 때문에 보약이 됩니다. 공생이란 둘 이상의 생물 종이 긴밀하게 협력 관계를 맺고 살아가는 것을 말하고, 우리 몸에도 장내 미생물총이 유익균과 유해균으로 나뉘어 공생하고 있습니다.

학자들은 1960년~1970년에 장내 박테리아를 연구하기 시작했고, 미래에는 장내 미생물이 지배하는 세상이 올 것이라고 주장하는 학자도 있습니다. 인간의 면역 체계 80퍼센트를 장내 미생물총이 관여한다고 생각하는 학자도 있습니다.

1980년대 인간 게놈 프로젝트가 시작되면서부터는 옛날에 몰랐던 장내 미생물에 관한 논문이 하루가 멀다 하고 쏟아져 나오고 있습니다. 세계적인 의학 잡지에도 소화와 배변, 알레르기, 면역 질환, 우울증, 스트레스, 만성 피로, 피부 노화, 비만, 암을 위시한 성인병과 장내 미생물총에 관한 연구가 기하급수적으로 쌓여 가는데, 이는 장이 건강해야 몸이 편할 수 있다는 결론이 대부분입니다.

이와 같이 장내 미생물총이 사람의 건강을 좌우한다는 학자들의 연구 결과를 보면, 이미 수십 년 전에 내가 주장한 복부지압법이 얼마나 선지자적인 과학인가요? 나는 자부심을 느낍니다. 한 번 더 강조하지만, 장내 미생물총은 인체에 있는 또 하나의 작은 우주라는 사실을 절대로 잊으면 안 됩니다. 장내 미생물총은 인체 면역계에 우리가 생각하는 것보다 훨씬 큰 영향을 미칩니다.

우리는 현재 단군 이래 최대의 먹을거리가 있어서 풍부한 삶을 살고 있지만, 무서운 속도로 경제가 성장하고 있지만, 세계 1위의 대장암은 말할 것도 없고, 자살률, 교통사고, 행복지수 등은 꼴찌에 머물러 있습니다. 게다가 3명 중 1명은 암이나 성인병으로 죽어 간다고 하니, 여러분은 이 무서운 현실을 직시하고 있나이까? 알면서도 방관하는 자는 죄인입니다. 바보입니다.

스웨덴은 세계 제일의 복지국가입니다. 그러나 자살자와 알코올중독자 수는 가난한 나라보다 훨씬 많습니다. 이것도 공해병의 공로입니다. 미국 전역의 병원에 있는 중환자 가운데 그중 약 절반이 정신병 환자입니다.

요즘 사람은 거의 공해 식품을 먹기 때문에 공해병의 초기 증상을 갖고 있습니다. 피로, 두통, 감기, 권태감 등이 그런 증상입니다. 그리고 현대인은 늘 불안을 안고 사는데, 이 일을 막기 위해서도 하느님이 주신 자연 그대로의 음식을 먹어서 장내 미생물총이 건강해지도록 해야 합니다.

세상에는 너무나 많은 것이 잘못되어 있습니다. 그런데도 사람들은 그 모순을 인정하지도 않고 받아들이지도 않습니다. 나와는 관련이 없다며 가만히 있다가 죽음이 가까이 다가왔을 때야 비로소 잘못을 인정하며 후회하는 바보들이 있습니다.

현실을 직시하고 현명한 삶을 살아가야 합니다. 인간 만사에 기초가 되는 일은 시간이 걸려도 확실히 해 놓은 연후에 다른 일을 해야 합니다. 일을 순리대로 하지 않고 거꾸로 하기 때문에 오늘날처럼 그 고생을 하는 것입니다. 좋은 먹을거리인 현미 자연식은 건강의 총기초이니, 제발 재미 삼아 듣지 말고 꼭 기억해서 실천하기를 이 팔순 노인은 다시 부탁합니다. 나는 늘 강조합니다. 남의 경험담을 듣고 실천하면 10년 고생을, 아니 평생 고생을 1년으로 단축할 수 있습니다.

14. 1일 1식 건강법

    일본의 외학박사가 의원을 운영하면서 1일 1식 건강법의 효과를 임상적으로 확증해 주목을 받은 일이 있습니다. 그의 이름은 오쿠라 시게나리이고, 현재 오쿠라안과의원과 관동침구학교를 운영하고 있습니다. 그는 현대 의학, 한의학, 단식을 연구해서 유명해진 사람으로 다른 병원에서 치료할 수 없는 중병을 치료하기 때문에 그의 안과의원에는 안과가 아닌 일반 환자가 쇄도하고 있습니다.

    나는 60여 년간의 연구와 체험으로 1일 1식 건강법이 최고의 건강법이며 최고의 치병 방법이라고 확신하고 있습니다. 그러나 굶으면 죽는다, 많이 먹어야 한다, 이런 억센 민족성을 가진 우리나라 사람은 나를 미쳤다면서 상대를 안 합니다. 더군다나 나는 의학 전문가가 아니고 영어 선생이기 때문에 이 일을 하는 데 무진장 고생하고 있습니다.

세계 최고의 권위학자 300여 명의 연구로 이뤄진 미국의 상원 보고서가 입증하는 바와 같이 현대 의학으로는 현대인의 문명병을 절대로 못 고칩니다. 그렇기 때문에 매일 매시에 무수한 사람이 죽어 가고 있습니다. 진리는 현대 의학과는 정반대의 방향에 있기 때문입니다. 상황이 이런대도 일반 사람은 의학박사의 말만 곧이듣고 현대 의학과는 정반대 진리를 60여 년간 연구해 온 내 말을 멸시하니, 정말 개탄 불금입니다.

나는 30년간 아침 굶기를 실천하고 있고 10년간 남에게도 권고해 오고 있습니다. 그러나 앞에서 말한 것처럼 억센 국민성에다 아침을 왕처럼 잘 먹어야 한다는 일부 학자의 부채질로 말미암아 그야말로 죽을 고생을 하며 버티고 있습니다.

천만다행인 것은 나에게 영어의 기반이 있었기 때문에 이 일을 하는 데 큰 도움이 되고 있습니다. 나의 영어 독자는 내가 하는 말을 일단 믿습니다. 1개월가량 아침 굶기를 실행해 보다가 도로 아침을 먹으며 비교해 보라고 했더니, 역시 안 서방 말이 옳다는 것입니다. 그래서 요즘은 아침을 굶는 사람이 제법 많이 있습니다.

내가 예전에 현미 먹기 국민운동을 할 때는 쌀가게에서 현미를 구하기가 무척 힘들었으나 요즘은 거의 모든 쌀가게에서 구할 수 있습니다. 이것도 나의 영어 독자가 일단 내 말을 믿었고, 현미 먹기를 실천한 후 먹을 때와 안 먹을 때를 비교해 보니 먹는 것이 월등하게 좋다는 것을 깨달았기 때문입니다.

나의 궁극적 목표는 전국 쌀가게에서 망국식인 백미가 완전히 추방되고, 전국의 농토에서 무공해 농산물이 생산되도록 하는 것입니다. 국가의 모든 정책이나 여하한 국민운동 중에서 병고와 가난을 추방하자는 나의 국민운동보다 더 값진 것이 어디에 있으며, 더 보람찬 국민운동이 어디에 있습니까? 그리고 이 모든 것은 누구를 위하여 울리는 종입니까? 왜 이 팔순 노인이 혼자 해야 하느냐 말입니다. 젊은이여, 이 팔순 노인이 힘겹게 끌고 가는 손수레의 뒤를 힘껏 밀어주세요.

또 옆길로 새고 말았는데 본론으로 들어가도록 하겠습니다. 나는 그간 아침을 굶고 2식을 하는 건강법을 전파하면서 무척이나 고생하고 있었으나 일본의 오쿠라 박사가 1일 1식으로 현대인의 난치병을 고치고 있다는 사실을 알고는 백만의 원군을 얻은 것처럼 기뻤습니다. 이제부터 아침 한 끼 굶는 것을 반대하는 학자가 나타나면 일본으로 가서 현황을 똑똑히 보라고 호통을 칠 계획입니다.

1) 1일 1식의 과학적 근거

1일 1식을 하면 병이 고쳐지는 과학적 근거는 무엇일까요? 나의 건강 저서를 읽지 않은 사람을 위해서, 또 잊어버린 사람의 복습을 위해서 다시 강의를 하겠습니다. 자연 건강의 최고 원칙이니 주의 깊게 공부하기 바랍니다.

일본이 낳은 세계 제일의 자연건강학자인 니시 가츠조 박사는

15세 때 몸이 너무 약해서 부친과 함께 동경의 일류 병원으로 가 진찰을 받았습니다. 의사는 건강관리를 철저히 하지 않으면 20세 이상 살 수 없다고 얘기했습니다.

니시 가츠조 박사는 그 후 세계의 건강 서적 7만여 권을 독파하고 드디어 '니시 건강법'을 창안하게 되었는데, 이것이 세계적으로 유명하게 되어 각 대학 초청으로 미국을 10여 차례나 방문하게 되었습니다. 그의 저서인『니시 건강법』에는 다음과 같이 씌어 있습니다.

3식은 75퍼센트
2식은 100퍼센트
1식은 127퍼센트

앞의 책에서 이 부분은 설명했으나 한 번 더 설명하겠습니다. 니시 박사는 2식 때 빠지는 독소의 양 100퍼센트를 기준으로 삼고, 1식은 2식보다 독이 27퍼센트 더 많이 빠지고, 2식은 3식보다 독이 25퍼센트 더 많이 빠지고, 1식은 3식보다 독이 52퍼센트나 더 많이 빠진다고 생각한 것입니다. 따라서 1식인 경우에 독이 제일 많이 빠지고, 그다음이 2식입니다. 3식을 하면 25퍼센트의 독이 몸속에 축적되기 때문에 병을 만듭니다. 독이 많이 빠질수록 백혈구가 병균을 잡아먹는 힘이 강해집니다.

이래도 의심하는 사람이 많습니다. 무슨 놈의 의심이 그리도 많습니까? 자기 오줌을 받아서 검사해 보면 당장 사실이 밝혀지지 않겠습니까?

2) 오쿠라 박사의 과거

오쿠라 박사 또한 몸이 어찌나 약했는지 그의 부모는 학교에서 약 300미터 떨어진 곳으로 이사를 했습니다. 그런데 학교에 가는 이 300미터 거리조차 쉬면서, 또 쉬면서 걸어갈 정도로 몸이 약했습니다. 약, 보약, 영양식 등을 아무리 먹어도 효과가 없었습니다.

그때는 무공해 시대라 그런지 소고기를 먹으면 기운이 좀 났으나 머리와 몸에 종기가 생기는 것이 탈이었습니다. 게다가 얼마 지나지 않아 또 기운이 없어져서 소고기 먹는 것도 중지해 버렸습니다. 한참 있으니 기운이 너무 없어서 소고기를 또 먹었고, 한참 있다가 또 먹는 역사를 되풀이한 것입니다. 이렇게 아무리 소고기를 먹어도 몸이 건강해지지 않아 난처해하고 있던 차에 한의사 친척이 찾아와 말했습니다.

"그런 짓 밤낮 해봤자 소용없으니 내 말을 들어라. 어떻게 하는가 하니, 1일 1식을 하되 주식으로는 현미에 콩을 섞은 밥을 먹고, 부식으로는 채소와 해조류만 먹고, 하루에 10킬로미터 이상 마라톤을 해라."

오쿠라 박사는 긴가민가했으나 다른 방도가 없어서 그대로 실행해 봤습니다. 그랬더니 몸이 하루하루 조금씩 좋아지기 시작하더니 마침내 완전한 건강체가 되고 말았습니다. 고등학교와 의과대학도 무사히 졸업하게 되었습니다. 그 후 안과의원을 경영하면서 자기의 과거 경험을 살려 환자를 치료해 봤더니, 다른 곳에서 치료가 불가능했던 중병 환자가 낫는 게 아니겠습니까. 마침내 병원은 유명해지게 되어서 안과 환자뿐만 아니라 일반 환자도 쇄도하게 되었습니다.

그럼 학교까지 300미터 거리를 간신히 걸어간 사람이 어떻게 해서 하루에 10킬로미터를 뛸 수 있었을까요? 그 책을 끝까지 읽어 봐도 해명이 안 되어 있었습니다. 책을 쓰는 사람은 읽는 사람이 알든 모르든 자기 본위대로만 쓰기 때문에 읽는 사람은 골탕을 먹습니다. 대개의 건강 책을 보면 '무엇이 건강에 좋다'고만 쓰여 있고 좋은 까닭은 쓰여 있지 않습니다.

건강해지는 방법을 알아도 실행하기가 지극히 어려운데 까닭을 모르면 누가 실행하느냐 말입니다. 그래서 나는 책을 쓸 때 반드시 그 까닭을 씁니다. 새로운 사항이 나오면 잘 알 수 있도록 과거에 배운 것 중에서 그 새로운 사항의 기초가 되는 것을 꼭 복습하도록 합니다. 모르는 독자들은 이런 안 서방에게 같은 소리를 자꾸 반복하는 잔소리꾼이라고 합니다. 그러나 내가 그런 교수법을 썼기 때문에 학생들을 일류 대학에 무더기로 합격시켰고, 내 이름 석 자도 생생하게 남아 있는 것이 아니겠습니까? 내 모든 영어책도 그런 식으로 썼기 때문에 수백만 권이 팔린 것이 아니겠습니까?

아이고, 내 자랑을 해서 미안합니다. 가만있어 보자, 내가 뭘 말하려다 이렇게 탈선해 버렸지? 아, 그래, 그래요. 단 300미터도 걷기 힘들었던 오쿠라 박사가 어떻게 해서 하루에 10킬로미터 이상이나 뛸 수 있게 되었을까요? 이런 경우에 보통 책은 그냥 답을 공개해 버리는데, 그러면 안 된단 말입니다.

왜? 스쳐 지나가는 식으로 책을 읽으면 아무 소용이 없기 때문입니다. 중요한 것이 나오면 왜 그럴까 하고 먼저 생각하고 생각한 다음에 답을 봐야 합니다. 나는 책을 볼 때 먼저 흰 종이로 답을 후다닥 가리고, 생각한 다음에 답을 봅니다. 학생들도 이런 식으로 공부하면 학습 능률은 10배 이상 올라갑니다. 틀림없는 사실입니다.

아이고, 또 탈선했구나! 정답은 맑아진 피가 빨리빨리 돌았기 때문입니다. 그럼 왜 피가 맑아진단 말인가요? 이와 같이 진리는 왜, 왜, 하면서 파고들어야 합니다. 왜 피가 맑아질까요? 1일 1식을 하면 3식에 비해 독이 얼마나 더 빠진다고 했습니까? 52퍼센트입니다. 그 위에다 현미 중심의 자연식까지 했으니 안 맑아질 수 있습니까? 그럼 10킬로미터를 어떻게 달렸을까요? 처음에는 살살 걸어가다 맑아진 피가 잘 돌아가면 빨리 걷고, 차츰 뛸 수도 있게 되는 것입니다. 이래도 모르겠습니까? 연수 때 여기까지 강의하니까 어떤 연수생이 손을 들었습니다.

"선생님, 잠깐만 간증하겠습니다. 저는 지난번에 연수를 받았는데 하도 신통해서 또 받으러 왔습니다. 제가 연수를 받기 전에는 산에 올라간다는 것은 꿈도 못 꾸었습니다. 연수를 받고 1일 1식을 15일 정도 하면서 조금씩 올라갔더니 이제는 쉬지 않고 산꼭대기까지 올라갈 수 있게 되었습니다. 하도 신통해서 또 연수를 받으러 왔습니다."

그럼 또 물어봅시다. 오쿠라 박사의 안과의원에서는 왜 다른 병원에서 고치지 못하는 중병 환자를 고칠 수 있을까요? 그 과학적인 근거는 뭘까요? 답은 지극히 간단합니다. 이것도 피가 맑아져서 그렇습니다. 맑은 피가 병든 세포까지 잘 돌아가니까 병이 고쳐지는 것입니다. 맑은 피가 병든 곳까지 돌면 왜 병이 고쳐질까요? 그것도 모르겠습니까? 이때까지 이 책에서 뭘 공부했습니까?

피가 맑아지면 백혈구의 수가 증가하고 식균력이 강해진다고 공부했습니다. 백혈구는 무슨 일을 한다고 했습니까? 병균을 잡아먹는 일을 합니다. 이제는 오쿠라 박사가 중병을 고치는 비법을 알겠지요? 그럼 이 책을 읽는 독자도 자기 병을 스스로 고치기 바랍니다. 편히 누워서 약만 먹다가는 편히 누워서 죽어 버립니다. 아니, 편하게 죽지도 못합니다. 죽을 고생을 하다가 죽어 버립니다.

3) 오쿠라 박사의 1일 1식

다음은 오쿠라 박사가 하루에 먹은 식품의 종류와 양입니다. 일반인은 이처럼 철저하게 지킬 필요가 없지만, 중병 환자라면 도전해 보기 바랍니다.

① 현미: 2.5작~3작

② 콩: 2작

③ 채소: 무제한

④ 해조류: 무제한

1되는 10홉이고, 1홉은 10작으로, 1작은 보통 밥공기의 10분의 1입니다.

① 현미 2.5작은 4분의 1홉이고, 3작은 3분의 1홉 정도가 됩니다. 책에는 현미만 씌어 있는데 내 생각은 현미 70에 잡곡 30의 비율이 좋습니다. 단, 잡곡도 현곡이라야 합니다.

② 콩은 2작으로 콩에 많은 비중을 둔 점에 주의하세요. 콩은 종류를 불문하지만 검정콩이 좋습니다.

③ 채소는 계절 채소, 즉 제철에 나오는 채소가 좋고, 가능한 한 무공해 채소가 좋습니다. 앞에서 배운 새싹이 최고로 좋습니다. 채소의 양은 제한이 없으니 식성대로 먹으면 됩니다. 90퍼센트 이상이 수분이라서 소화도 걱정이 없습니다.

④ 해조류의 양도 제한이 없으니 마음껏 먹으면 됩니다. 해조류는 미역, 다시마, 김 등을 말합니다.

하루는 40세가량 된 내과의사가 오쿠라 박사를 찾아와서 대뜸 물었습니다.

"선생님은 나이가 70세인데도 돋보기 없이 글을 읽는다고 들었습니다. 저는 40세밖에 안 되었는데도 돋보기를 안 쓰면 아무것도 안 보입니다. 저는 선생님의 『1일 1식 건강법』을 읽고 무려 3개월 동안 1일 1식을 했고, 하루에 10킬로미터 이상을 뛰었습니다. 그런데도 돋보기 신세를 면할 수 없습니다. 웬일일까요?"

오쿠라 박사는 어떻게 대답했을까요? 오쿠라 박사는 되물었습니다.

"밥은 무슨 밥을 먹죠?"

"보통 사람과 같이 흰쌀밥을 먹습니다."

"그래요? 그럼 소고기, 우유, 계란, 담배, 술도 좋아하겠군요?"

"그렇다마다요. 아주 좋아하지요."

"에잇, 그런 것들을 먹으니까 그 꼴입니다. 다시는 그런 것들을 먹지 말고 현미 잡곡밥을 먹고, 반찬으로는 채소, 해조류만 먹으세요. 딴것은 먹지 마세요. 그리고 앞으로는 10킬로미터가 아니라 20킬로미터씩 뛰세요. 또 술과 담배를 하면서 무슨 놈의 건강을 찾습니까? 술과 담배는 모든 건강법을 무효로 만드니 각오하고 하세요."

내과의사는 분부대로 열심히 하겠다고 말하고는 머리를 긁으면서 그 자리에서 물러났습니다. 1개월 후 그 내과의사는 오쿠라 박사를 다시 찾아왔습니다.

"선생님, 이제 보니까 생거짓말을 했더군요. 저는 1개월 동안 현미, 채소, 해조류만으로 1식을 했고, 매일 자그마치 20킬로미터씩 뛰었습니다. 그런데도 역시 돋보기를 써야 되니 이게 웬일입니까?"

오쿠라 박사는 이렇게 말했습니다.

"성미도 급해라. 돋보기 안 쓰는 일이 그렇게 쉬운 게 아닙니다.

내 말대로 하면 틀림없으니 꼭 실행해 보세요. 무슨 말인가 하니, 1주일에 하루는 완전 단식을 하세요. 다른 날은 여전히 1식을 하고요. 그렇게 3주 동안 계속해 보세요. 그러면 소원 성취할 것입니다."

내과의사는 오쿠라 박사의 말대로 3주 동안 열심히 실행한 결과, 드디어 소원이 성취되었습니다. 책에는 그 뒤로 어떻게 되었는지 언급하지 않고 있습니다. 그럼, 여기서 우리가 느끼는 위대한 건강 진리는 뭘까요? 왜 1일 1식만 가지고는 문제가 해결되지 않았을까요? 1일 1식만 해서는 피가 덜 맑아지기 때문으로 1주일에 1일씩 완전 단식을 3회 하면 피가 완전히 맑아지고, 그 맑은 피가 눈의 세포 구석구석까지 돌아서 그렇습니다. 주의할 것은 3주 동안 연속으로 해야 하고 중간에 1주 이상의 간격을 두어서는 안 된다는 점입니다.

눈의 세포 구석구석까지 맑은 피가 돌아서 돋보기를 쓰지 않을 정도가 되었고, 병이 있는 곳까지도 맑은 피가 돌아서 만병이 치료되었다는 이야기입니다. 현대 의학에서는 이 위대한 단식 원리를 안 가르치니까 의사들은 이걸 구식 할아버지의 소리라고 깔봅니다. 그저 약과 주사만 줘서 병을 고치는 원동력인 위장을 망가뜨리고 있을 뿐입니다. 이러니 사람이 안 죽을 도리가 있겠습니까?

이번에는 60세쯤 되는 할머니가 오쿠라 박사를 찾아와서 물었습니다.

"저는요, 선생님과 같이 현미로 1일 1식을 합니다. 그런데 10

킬로미터 뛰기는 고사하고 단 1킬로미터도 걸을 수 없습니다. 선생님은 10킬로미터 뛰기 아니면 줄넘기를 2,000회 이상 하라고 했지만 줄넘기도 단 1회를 못 합니다."

오쿠라 박사는 할머니에게 이렇게 물었습니다.

"할머니, 식사 시간이 얼마나 걸리죠?"

"한 20분? 길어야 30분가량이죠."

"그건 너무 짧아요. 앞으로는 밥 한 공기를 먹을 데 1시간이 걸린다고 생각하고 잘 씹어서 잡수세요. 국은 밥을 100번 이상 씹어 삼킨 다음에 잡수세요. 밥과 국을 한꺼번에 먹으면 씹지 않고 넘기기 쉬우니 꼭 밥과 국을 따로 해서 잡수세요."

할머니가 오쿠라 박사의 말대로 3개월가량 실천했더니 할머니의 소원도 성취되었습니다. 왜 그랬을까요? 현미의 영양분이 가장 많은 곳은 씨눈입니다. 크기는 쌀알 한 개의 50분의 1이 안 될 정도로 작은데, 이 씨눈을 이빨로 씹어 부수어야 그 속에 들어 있는 영양분을 섭취할 수 있습니다.

할머니는 100번 이상 씹어서 영양분을 섭취했기 때문에 10킬로미터를 뛸 수 있었고 줄넘기도 2,000회나 할 수 있었습니다. 설마라고요? 바보는 실행해 보지도 않고 의심부터 합니다. 먼저 실행해 보세요, 1일 1식과 100번 이상 씹기를! 현미에 콩을 넣은 밥을 먹고, 아침저녁으로 운동을 하면 만병이 치료됩니다. 이 일은 일본의 할머니뿐만 아니라 미국의 80세 할미니도 체험한 사실입니다.

15. 생활과 건강

1) 건강은 주부의 손에

국민의 건강은 주부의 손에 달려 있습니다. 주부가 가족 건강의 열쇠를 쥐고 있기 때문에 다음 세대 국민의 건강과 생명을 좌우할 수 있다는 뜻입니다. 또 주부만이 아니라 남자도 신경을 써야 하는 시대입니다. 아무튼, 모두 자연식을 맛있게 요리하는 법을 적극적으로 연구하고 노력해야 합니다. 아무리 몸에 좋은 자연식이라도 맛이 없으면 실천을 안 하는 게 요즘 사람의 특성이기 때문입니다.

주부가 건강에 좋은 음식을 알면서도 방치하고 있다면 장래가 매우 불확실해져서 작게는 가정의 불행이고 크게는 국가적인 손실이 되는데, 결국 가정도 망치고 나라도 망치고 맙니다.

외식은 될수록 삼가고 직접 요리해 먹는 게 정석입니다. 음식을 만들 때는 정성을 들여야 제맛이 나는 법인데, 음식 하나하나에 의미를 심어 가며 요리를 한다면 주부의 정신 건강도 좋아지기 마련입니다. 그렇게 만든 음식을 온 가족이 둘러앉아 웃으며 감사하게 먹는다면, 그 한 끼의 식사만으로도 가족은 심리적인 안정감을 느끼며 행복을 만끽합니다. 그래서 나는 집에서 자연식을 먹는 것이 최고의 보약이라고 말합니다. 이 보약이 산삼 10배 이상의 효과가 있다고 말하는 안 서방을 또 허풍쟁이라고 할 건가요?

사랑과 정성으로 만든 자연식에는 몸을 치료하는 행복 호르몬이 함유되어 있습니다. 그러니 자연식으로 생명의 법칙을 지키고 자연을 벗 삼아 살아야 합니다. 오백식품은 일절 사용하지 말고, 방부제 같은 화학약품도 일절 사용하지 말고, 우리 땅에서 난 식품으로 음식을 만들어야 하겠습니다. 생명 세포는 두 번 살 수 없기 때문에 값지고 소중한 음식으로 세포를 채워야 하겠습니다.

2) 먹히는 것이 먹는 자의 몸을 만든다

우리 몸에서 가장 합당한 음식은 무엇일까요? 인류가 태초에 먹었던 음식이 가장 건강한 식사입니다. 성경에는 씨 맺은 모든 채소와 열매 맺은 모든 나물을 너희에게 주노니 식물이 되리라고 했습니다. 그런고로 태초에 먹을거리는 씨 맺은 모든 채소와 열매였습니다. 사치스럽지도 않았고, 자극성 많은 육식도 아니었고, 몸에 불순물을 첨가하는 혼합된 음식도 아니었고, 가공하지도 않았습니다. 씨눈이 있는 살아있는 생명의 음식이었을 뿐입니다.

많은 애독자가 어떻게 하면 암과 같은 무서운 병에서 해방될 수 있느냐고 질문을 해옵니다. 그러면 나의 대답은 항상 변함이 없습니다. 육체의 법칙을 알고 자연을 벗 삼으라고 합니다. 오염된 음식으로 식욕을 충족하지 말라고 합니다. 단순하게 먹어서 몸속에 있는 독을 빼라고 말합니다. 건강한 피가 몸 구석구석까지 돌도록 기준치 운동을 하라고 합니다. 마음에 평정을 유지하라고 합니다. 이렇게만 하면 몸에서 저항력이 생겨 병들지 않을 것이며, 병이 있어도 회복되는 놀라운 기적이 일어납니다.

3) 소화 법칙을 따라야

즐겁게 식사한 후에 바로 공부하거나 운동을 하면 소화 법칙을 범하는 것이 됩니다. 일단 음식이 들어가면 몸은 위장을 도우려고 활동적으로 움직이는데, 이때 정신과 육체에 과중하게 부담을 주면 소화 과정을 방해하는 꼴이 됩니다. 다만 식후에 어깨를 뒤로 젖히거나 적당하게 산보하는 것은 유익합니다. 또 좋은 생각을 하는 것도 소화에 유익합니다.

4) 과식은 절대 금물

과식은 자기 입으로 무덤을 파는 것과 같습니다. 과식을 하면 위장의 혈액이 과도하게 움직여서 두뇌에 손상을 주기 때문입니다. 또 뇌로 흘러들어가는 혈액이 편향을 일으키면 두뇌는 혼란해지고, 그렇게 되면 자신을 제어하지 못해 강렬한 행동을 하거나 쉽게 성내거나 왜곡된 빛으로 사물을 봅니다. 하여튼 과식은 절대로 금물입니다.

5) 규칙적인 식사의 중요성

위장으로 들어간 음식을 모두 소화하려면 다섯 시간이 필요합니다. 그 시간에 극소량의 간식이라도 들어가면 위장은 피곤해지고 무력해지고 맙니다. 위장이 음식을 처리하지 못한 상태에서 또 음식을 먹어서 과도한 소화를 강요한다면 식욕은 완전히 감퇴해 버립니다. 규칙적인 식사는 좋은 피로 변할 수 있고, 저항력도 생기며, 장내에 있는 유익한 미생물에도 좋은 환경이 됩니다. 이렇게 매일 규칙적으로 식사를 하면 음식은 주인의 몸에 충분한 보답을 합니다.

6) 철저하게 씹어야

소화 작용을 원활하게 하기 위해서는 음식을 천천히, 철저하게 씹어서 삼켜야 합니다. 소화불량을 피하고 싶은 사람, 위장병을 예방하고 싶은 사람, 건강을 진정으로 원하는 사람은 이 점을 항상 기억해 둬야 합니다.

몸의 유익은 먹은 음식의 양에 달여 있다기보다 천천히 소화된 음식에 달려 있으며, 입맛의 만족 또한 음식의 양에 있지 않고 입에 머무르는 시간에 달려 있습니다. 흥분하거나 걱정스럽거나 성질이 났을 때는 안정을 찾을 때까지 먹지 않는 것이 좋습니다. 왜냐하면 내 몸에 필요한 소화액을 공급받을 수 없기 때문입니다.

다시 말합니다. 음식을 천천히 잘 씹어서 먹어야 음식에 침이 알맞게 섞여서 소화액이 작용하게 되고, 신체 조직이 요구하는 것 또한 모두 해결해 줍니다.

7) 영양과 배합의 중요성

식사를 할 때 여러 가지를 너무 많이 먹으면 좋지 않습니다. 오히려 서너 가지를 먹는 게 좋습니다. 여러 가지 음식이 한꺼번에 위에 들어가면 썩어서 부작용이 생기고, 결국 그런 음식 욕심 때문에 죽음이 엄습해 오고 맙니다.

영양 배합을 너무 많이 하다 보면 배합의 잘못으로 장애가 생기기 마련입니다. 그러면 피가 불결해져서 두뇌가 혼란해지고, 마지막에는 왜곡된 생각으로 사물을 보게 됩니다. 이런 부작용이 생기지 않도록 하려면 소화 흡수 작용이 언제나 원활하도록 해야 합니다. 음식의 소화 기능과 뇌는 밀접한 관계가 있습니다. 이걸 실천하기는 지극히 어렵겠지만, 실패하지 않도록 본인의 의지력으로 극복해야 건강을 유지할 수 있습니다. 즉 현미 잡곡밥과 다섯 가지 반찬, 이렇게 단순한 음식을 먹되 허기를 면할 정도만 먹어야 한다는 말입니다.

8) 건강해야 선진국

우리 모두 현미를 주식으로 먹기만 하면 개인은 물론이고 국민도 무병 건강해질 수 있습니다. 또 의료비가 필요 없기 때문에 부자로 살 수 있고, 그러면 세계를 주도하는 일류 선진국으로 도약할 수도 있습니다. 그럼 이 모든 것을 이룩하는 데 필요한 자본금이 얼마나 될까요? 답은 한 푼도 필요 없습니다.

나는 늘 전 국민이 자연식을 해야 한다고 주장하며 현미는 100번 이상 씹어서 먹으라고 부탁합니다. 그러나 이 지극히 간단한 진리를 터득하게 하고 실현하게 하는 것이 하늘의 별을 따듯 어렵습니다. 이를 깨닫게 하려면 나 혼자만의 힘으로 불가능하다는 것을 절실하게 느꼈습니다.

미국 상원에 제출한 맥거번 보고서에는 지금의 식생활이 계속되면 빨리 죽는다고 나와 있습니다. 미국의 상원 의원이었던 에드워드 케네디는 우리는 바보였다, 정말 눈 뜬 장님이었다고 개탄했습니다. 그러나 나는 그보다 10배 이상 더 개탄하고 있습니다. 우리나라의 현미가 세계 제일의 보약인 줄도 모르고 남의 나라의 것을 수입해다 먹어서 죽어 가고 있으니 어찌 마음이 편하겠습니까.

명심합시다! 우리는 세계를 주도하는 일류 선진국으로 도약할 수 있습니다. 영광의 그날이 올 때까지 굳게 뭉쳐서 힘차게 전진해야 합니다.

16. 머리 건강법

　　식사와 두통에 관한 글은 내 쓰라린 과거의 경험을 토대로 연구하고 개발해서 쓴 것입니다. 따라서 내 과거 이야기를 먼저 해야 합니다. 두통에 관한 이야기는 내 나이 15세 때부터 시작합니다.
　　당시 내가 일본 동경에서 신문 배달을 할 때 주인은 학교 가기 전에 점심값으로 10전을 주었습니다. 이 10전으로 밀국수 두 그릇을 사 먹을 수 있었습니다. 그러나 이 10전을 써 버리면 학비가 모자라고, 안 쓰면 간신히 수업료를 낼 수 있었습니다. 그때 학교 수업료는 한 달에 7원 50전으로 기억합니다. 나는 점심을 굶을 수밖에 없었습니다. 그러나 한창 먹을 나이라서 그런지, 아침에 일한 낮이라서 그런지 첫 수업 시간이 끝나고부터 배가 고파서 죽을 지경이었습니다.

223

점심때가 되면 그 10전을 저금하겠다는 결심은 까마득하게 잊고 종이 울리자마자 구내식당으로 부리나케 달려가 우동 두 그릇을 사서는 먹는 것이 아니라 그냥 삼켜 버리고 맙니다. 먹고 나서는 후회를 했지만 때는 이미 늦었습니다.

'내일은 절대로, 절대로!'

이렇게 몇 번이고 굳은 결심을 했지만 역사는 되풀이될 따름이었습니다. 하루는 명안이 하나 떠올랐습니다. 그놈의 10전을 책상에 감추어 두고 학교로 가는 것이었습니다. 점심때가 되었습니다. 배가 어찌나 고픈지 정신이 없어서 옆 친구보고 10전을 빌려주면 내일 갚아 주겠다고 했습니다. 그 친구는 돈이 없다고 했습니다. 딴 놈에게 말했더니 그놈도 돈이 없다고 했습니다.

그다음에는 전부터 나에게 모르는 문제를 좀 가르쳐 달라고 몇 번 사정한 놈에게 갔습니다. 이놈은 다른 놈에게 돈을 빌려서 내게 주었습니다. 그다음 날도 같은 역사가 되풀이되었습니다. 그다음 날도 되풀이되었습니다.

이제는 창피해서 도저히 그 짓을 못 하게 되었습니다. 할 수 없이 배 속을 물로 가득 채웠습니다. 친구들은 모두 운동장으로 놀러 나갔습니다. 나는 홀로 교실에 남아 공부하려 했지만 배가 고파서 공부가 안 되었습니다. 나는 하느님을 저주하며 울기만 했습니다. 그런데 신기하고 신기한 것은 3일쯤 지나자 차츰 공부가 되고, 5일째부터는 전보다 몇 곱이나 더 공부가 잘되었습니다. 그때는 도저히 그 까닭을 몰랐습니다.

집에 돌아와서도 밥은 뒷전이고 3시간 동안 뛰어다니며 신문 배달을 하고, 그다음은 영업과 수금 따위를 해야 했습니다. 집에 돌아오는 시간은 밤 10시쯤, 이때야 비로소 저녁밥을 먹었습니다. 중노동 이상의 중노동이었습니다. 첫 3일은 굶주림의 고통 때문에 얼마나 고생했는지 말로 표현할 수가 없습니다.

첫날은 기력이 없어서 몇 번이고, 몇 번이고 길바닥에 쓰러졌습니다. 길을 가던 사람은 내가 전염병 환자인 줄 알고 접근도 안 하고 멀리 피해 갔습니다. 천만뜻밖에도 4일째부터는 고통이 없어지고 오히려 일의 능률이 올랐습니다. 여러분도 아마 이 이야기가 꾸민 거짓말이라고 생각할 것입니다. 경험해 보지 않고서는 결코 모를 일입니다.

그런데 신기한 것은 그 고달픈 굶주림의 생활을 해서 그런지 얼굴에는 여드름이 잔뜩 나고, 얼굴색은 늘 술에 취한 사람처럼 빨갛게 되었습니다. 나는 이 빨간 얼굴이 체질상의 병인 줄 알았습니다. 그 빨간 얼굴에 여드름마저 나니 남과 말하기조차 부끄러웠습니다. 여학생을 만나면 얼굴이 더 빨개져서 도망쳐야 했습니다.

점심을 굶기 전까지만 해도 나와 같이 몸이 약한 사람이 점심을 굶으면 영양실조가 되어 죽을 거라고 몹시 걱정했으나 막상 굶어 보니 다음과 같은 결과가 나타났습니다.

① 몸이 전보다 더 건강해졌다.
② 부족한 학비를 마련할 수 있었다.
③ 뜻밖의 부산물로 학습 능률이 3배 이상이나 올라갔다.

또 신기한 것은 전에는 격심한 노동으로 인해 몸이 늘 피곤했고, 첫 수업 시간이 시작되면 졸음이 와서 선생님을 향해 꾸벅꾸벅 절을 했지만, 이제는 그럴 필요가 없었습니다. 당시는 영문을 몰랐지만 후일에 그 까닭을 알게 되었습니다. 2식을 했기 때문에 위장이 튼튼해져 먹은 것은 금방금방 소화가 되었고, 첫 수업 시간이 시작되었을 때는 소화할 것이 배 속에 남아 있지 않았던 것입니다. 배가 비어 있어서 피가 위로 돌지 않고 머리로만 집중해 돌았기에 그렇습니다.

그런데 그렇게 20일 동안 죽을 고생을 하면서 모아 놓은 거금 2원을 잃어버리고 말았습니다. 나는 또 엉엉 울었습니다. 함께 일하는 동료 대부분은 고학하다가 고통에 못 이겨서, 시쳇말로 불량청소년이 된 경우가 많았습니다. 그놈 중 어느 한 놈이 나의 피 같은 돈을 훔쳐 갔던 것입니다. 나는 어찌나 울었는지 모릅니다. 그 후부터는 주인에게 돈을 맡기기로 했습니다.

주인은 내가 불쌍했는지 선불을 줘서 수업료를 낼 수 있었습니다. 그러나 몇 달 동안 고생하면서 그 돈을 조금씩 갚아야 했습니다. 그런 어느 날, 동료 가운데 한 청년이 나한테 한턱낼 테니 식당으로 가자고 해서 나는 영문도 모른 채 졸졸 따라갔습니다. 그는 당시 내가 제일 좋아했던 돈가스를 사 주면서 말했습니다.

"너의 그 피나는 돈을 사실은 내가 훔쳤다. 네가 슬프게 우는 그 꼴을 본 후부터 나는 마음속으로 참회를 했고, 그 돈을 갚은 후 너와 같이 열심히 공부하기로 결심했다. 훔친 돈은 2원이지만 이

자를 붙여서 3원을 갚겠으니 받아 주면 좋겠다."

나는 이 말을 듣자 그를 부둥켜안고 또다시 엉엉 울었습니다. 그 청년은 열심히 공부한 결과 고등고시에 합격해 판사가 되었고, 나를 성심껏 도와주었습니다. 그 친구는 나 때문에 성공한 것입니다. 단, 그 일만은 비밀로 해 달라고 신신부탁을 했으므로 여기서 그 이름을 밝힐 수는 없습니다.

그렇게 5년이 지난 뒤, 나는 배달 감독이 되어서 수입이 많아졌고 점심도 사 먹을 수 있게 되었습니다. 그런데 묘하게도 그 얼굴 빨간 병도 낫게 되었습니다. 심하게 빨갛지는 않고 그저 보통 사람보다 좀 붉은 편이었습니다. 사람들하고 말할 때도 별로 부끄럽지 않았고, 여학생을 보고도 도망칠 필요가 없었습니다. 그런데 또 묘한 것은 공부 능률이 굶주릴 때 비해 3분의 1도 못 되고 쉬 싫증이 난다는 점이었습니다.

웬일인가, 웬일인가, 하고 생각해 봤습니다. 그때 나는 슬픈 운명에 대한 팔자타령만 하면서 하느님을 저주하기도 했습니다. 굶는 게 그렇게 좋은 것인지는 꿈에도 생각지 못했던 것입니다. 또 신문 배달이란 직업이 이 세상에서 가장 천한 직업인 줄로만 알았습니다. 그런데 요즘은 일본의 부잣집 부인들이 건강을 위해 자진해서 신문 배달을 한다니, 세상만사가 참으로 묘하기만 합니다.

내가 48세 때였습니다. 이제 부자가 되어서 맛 좋은 음식을 마구 먹은 탓인지 몸은 돼지같이 뚱뚱해지고 혈압도 높아졌습니다.

이러다가는 큰일 나겠다고 생각해 서점에 가서 건강에 관한 책을 사다가 하나하나 정독하기 시작했습니다. 그중에서 제일 감탄한 책은 일본의 니시 가츠조 선생이 쓴 『니시 건강법』이었습니다. 그 책을 보니까 니시 가츠조 선생도 나와 똑같은 운명의 길을 걸은 분이었습니다. 앞에서 얘기한 것처럼 그는 20세 이상 못 산다는 진단을 받았고, 살기 위해서 건강에 관한 책을 무수히 탐독했던 것입니다.

나도 일본 동경에 있는 히비야 도서관에서 건강에 관한 책을 모조리 읽었으니 어쩌면 이리도 나와 똑같은 행동을 했는지 모르겠습니다. 그러나 그분은 나보다 더 열심히 연구해서 건강법을 창안하게 되었기에 미국의 대학 초청으로 10여 차례나 도미했던 것입니다. 지금 일본인의 평균 수명은 미국인보다 5년을 앞지르고 있습니다. 이것은 니시 가츠조 선생의 건강법이 기초가 되어서 그렇다고 나는 확신합니다. 일본 노인은 거의가 그의 건강법을 실행하고 있기 때문입니다.

나는 『니시 건강법』을 읽고 드디어 굶음에 대한 의심이 풀리게 되었습니다. 니시 가츠조 선생은 아침밥을 먹지 않으면 독소가 빠져 건강에 더 좋다면서 실험 결과를 발표했는데, 이것은 앞의 책에서, 이 책에서도 얘기했으니 돌아가서 읽기를 바랍니다. 아무리 좋은 잔소리라도 한두 번으로 끝내야지 질리도록 하면 못쓰는 법입니다. 적재적소에, 꼭 필요할 때 써먹어야 효과가 나타나기 때문입니다.

내가 학생 때 동경의 국기관 근방에서 1년 동안 살았다는 사실도 머리 좋은 독자들은 기억할 것입니다. 이 국기관은 알기 쉽게 말하면 우리나라의 장충체육관과 같은 곳입니다. 그러나 여기에서는 우리나라와 다르게 씨름만 합니다. 일본 사람의 씨름과 야구에 대한 열기는 거의 광적입니다. 우리나라의 태권도도 일본의 씨름만큼 국민이 관심을 둔다면 크게 발전할 것이 틀림없습니다. 그리고 일본의 씨름꾼은 우리나라의 씨름꾼과 달라서 대개가 120킬로그램 이상입니다.

당시 내 몸은 그야말로 말라빠진 해골이었다. 그때 나의 제일 큰 소원은 보통 남자의 형태, 즉 50킬로그램 이상의 체중을 갖는 것이었습니다. 하루는 목욕탕에 갔더니 뚱보 씨름꾼이 있어서 나는 부러워하며 물었습니다.

"어떻게 하면 당신과 같이 살찔 수가 있습니까?"

"우리는 아침을 안 먹고 맹렬한 씨름 연습을 합니다."

나는 이 말을 듣고는 속으로 미친놈의 소리 작작하라고 했습니다. 해골같이 말라빠졌는데 아침까지 굶으면 뼈까지 녹아 버릴 것 같았습니다. 그다음 기회에 다른 씨름꾼에게 물었더니 다음과 같이 얘기했습니다.

"아침을 먹고 씨름을 하면 틀림없이 씨름에 집니다."

저번보다 한술 더 떠서 얘기하기에 파고들었습니다.

"왜 그래요?"

"몰라요. 밥을 안 주니까 할 수 없이 굶는 것뿐이죠."

그 후 나는 아침 굶기를 더욱 연구하고 연구했습니다. 앞의 책에서 말한 것처럼 술과 담배를 끊었고, 51세부터 지금까지 아침을 굶어 왔습니다. 그러나 내가 아무리 좋다고 말해 봤자 믿지 않을 것이므로 직접 1개월 정도 해봐야 내 말을 믿을 것입니다. 내가 남에게 아침을 굶으면 건강에 좋다고 말하는 것은 내가 30여 년 동안 경험했기 때문입니다. 이런 사실은 한창 자랄 청소년에게 미치는 영향이 너무 중대하므로 신중에 신중을 기해서 말하는 것입니다.

현대 영양학자 중에는 아침을 잘 먹어야 일을 잘할 수 있다고, 건강할 수 있다고 말하는 사람이 있습니다. 그러나 현대 영양학자의 말에 따라 아침을 먹으며 영양을 섭취해도 갖은 문명병에 걸리는 것은 웬일일까요?

아침을 굶게 되면 먼저 체중의 변화가 일어납니다. 신장에 비해 너무 살찐 사람이나 너무 야윈 사람도 건강 체중으로 바뀌고 맙니다. 군살이 빠지기 때문에 그렇습니다. 나는 위에서 말한 바와 같이 격심한 노동을 하면서도 한 끼를 굶었으며, 그렇게 공부해 수석을 했습니다. 하물며 가만히 앉아 공부하거나 사무 보는 여러분이 아침 한 끼도 굶지 못한다는 것은 말도 안 되는 소리입니다.

단, 아침을 굶기 위한 선결 조건은 앞에서 말한 것처럼 현미 중심의 자연식을 하는 것입니다. 백미를 먹으면서 아침을 굶는다면 영양실조에 걸려 건강을 해칠 뿐만 아니라 아침 먹기를 주장하는 학자에게 꼬리를 잡히고 맙니다. 그들은 현미 한 공기의 영양가가 백미 100공기 이상이란 것을 꿈에도 모르고 있습니다. 굶으면 몸 속의 독이 빠진다는 생리현상도 전혀 모르고 있습니다. 현대 의학과 영양학에서는 현미와 단식의 원리를 취급하지 않기 때문입니다.

현재 서양 의학에서 암, 심장병, 당뇨병 같은 문명병을 치료하지 못해서 날이 갈수록 환자가 늘어만 가고 있습니다. 상황이 이런데도 그들은 무슨 얼굴로 아침을 굶으면 어떻게 된다면서 거만을 떨고 있는데, 나는 그 이유를 도통 모르겠습니다.

나는 다시 말합니다. 백미와 흰 밀가루 음식을 먹으면서 아침을 굶으면 인간 생존에 필요한 영양이 부족하기 때문에 아침 굶기를 반대하는 학자의 말대로 건강상 문제가 생길 수 있다는 점을 명심하기 바랍니다. 그럼 여기서 최종적으로 복습하겠습니다.

가) 하루 중 어느 때 학습 또는 정신노동을 하는 것이 제일 능률이 오를까요?

잠을 자고 일어난 이른 아침입니다. 아침의 1시간은 낮의 3시간 이상에 상당합니다. 그러나 이때도 다음과 같은 조건이 따릅니다.

① 머리가 쉰 후, 잠을 푹 잔 후라야 한다.

② 아무것도 먹지 않은 공복 상태라야 한다.

무엇을 먹은 후에는 그것을 소화하느라 피가 위로 집중되어서 머리로는 안 돌아갑니다. 위에 집중되어 있는 피를 공부하기 위해 머리에 억지로 끌어 올리려고 하니 골치가 아프지 않을 도리가 없습니다. 살아가자니 먹어야 하고, 먹으면 일이 안 되고, 참으로 딱하기 그지없습니다.

학습이나 정신노동에 성공하기 위해서는 식욕과의 전쟁에서 승리해야 합니다. 특히 공부는 공복 상태에서 해야 합니다. 조금이라도 위가 소화작용을 하고 있으면 머리가 흐려지고 쉽게 싫증이 납니다. 더군다나 위가 약한 사람은 위에 있는 것을 소화하느라 피가 늘 위로 몰리게 되므로 더욱 골치가 아픕니다.

머리 무게는 몸 전체의 2퍼센트밖에 안 되나 영양분은 몸 전체의 20퍼센트를 소모합니다. 나머지 80퍼센트는 노동이나 운동을 해야만 소비됩니다. 노동이나 운동을 안 하고 가만히 앉아서 세끼를 먹으면 무리가 안 생길 도리가 없습니다. 무슨 일이든 순리대로 해야 합니다.

학생 중에는 입시 준비를 한답시고 새벽 4시에 일어나 도시락 3개를 싸 들고 나가서 밤 11시까지 공부하는 학생도 있습니다. 건강을 해치는 비능률적인 방법이긴 하지만 남보다 열심히 하니까 성적을 올릴 수는 있을 겁니다. 그러나 한창 자랄 나이에 무리를 하는 것은 좋지 않습니다. 순리에 맞는 합리적인 방법을 취하기 바랍니다. 내가 말하는 방법대로 하면 공부는 3배 이상의 능률이 오르고 건강도 증진됩니다.

나) 등산, 장작 패기, 씨름 따위는 아침 식사 전에 하는 게 좋을까요, 아니면 식사 후에 하는 게 좋을까요?

육체적인 경우도 정신적인 경우와 같습니다. 무엇을 먹으면 그것을 소화하느라 피가 위로 집중되기 때문에 위 외의 딴 부분에는 피가 돌지 않아 힘이 없어지고 나른해집니다. 또 지난밤에 섭취한 영양분은 잠을 잤기 때문에 아침까지 그 에너지가 소모되지 않습니다. 운동을 해서 에너지를 소모해야 배가 고파서 먹을 것을 찾습니다.

잔소리할 것 없이 직접 등산해 보기 바랍니다. 아침 먹기 전에 하면 기분이 좋아 수월하고, 아침을 먹고 나서 하면 몸이 나른해져서 도무지 올라갈 기분이 나지 않습니다. 앞에서 말한 일본의 그 뚱뚱보 씨름꾼도 아침을 먹기 전에 연습하고 시합을 합니다.

다) 입맛이 없을 때 억지로 먹으면 그 결과가 어떻게 될까요?

배가 고플 때는 요리하는 냄새, 더군다나 기름으로 음식을 튀기는 냄새를 맡으면 군침이 돕니다. 이때 입안에서 분비되는 침은 음식물을 소화할 때 50퍼센트 이상의 역할을 합니다. 동시에 위액과 장액도 왕성하게 분비됩니다. 이처럼 군침, 위액, 장액이 합작해서 음식물을 녹여 소화해 버립니다.

입맛이 없을 때는 군침, 위액, 장액의 분비가 안 되므로 음식물이 소화가 안 된 채 배설되어 버립니다. 모두 배설해 버려서 0이 되면 다행이지만 안타깝게도 그 일부는 장의 주름에 걸려 머물고 맙니다. 그러면 장의 활동이 원활하지 못해 변비가 되어 버립니다.

이것들이 장에서 가만히 있으면 좋을 텐데 또 부패해서 독을 만들고, 몸속으로 들어가 혈액을 탁하게 하고, 혈액순환을 둔화시키고, 대뇌를 자극해 두통을 일으킵니다. 이런 사람의 얼굴은 대개 누렇거나 거무스름합니다.

◉ 토마토케첩 만드는 법

시금치가 채소의 왕이라면 토마토는 그 동생뻘이 됩니다. 시중에 파는 토마토케첩은 맛이 있지만 무엇을 집어넣었는지 안심이 안 되니 토마토가 한창 나돌아 값이 쌀 때 많이 사서 만들어 놓으면 1년 내내 사용할 수 있습니다.

먼저 병을 많이 구입해서 병마개를 뺀 뒤 병과 마개를 깨끗한 물로 씻습니다. 토마토도 깨끗이 씻어서 꼭지를 없애고 두 토막이나 네 토막으로 썹니다.

A 솥에 토마토를 넣고는 물을 넣지 말고 죽이 될 때까지 끓입니다. 처음에는 약한 불로, 서서히 센 불로 끓입니다.

B 솥에는 물을 붓고 병과 병마개, 사용하는 도구 등을 넣고 처음에 약할 불로 시작해서 100도 이상으로 가열하여 완전히 살균합니다.

완전히 소독했다면 병에 토마토 죽을 담고 병마개를 잘 닫아서 공기가 안 들어가도록 한 다음 서늘한 곳에 보관하면 끝입니다. 병 안에는 토마토 죽만 넣고 딴것은 일절 넣으면 안 됩니다. 먹을 때 적당히 양념하면 됩니다.

17. 건강식품

1) 우수 식품

불포화지방산과 양질의 단백질을 모두 함유하고 있는 식품을 우수 식품이라 하는데, 우리 몸은 거의가 단백질과 불포화지방산으로 구성되어 있습니다.

그럼 불포화지방산이란 무엇일까요? 지방이라고 하면 소고기, 돼지고기, 닭고기에 포함되어 있는 지방, 즉 혈액에서 독소를 유발하는 식품을 연상해서 적대시하기 쉽습니다. 그러나 이것은 소위 포화지방산을 말하는 것이고, 이외에 불포화지방산이란 것이 있습니다. 불포화지방산은 신체를 만들고 건강을 유지하는 데 필요 불가결한 지방으로, 콜레스테롤을 용해해서 피를 깨끗하게 하는 역할을 합니다.

불포화지방산과 양질의 단백질을 포함하는 식품으로는 깨와 콩이 있습니다. 깨에도 참깨, 검정깨, 들깨가 있고, 콩에도 검정콩, 노란 콩, 땅콩, 강낭콩, 완두, 녹두, 팥 등이 있습니다. 절간에서 오래 생활한 스님의 말에 의하면 검정깨와 검정콩이 좋으며, 노인에게는 들깨가 좋다고 합니다. 나는 깨와 콩은 덮어놓고 좋다고 생각합니다.

가) 두부

내가 일본 동경에 있을 때 일입니다. 어느 날 신문을 본즉, 어떤 위장병 환자가 두부만 먹고 8년을 살았더니 건강하게 되었다며 사진까지 게재되어 있었습니다. 얼굴을 보니 정말 건강하게 보였습니다. 나는 그때 설마 두부만 먹고 저렇게 될 리가 있을까 하고 믿지 않았습니다.

두부는 양질의 단백질 덩어리입니다. 불포화지방산, 칼슘, 비타민 B의 복합체이고, 비타민 E, 효소 따위도 듬뿍 들어 있습니다.

나) 빵

나는 예전에 밥보다 빵을 더 맛있게 먹었습니다. 그런데 그놈을 먹으면 배 속이 꿀꿀거려서 몸이 저리 가라며 경원해 버립니다. 요즘은 복부지압을 부지런히 한 결과 위장이 튼튼해져서 빵이고 짜장면이고 문제가 없습니다. 빵과 짜장면을 보면 먹고 싶기는 하나 이것이 배에 들어가면 발광을 하지 않을까 하고 경계하는 사람이 많을 것입니다.

빵이나 짜장면을 아무리 많이 먹어도 배탈이 안 나는 사람은 참으로 행복한 사람이니 하느님께 감사하고 감사하기 바랍니다. 나는 원래 위가 극도로 약해서 무엇을 조금만 잘못 먹으면 바로 설사를 했습니다. 그때마다 약을 먹으면 잠시 나았으나 조금 지나면 다시 발광을 하곤 했습니다.

복부지압을 부지런히 한 결과 지금은 이 노인의 배 속 구석구석을 아무리 주물러도 아프지 않고 위장에도 아주 자신을 갖게 되었습니다. 수십 년 동안 수십 종의 약을 먹으며 돈을 억수같이 써도 낫지 않던 위장병을 깔끔하게 치료한 것입니다.

그러면 빵이 배에 들어가면 꿀꿀거리는 이유가 뭘까요? 엘렌 화이트(Ellen G. White)의 『건강과 행복』이라는 책에 씌어 있는 다음 내용을 읽고는 다년간의 의심이 풀리게 되었습니다.

① 빵을 만들 때 물로 반죽하고 우유는 쓰지 않습니다. 우유를 쓰면 위에서 빨리 발효하기 때문에 배 속에서 난리가 납니다. 그럼 우유를 빵과 함께 먹으면 어떻게 될까요? 책에는 이 문제에 관한 언급이 없었습니다. 내 생각으로는 빵을 먹고 1시간쯤 후에 우유를 먹으면 설사를 자주 하는 사람에게 좋습니다. 그러나 앞에서 말한 바와 같이 지금의 우유는 공해 식품이니 현호두유를 마시기 바랍니다.

② 소다나 베이킹파우더 같은 화학물질로 만든 빵은 해롭습니다. 그 대신 효모균을 써야 합니다.

③ 갓 만든 뜨거운 빵은 생각만 해도 군침이 돕니다. 그러나 유

감천만인 것은 소화가 안 됩니다. 일단 식힌 다음에 먹는 것이 좋습니다.

④ 나는 흰 밀가루로 만든 빵은 흰쌀밥과 같이 해롭다고 생각합니다. 도정하지 않은 통밀가루로 만들어야 좋습니다. 제조업자도 빵을 통밀가루로 만들어 '자연식빵'이라는 이름을 붙여 팔기를 간절히 바랍니다. 이왕이면 현미 가루, 콩가루, 깻가루를 섞어서 만들면 좋겠습니다. 빵집에서 안 만들면 자기가 만들 도리밖에 없습니다. 그놈의 보리도 처치 곤란이라며 야단들이라서 보리국수뿐만 아니라 이왕이면 보리식빵도 만들면 어떨까 하고 생각했는데, 드디어 보리식빵이 나왔다는 소식을 들었습니다. 그러나 흰 보리로 만든 것이라서 불합격입니다. 어느 빵집에서 '율무빵'을 팔고 있어서 사 먹어 봤더니 너무 달았습니다. 설탕과 우유를 넣지 말고 효모균으로 만들어야 합니다. 설탕을 넣고 싶으면 누런 설탕을 약간 넣고, 콩가루, 깻가루를 넣으면 맛이 구수할 것입니다. 독지가가 나타나서 이런 식빵을 만들어 싼값에 보급했으면 좋겠습니다. 이름은 '자연식빵'이나 '국민식빵'으로 하면 어떨까요?

2) 머리를 좋게 하는 식품

앞서 말한 바와 같이 뇌의 무게는 체중의 2퍼센트밖에 안 되지만 뇌가 소비하는 에너지는 몸 전체의 20퍼센트나 됩니다. 뇌세포의 약 60퍼센트는 불포화지방산이고, 35퍼센트는 단백질이고, 5퍼센트는 기타입니다.

뇌에 좋은 식품으로는 조, 수수, 미나리, 곡물 배아, 매실, 호두, 대추, 표고버섯, 은행, 밤, 잣 등이지만, 뭐니 뭐니 해도 역시 깨와 콩이 최고입니다.

이상과 같이 써 보기는 했으나 나는 이것에 대해 별로 신경 쓸 것이 없다고 생각합니다. 돈 많은 사람이나 저런 걸 쌓아 놓고 먹기 바랍니다. 나는 일본 동경에서 된장국과 단무지만 먹고 살았어도 늘 1등을 했습니다. 머리를 좋게 하는 제일 좋은 방법은 아침을 굶고, 점심과 저녁에는 현미밥을 한 공기만 먹고, 반찬으로는 깨와 마늘을 많이 넣어서 먹고, 그리고 알맞은 운동을 하는 것입니다.

3) 위장에 좋은 식품

위와 장은 원동력이 생기게 하는 곳입니다. 위장이 약하면 공부도 할 수 없고, 건강도 좋지 않아서 만사가 어긋나니 늘 위장을 튼튼히 하는 데 최선을 다해야 합니다. 위장에는 비타민 B의 복합체와 칼슘이 풍부한 식품이 필요합니다.

위장에 좋은 식품으로는 쑥과 무가 최고로 좋고, 그다음이 마늘, 파, 부추, 오이, 당근, 시금치, 연뿌리, 셀러리, 호두, 파래, 참기름, 사과, 배 등입니다.

위장에 나쁜 식품은 소고기, 돼지고기, 닭고기 등 고기 종류와 백미, 흰 설탕, 국수, 빵, 술, 커피, 담배 등 자극성 식품과 소금에 절인 생선, 마른 생선, 젓갈 등 맵고 짠 음식입니다. 편식, 과식, 과음, 칼슘 부족, 불규칙한 식사, 씹지 않고 넘기기도 좋지 않습니다.

위장병 환자에게 담배는 최악의 적입니다. 술도 적당한 양을 지키지 못할 바에는 아예 끊어야 합니다. 교제상 부득이하게 마셨다면 술 양의 3배 이상의 자연수를 마시고, 집에 와서도 자연수를 많이 마셔 주독을 씻어 없애야 합니다. 남자가 여자보다 단명한 이유는 술과 담배 때문입니다.

어느 날 택시를 탔는데 그 기사 각하께서 말씀하셨습니다.

"선생님이 저의 첫 손님입니다."

"그게 무슨 소리입니까?"

"저는 서울에서 10년 동안 택시 운전을 했는데 불규칙적인 식사로 그만 위장이 망가져서 병원에 가 진찰을 받은즉, 당장 입원해 수술하라고 했습니다. 저에게는 그럴 돈이 없어서 고향인 시골로 내려가 1년 동안 벌꿀을 두 말가량 먹으며 농사를 지었더니 병이 완전히 나아서 또 운전을 하게 되었는데, 선생님이 첫 손님입니다."

나는 벌꿀을 먹고 위장병이 완치되었다는 말은 처음 들었습니다. 벌꿀이 확실히 좋은 것은 사실이지만 그 사람의 병을 고친 것은 시골의 좋은 공기와 물, 농사를 지으며 운동한 것이 병을 치료하는 데 큰 역할을 했을 것으로 예상합니다.

어느 날 서울에 있는 광나루에 놀러 간 적이 있습니다. 나는 시골 어촌에서 출생해 자랐기 때문에 바다를 좋아하고 생선을 좋아합니다. 그래서 가끔 인천이나 광나루로 소풍을 가서 생선 요리를 먹고 옵니다. 그날 광나루에서 강 저쪽으로 배를 타고 나갔더니 그곳에서 어떤 노인이 열심히 채소를 가꾸고 있었습니다. 궁금한 것이 있으면 못 참는 성격이라 말을 건넸습니다.

"농사를 참 열심히 짓네요."

"나는 1년 전만 해도 동대문시장에서 포목상을 하고 돈도 많이 벌었지요. 그런데 위장병이 생겨서 돈을 아끼지 않고 좋다는 약을 다 먹어 봤지만 병세는 악화 일로를 걷고 있었습니다. 병원에도 몇 번 입원했으나 얼마 안 가서 다시 도지고, 또 도지고, 그렇게 고생하고 있었습니다. 하루는 신문을 보니 여기에 있는 이 땅을 판다는 광고가 나와 있었습니다. 나는 과감히 동대문시장의 가게를 팔아 치우고 이 땅을 사서는 1년 동안 농사를 지어 왔습니다. 이제는 위가 어찌나 좋아졌는지 밥을 두 그릇이나 먹게 되었습니다."

4) 감기에 좋은 식품

감기에 걸리면 학습 능률, 사무 능률, 식욕 등 아무것도 생기지 않아 세상만사가 귀찮게 됩니다. 감기가 만병의 원인이기 때문입니다. 감기에 걸리지 않으려면 무엇보다도 평소에 예방하는 운동을 하는 것이 중요합니다. 요는 감기에 안 걸리는 체질을 만들어 놓아야 한다는 말입니다.

감기에는 비타민 A, C, D가 풍부한 식품이 좋습니다. 생강, 유자, 모과, 양파, 밀감, 검정콩, 은행, 호두, 배추, 무, 시금치, 김, 미역 등이 그런 식품입니다.

감기약을 잘못 먹으면 감기는 나아도 엉뚱한 병이 생기니 덮어놓고 약국으로 달려가지 말고 2일간 자연수만 마시면서 단식하기 바랍니다. 3일째는 점심으로 현호두유 1잔, 저녁은 현미 콩밥 반 공기와 현호두유 1잔을 마시고, 4일째는 평상시대로 합니다.

그리고 귤껍질은 내버리지 말고 모아 놓았다가 소금물이나 식초를 탄 물에 깨끗이 씻어 그늘에 말린 다음, 물에 넣고 펄펄 끓도록 달여서 3시간 간격으로 1잔씩 마시면 좋습니다. 여기에다 무와 생강을 간 것과 꿀을 넣어 먹어도 좋습니다.

5) 간장에 좋은 식품

간장에는 굴, 호박, 귤, 검정깨, 검정콩, 시금치, 부추, 토마토, 땅콩, 김, 미역, 다시마, 사과가 좋지만, 뭐니 뭐니 해도 바다의 굴이 최고입니다. 5월, 6월, 7월, 8월의 것은 별로 좋지 않고, 1월, 2월, 3월, 4월, 9월, 10월, 11월, 12월의 것이 좋은데, 가장 좋은 것은 2월의 것입니다. 굴에는 조혈성분인 칼슘, 철분 등이 풍부하고 비타민도 다량 들어 있습니다.

굴을 불로 익히거나 튀기면 영양분이 죽어서 소화가 안 됩니다. 무, 양파, 생강, 파를 넣고 안식보약된장으로 무쳐 먹어야 좋습니다.

◎ 무의 놀라운 효능

　무를 생각하면 첫째 무엇이 연상될까요? 아마 '디아스타제(diastase)'일 겁니다. 약방에서 파는 화학성분 소화제는 일시적인 효과를 보일 뿐 결국은 위장을 망쳐 버립니다. 무에는 부작용이 없는 천연 소화제인 디아스타제가 풍부하게 들어 있으니 매끼에 먹으면 좋습니다. 단, 생것을 먹어야 효과가 있습니다.

　그다음은 무엇이 생각날까요? 그래요, 비타민 C입니다. 비타민 C는 우리 몸에서 무슨 일을 하나요? 그렇게 배웠는데 몰라요? 할 수 없이 또 반복하겠습니다.

① 피부를 건강하고 아름답게 합니다.
② 피를 깨끗이 해서 혈액순환을 좋게 합니다.
③ 피를 만듭니다.
④ 병균에 대한 저항력을 강화합니다.
⑤ 지능지수를 높입니다.
⑥ 항암작용을 합니다.

　따라서 비타민 C는 만병을 예방하고 치료합니다. 이와 같이 중요한 비타민 C는 생것에만 있고 불에 익힌 것에는 없습니다. 야생 동물은 생식을 하기 때문에 병이 없고 인간과 가축은 화식을 하기 때문에 병이 있는 까닭도 이제 알겠지요?

　무에는 비타민 C가 잎에 90밀리그램, 껍질에 60밀리그램, 몸통에 34밀리그램이 들어 있습니다. 특히 어린잎에 비타민 C와 영양분이 많습니다.

무에는 비타민 A도 풍부합니다. 무 잎에 3,000아이유(IU)가 들어 있고 몸통에는 0입니다. 비타민 A는 무슨 일을 할까요? 눈이 밝아지고, 비타민 C와 같이 피부를 강하게 해서 병균을 막아 주고, 체력을 강하게 합니다.

18. 학습법

1) 시간을 활용하는 방법

이 장에서 얘기하는 학습법은 학생이 아닌 사람도 꼭 읽기를 바랍니다. 자신의 사무 능률을 향상시키는 데 참고가 되며, 자녀를 지도하는 데도 극히 중요하기 때문입니다. 건강법은 내가 살기 위해서 60여 년간 체험해서 얻은 결과이고, 이 학습법은 7세 때부터 나의 학습 경험과 학생을 지도한 경험 가운데 중요한 것을 추려서 말하는 것입니다.

① 앞서 말했듯이 아침을 굶는 일이 절대 조건입니다. 이렇게 할 수 없는 의지박약자는 학문으로 성공할 가망이 없으니 여기를 보지 말고 무슨 기술을 배우거나 육체노동을 하면서 사는 것이 현명합니다.

② 따르릉 하고 울리는 시계가 공부하는 사람의 기본 재산이니 새것을 살 돈이 없다면 중고라도 꼭 사야 합니다. 시계를 준비했다면 과연 그 시간에 정확히 울리는지 꼭 시운전해 보기 바랍니다. 무슨 일을 하든 어중간히 하지 말고 철저히 해야 합니다. 공부는 결코 장난하는 기분으로 해서는 안 됩니다.

그럼 어느 시간에 공부하는 게 제일 좋을까요? 몇 시간 동안 해야 할까요? 잠을 자고 일어난 직후에 공부하는 것이 조반을 먹은 후에 하는 것보다 3배 이상이라는 것은 누구나 알지만 실행을 못 하는 게 문제입니다. 그래서 이곳에서는 그것을 극복할 수 있도록, 꼭 실행할 수 있도록 유도하는 데 최선을 다하겠습니다. 이것은 이 팔순 노인이 지금도 몸소 실행하고 있는 것이니 젊은 그대들도 뜻만 있다면 얼마든지 실행할 수 있습니다.

잠자리에서 일어나 아침을 먹기 전 상태는 보통 다음과 같습니다.

① 잠을 잤기 때문에 머리의 피로가 풀리고 있습니다.

② 식사를 안 했기 때문에 피가 위로 돌지 않고 머리로만 집중합니다.

이상 두 가지 상태만 계속 유지하면 되는데, ②는 아침을 안 먹으면 해결되는 문제이고, 문제는 ①입니다. 잠을 충분히 잤는데도 피로가 안 풀리고 골치가 아픈 것은 저녁을 과식해서 소화가 안 되었거나 자연식품이 아닌 가공식품을 먹었기 때문입니다.

잠을 자고 난 다음에는 3시간, 심지어 5시간도 계속 공부할 수 있습니다. 팔순 노인인 나도 5시간 동안 계속 공부할 수 있습니다. 그러나 이렇게 하다 보면 머리의 피곤이 절대로 안 풀리니 무리하면 안 됩니다. 욕심부리지 말고 1시간 공부하면 꼭 15분씩 조깅과 심호흡 같은 운동을 해야 합니다. 그래야 능률이 오릅니다.

그럼 여러분은 현재 어떻게 공부하고 있습니까? 아침 전 공부는 고사하고 학교에 지각이나 안 하면 다행입니다. 아마 90퍼센트 이상의 학생이 매일 이런 역사를 되풀이하고 있을 것입니다.

여러분! 한 학급에서 남보다 좀 낫게 공부해서 성공하는 사람은 과연 몇 명이나 될까요? 대개는 10퍼센트 미만일 것입니다. 즉 90퍼센트 이상이 평범한 인간이라는 말입니다. 평범한 사람이 하는 것처럼 자기도 똑같이 하면 그 결과도 평범한 그것이 됩니다. 남보다 좀 낫게 성공하려면 남보다 좀 색다른 일을 해야 합니다. 남보다 한 걸음 앞서 있어야 미래도 한 걸음 앞설 수 있다는 뜻입니다.

그렇다면 남보다 한 걸음 앞서기 위해서는 어떻게 해야 할까요?

① 피가 머리로만 집중하도록 해야 합니다. 그러기 위해서는 아침을 굶어야 하고, 영양 관리를 철저히 해야 합니다.

② 보통 사람의 3배 이상의 능률을 올린다는 목표를 세우고 아침을 굶어 버립니다.

③ 등교 전에 5시간 공부한다는 목표를 세웁니다. 구체적인 방법은 뒤에서 말하겠습니다.

이상을 실행하면 맑은 정신으로 공부할 수 있으니까 남보다 곱

이상의 능률을 올릴 수 있습니다. 이상과 같이하면 성공하지 말라고 해도 성공하고 맙니다. 노력을 하되 합리적인 노력을 해야 합니다. 나는 불가능한 일은 절대로 말하지 않습니다. 그저 팔순 노인이 현재 실행하고 있는 것을 젊은이에게 그대로 말하는 것뿐인데 무엇을 두려워하겠습니까. 그런 의미에서 남보다 한 걸음 앞서는 구체적인 방법을 얘기하겠습니다.

① 아침은 굶고, 저녁은 소화가 잘되는 것으로 7할 정도만 먹습니다. 잠은 5시간이나 6시간 정도만 잡니다. 이렇게 하면 뒷날 머리가 개운합니다.

② 전날보다 30분 일찍 자고 30분 일찍 일어나기를 3일쯤 실행하다가 또 30분 일찍 자고 30분 일찍 일어나기를 3일쯤 반복해서 새벽 2시에 일어나도록 노력합니다. 그러나 하루아침에 새벽 2시에 일어나면 골치가 띵해서 그날 하루를 잡쳐 버립니다. 무슨 일이든 순리대로 해야 합니다. 15분씩 줄여 나가도 좋으니 꾸준히 실천해야 합니다. 아무튼 최종에 가서는 오전 2시에 일어나고, 잠은 8시에 자도록 합니다. 피곤한 머리로 밤늦게까지 공부하는 버릇은 꼭 고쳐야 합니다. 비능률적이고 비합리적인 공부법입니다. 공부는 머리가 하는 일입니다. 피곤한 머리를 가지고 뭘 하려고 합니까?

오랜 습관을 고치려면 많은 고생을 해야 합니다. 따르릉 시계가 울려도 못 일어날 때는 부모나 형제의 도움을 받아야 합니다.

나는 객지에서 고학했기 때문에 아무도 도와줄 사람이 없었습니다. 시계가 정확하게 울리면 옆 사람이 잠에서 깰까 봐 얼른 이불 속에 집어넣었더니 이놈이 이불 속에서도 야단 발광을 했습니다. 그렇게 내버려 두었더니 시계도 지쳤는지 편히 쉬고 있었고, 나도 콜콜 자고 있었습니다.

뒷날은 그놈을 벽에다 걸어 놓았습니다. 남들이 깰까 봐 얼른 일어나서 그놈을 죽였습니다. 일단 일어났으니까 성공은 했습니다. 그런데 동료가 너 때문에 잠을 못 잤다며 야단을 하는 바람에 사정을 하면서 빌던 그때 모습이 아련히 떠오릅니다.

내 의지가 너무 부족한 것 같아 교회에 찾아가 목사님께 고치는 방법을 물었더니 다만 기도만 해 주었습니다. 절간의 스님을 찾아가 물었더니 뭐라고 좋은 말씀은 한 것 같은데 종잡을 수 없는 얘기라 그냥 돌아왔습니다. 그래서 규칙을 위반하면 몸에다 쑥 뜸을 뜨기로 했습니다. 처음에는 일부러 보기 흉하게 손등에, 그다음은 손바닥에, 그다음은 팔에, 나중에는 발바닥에 뜨기로 자신과 타협했습니다.

뭐, 거짓말이라고요? 아직 내 몸에는 그 당시의 뜸 자국 가운데 큰 것은 남아 있습니다. 보여 줄까요? 나는 거짓말을 안 하는 사람입니다. 내가 생각해도 나는 참 지독한 놈입니다.

'살아서 굴욕을 받느니보다 차라리 분투 중에 쓰러짐을 택하라.'
그때는 성공하지 못하면 죽어 버리겠다는 생각뿐이었습니다. 나는 결국 성공했습니다. 성공의 이면에는 반드시 남모르는 피눈물의 역사가 있는 법입니다. 문제는 돈과 환경이 아니라 오직 정신입니다. 동료들이 막 장난을 하면서 떠들고 싸워도 나는 방구석에 돌아앉아서 양손으로 귀를 막고 공부했습니다. 사과 궤짝을 책상으로 삼고 공부했는데, 사과 궤짝하고는 인연이 참 깊은가 봅니다. 1·4후퇴 당시 부산 영도에서 판잣집을 짓고 살 때 쓰던 책상도 바로 사과 궤짝이었습니다. 그때 보던 책은 현재 다 없어지고 사전 몇 권과 내 머리만이 남아 있습니다.

서울에서도 사과 궤짝으로 공부했고, 그 사과 궤짝을 엎어 놓고 쓴 것이 나의 출세작입니다. 그렇게 쓴 책이 남한의 좁은 반도에서 1,000만 부나 팔려 나가는 인기 작품이 될 줄이야! 그러니까 문제는 돈과 환경이 아니라 오직 정신이 필요할 뿐입니다. 정신만 있으면 돈, 환경 등 모든 것을 극복할 수 있습니다.

참고로 현재 나의 일과표를 공개하겠습니다.

① 새벽 2시에 기상해 30분간 용변, 세수, 냉수마찰을 합니다.

② 2시 30분에서 3시 30분까지 연구하고 집필한 후 15분간 심호흡과 조깅을 합니다.

③ 3시 45분에서 4시 45분까지 연구하고 집필한 후 15분간 심호흡과 조깅을 합니다.

④ 5시에서 6시까지 연구하고 집필한 후 15분간 심호흡과 조깅을 합니다.

⑤ 6시 15분에서 7시 15분까지 연구하고 집필한 후 15분간 심호흡과 조깅을 합니다.

⑥ 7시 30분에서 8시 30분까지 연구하고 집필한 후 15분간 심호흡과 조깅을 합니다.

⑦ 8시 45분에서 9시 45분까지 연구하고 집필한 후 15분간 심호흡과 조깅을 합니다.

⑧ 10시에서 11시까지 연구하고 집필한 후 15분간 심호흡과 조깅을 합니다.

⑨ 11시 15분에서 12시 15분까지 연구하고 집필합니다.

⑩ 12시 15분에서 1시 15분까지 아침 겸 점심을 먹습니다.

⑪ 1시 15분에서 2시 15분까지 낮잠을 잡니다. 아침을 하루에 두 번 맞아야 하니까 낮잠이 중요합니다.

⑫ 2시 15분에서 6시 30분까지는 자유 시간이고, 저녁 전에 목욕탕에 가서 운동합니다.

⑬ 6시 30분에서 7시 30분까지 저녁 식사를 합니다.

⑭ 8시에 잠자리에 듭니다.

이상이 팔순 노인의 일과이며 바쁠 때는 이보다 2시간 더 일할 때도 있습니다. 젊은이들, 이 팔순 노인에게 지지 말기 바랍니다.

그럼 무슨 재미로 사느냐고요? 일하는 재미로 삽니다. 딴 재미로 살다간 망해 버립니다. 이렇게 열심히 일하다가 어느 하루는 자유해방이 되어 맛있는 도시락을 싸서 산속이나 절경의 해변을 찾아가 산책하는 것이 최고의 낙입니다. 인생 84년을 살면서 절실히 느낀 것은 재미있게 일하며 건강하게 사는 삶이 최고의 진리라는 점입니다.

　오전은 위의 일정표대로 요지부동이고 오후에는 간혹 놀거나 딴 일을 하기도 합니다. 그러나 이 책을 쓰는 동안은 강행군을 해서 하루에 12~15시간을 일할 때도 많았습니다. 이 팔순 노인도 이러고 있으니 젊은 그대는 더욱 분발하기 바랍니다.

　공부는 가능하다면 서서, 걸어 다니면서도 해야 합니다. 소리를 지르면서 공부하는 것도 효과적입니다. 눈, 입, 귀가 동시에 활동하니까 그렇습니다. 가령 '539, 789, 257'을 소리 내서 외우는 것과 눈으로 외우는 것의 차이를 실험해 보면 금방 결과가 나타납니다. 특히 어학을 공부할 때는 반드시 소리를 내서 발음하도록 해야 합니다.

　앉아서 공부할 때는 몸을 좌우로 흔들면서, 발가락을 손으로 젖히면서 하면 피로와 싫증이 쉽게 오지 않습니다. 따라서 걸어가면서, 버스를 기다리면서, 버스 안에서, 심지어 출석을 부르는 시간에도 공부하는 등 좌우간 아침 시간은 일각이 천금이니 일순도 놓쳐서는 안 됩니다.

　대학 시절의 철학 강의 시간이었습니다. 출석 부르는 동안 내가 부지런히 공부하고 있노라니까 교수님께서 출석 부르기를 멈추고는 내게 말하는 것이었습니다.

　"안 군, 출석 부르는 동안만이라도 머리를 좀 쉬게."

　그 바람에 급우들의 시선이 나에게 집중되더니 여러 각도로 나를 관찰하는 것이었습니다. 당시 나는 맨 앞자리에 앉아 있었으나 수업 시간만 되면 졸려서 교수님을 향해 꾸벅꾸벅 절을 했습니다. 신문 배달의 고된 노동으로 인해 몸이 지칠 대로 지쳐 있었기 때문입니다. 수업이 끝나면 학생들이 와하고 일어나는 바람이 잠이 깼고, 쉬는 시간에는 나가지 않고 책상에 앉아서 공부했습니다.

급우들은 나를 묘한 인간이라고 생각하는 듯했습니다. 그러나 나중에 내가 고학한다는 사실, 반에서 1등을 한다는 사실을 알자 보는 눈이 달라졌습니다. 시험이 임박하면 날더러 가르쳐 달라고 야단을 떨었습니다. 나는 하나하나 아주 친절하게 가르쳐 주었습니다.

이처럼 소소한 시간이 모여서 태산이 되는 것입니다. 나는 정말 공부할 시간이 없어서 소소한 시간을 활용했을 뿐만 아니라 신문 배달을 하면서도 공부했습니다. 여러분도 어떻게 하면 남의 눈에 띄지 않고 실속 있게 공부할 수 있는지를 연구해야 합니다. 뜻이 있어야 길이 있는 법입니다.

가령 영어 단어를 암기한다고 가정해 봅시다. 소년은 boy, 책은 book, 시계는 watch, 창은 window, 열쇠는 key, 병은 bottle, 물은 water, 공기는 air입니다. 그럼 나는 '소책시창열병물공'을 암기한 다음 종이쪽지에 쓰고, 집을 나설 때는 그 쪽지를 호주머니에 넣고 나갑니다. 길을 걸으면서 '소책시창열병물공'을 중얼거리다가 가끔 잊어버리면 그 종이쪽지를 꺼내서 봅니다. 뉴질랜드의 특산물에 관해서 배울 때도, 에디슨에 관한 이야기를 배울 때도 이런 식으로 공부했습니다.

　버스를 탔을 때도 공연히 여학생 얼굴만 쳐다보지 말고 마음속으로 단어를 중얼거리기 바랍니다. 공부할 생각만 있다면 돈과 환경이 문제가 아니라 오직 정신만이 문제입니다. 초등학교만 졸업해도 얼마든지 출세할 수 있습니다.

　나는 초등학교를 졸업하고 고입 검정고시, 대입 검정고시에 합격한 학생을 도와줄 용의가 있고, 그 학생도 도움을 받을 자격이 있다고 생각합니다. 만약 이 책이 잘 팔려서 돈이라는 물질이 의탁해 온다면 나는 그런 학생을 구조하겠습니다. 오죽이나 가난했으면 학교에 못 다녔을까요? 공부하고 싶다는 학생의 원을 풀어 주고 싶습니다.

　점심을 먹고 나서는 운동도 좋지만 한숨 자면서 머리의 피곤을 풀면 더 능률적입니다. 그러면 하루에 아침을 두 번 맞는 셈입니다. 학교 또는 직장에서 잠깐이라도 낮잠을 자도록 애쓰기를 바라고, 쉬는 날은 한 시간쯤 자도 괜찮습니다. 그러나 잘못하면 몇 시간이고 자 버리게 되니 시계를 장치해 놓고 따르릉따르릉하고 울리면 사정없이 박차고 일어나야 합니다. 조금이라도 주저하면 안 됩니다. 좌우간 일어나 놓고 생각할 일입니다. 벌떡 일어나는 습관이 굳어 있어야 합니다.

2) 학습 철칙

　공부도 독립 자영 정신으로 해야 합니다. 선생님의 강의를 들기 전에, 해설을 보기 전에, 혼자 힘으로 최선의 노력을 다해야 합니다. 그런 연후에 사전이나 해답을 보고, 다시 최선의 노력을 다하고, 그래도 안 되면 손을 들어서 선생님의 설명을 듣고, 알고 나서는 아아, 그랬던가 하고 무릎을 칩니다. 어렵게 푼 문제는 표시해 놓았다가 두고두고 연습해야 합니다. 이와 같은 절차를 안 밟고 함부로 남의 힘에 의지하면 실력이 영원히 붙지 않아 결국 인생 낙오자가 되고 맙니다.

공부를 잘하려면 먼저 예습을 철저히 해야 합니다. 나는 학생 때 학교에서 집으로 돌아오면 바로 이어서 노동을 했기 때문에 공부할 시간이란 단 한 시간도 없었습니다. 그런데 놀랍게도 늘 수석이라는 기적을 행했습니다. 그 비결이 무엇이냐고 묻는다면 나의 답은 지극히 간단합니다. 미리미리 예습을 했기 때문입니다.

① 주로 방학 동안에 다음 학기를 예습했습니다.
② 부족한 것은 일요일과 기타 소소한 시간을 이용했습니다.
③ 예습하는 중에 암기할 필요가 있다고 생각되는 것은 일하는 동안에 공부할 수 있도록 작은 종이쪽지에 적었습니다.
④ 일단 앉아서 공부하면 예습을 했지 복습은 거의 하지 않았습니다. 복습은 수업 시간에 선생님의 강의를 들으면서 했습니다.

이렇게 했더니 예습의 효과는 뚜렷하게 나타났습니다.
① 선생님이 강의하는 것이 머리에 쏙쏙 잘도 들어왔습니다.
② 복습은 강의를 들으면서 자동적으로 했습니다. 예습을 하면

안 했을 때보다 10배 이상의 효과가 나타났습니다.

③ 응용력이 잘 붙었습니다. 예습을 안 한 채로 강의를 들으면 응용력이 안 생깁니다. 모든 수험생의 실패 원인은 바로 여기에 있습니다.

④ 공부할 때는 언제나 이것이 가장 중요하니 절대로 잊지 않겠다고 굳은 결심을 합니다. 그냥 심상하게 해 버리면 바로 잊어버립니다. 잊어버리기 쉬운 것은 종이쪽지에 적습니다.

⑤ 나는 시간이 없었기 때문에 밥 먹는 시간에도, 화장실에 앉아 있는 동안에도 종이쪽지를 들고 있었습니다. 공부는 이렇게 해야 진짜로 하는 것입니다. '성공 못 하면 죽는다. 이왕 죽을 바에는 미치도록 공부하다가 죽자. 죽을힘을 다하면 이뤄지지 않는 일이 없다. 나를 멸시하는 모든 족속들아! 나중에 보자.' 하면서 이를 악물고 공부했습니다.

⑥ 아는 것과 모르는 것을 딱 분간해 놓고, 모르는 것은 잊어버릴 만할 때 조직적으로 반복 연습했습니다.

학생들이 공부하는 것을 보면 뒤죽박죽, 비빔밥, 잡탕식의 공부를 합니다. 이렇게 공부해서 무슨 놈의 취미가 일어나며, 무슨 놈의 효과가 있단 말입니까? 그럼 어떻게 하면 될까요? 내가 이만큼 힌트를 주면 자연히 방법이 나와야 될 게 아닙니까? 공부하는 방법도 자신의 성미에 맞도록 연구하고 개발해야 합니다. 이 방법도 앞에서 이미 얘기했지만 이번에는 구체적으로 얘기해 보도록 하겠습니다.

책을 볼 때 알고 있어서 다시 볼 필요가 없는 문제에는 ×표를 해서 시간 낭비를 줄입니다. 몰라서 복습하여야 되겠다고 생각되는 문제에는 ○표를 하고, ○표 위에 번호를 표시해 놓습니다. 책 끝에 가면 이 번호가 몇백 번이나 몇천 번이 될 수도 있는데, 이것을 다시 공책에 정리하며 번호에다 1주일분, 2주일분, 3주일분을 표시해 놓습니다.

이상과 같이하면 귀찮고 시간이 걸릴 듯하나 나중에는 참 인상적인 공부법이란 것을 알게 될 것입니다. 빨리해서 잊어버리면 공부가 무슨 소용이 있겠습니까? 차근차근, 하나하나 쌓아 올려야 합니다. 와르르 무너지게 탑을 쌓아서는 안 됩니다. 무너지지 않는 탑을 높이 쌓아 올려야 성공합니다. 공부는 급히 할수록 역효과가 납니다. 그저 소걸음과 같이 한 걸음씩 착실히, 꾸준히 걸어가야 합니다. 결코 중단하면 안 되고 한 길을 따라 끝까지 가야 합니다. 이 길 저 길 걷다가는 망해 버립니다.

이상과 같이 정리했다면 1차로 1주일분부터 복습해 나갑니다. 이때 아는 문제에는 ×표, 역시 안 되는 문제에는 ○표를 하고, 2주일분도 위와 같이 복습하고, 3주일분도 마찬가지로 공부합니다. 이렇게 모두 공부하고 나서는 2차로 1주일분부터 다시 복습합니다. 즉 3주의 간격을 두고 2차 복습을 하는 것입니다.

2차 복습 때는 ○표를 한 문제만 추려서 공부하되 풀리는 문제에는 ○표 위에 ×표를, 역시 안 풀리는 문제에는 ○표 위에 ◎표를 합니다. 3차 복습도 같은 방법으로 하되 풀리는 문제에는 ◎표 위에 ×표를, 또 안 되는 문제에는 ◎표 위에 3중 동그라미로 표시를 합니다. 나중에는 3중 동그라미가 3개 이상이나 되는 악질분자도 나타납니다.

이와 같이 조직적으로, 과학적으로 공부를 안 하면 시험장에서 반드시 후회를 합니다.

'이거 어디서 본 것 같다, 어느 선생이 강의하신 것 같다, 그놈의 잔소리꾼 책에서 읽은 것 같기도 하다, 그런데 답이 나오질 않는다, 아이고, 요놈의 돌대가리!'

이렇게 한탄해 봤자 때는 이미 늦었습니다. 결국 남은 것은 피곤, 병, 비관뿐입니다. 나는 다시 말합니다. 공부는 억지로 빨리할수록 점점 역효과가 날 따름입니다. 합리적으로, 순리적으로 잘 씹어가면서 소화해야 합니다. 빨리 먹으면 설사하고 병나고 망합니다.

3) 수학 선생님 이야기

다음은 나의 고등학교 1학년 때 이야기입니다. 그때 수학 선생님은 60살을 훌쩍 넘은 할아버지였지만 목소리만은 정정했습니다. 유명한 수학 학자로서 전국에서 유행하던 수학 교과서를 직접 쓰신 분이고, 동경제국대학 교수이었다가 정년퇴직 후 우리 학교의 강사가 되신 분입니다.

어느 날 점심시간이 끝나고 첫 시간이었습니다. 졸려서 공부하기 싫고, 게다가 수학 시간이었습니다. 어떤 대담한 학생이 그 근엄하신 할아버지 선생님께 말했습니다.

"선생님! 다른 선생님은 이야기를 해주셨는데, 선생님께서도 오늘은 좀 기분을 내서 이야기를 해주세요."

이렇게 졸라댔더니 다른 학생도 따라서 합창을 했습니다. 그 할아버지 선생님께서도 못 이기겠는지 이야기보따리를 풀기 시작했습니다.

지금으로부터 약 20년 전에 내가 가르치던 반에 수학 둔재가 하나 있었다. 이 학생은 수학의 과목낙제를 해서 2학년으로 올라가지 못했다. 그러면서도 여전히 숙제를 해 오지 않고, 예습과 복습도 안 해 왔고, 성적도 당연히 나빴기 때문에 나는 울화가 터져서 야단을 쳤다.

"너 같은 놈은 죽어 버려라!"

그 학생은 이 말을 듣더니 아무 말도 없이 책가방을 챙겨 교실 밖으로 나가 버렸다. 제까짓 게 내일이면 오겠지 했는데 3일 동안이나 결석하기에 가정으로 연락해 봤다. 가정에서는 아들이 학교에 잘 다니는 줄 알고 있었다. 이 사실을 알고 그의 아버지는 그에게 몹시 야단을 쳤다. 이 학생은 집을 나가서 행방불명이 되었다. 그 후 약 15년의 세월이 흘렀다. 내가 정원에서 나무를 가꾸고 있노라니까 어떤 신사가 손에 무엇을 들고 찾아왔다. 아무리 생각해도 누구인지 기억이 안 났다. 그 신사가 말했다.

"제가 15년 전에 선생님으로부터 '너 같은 놈은 죽어 버려라!'라는 말을 듣고 행방불명되었던 학생입니다."

"아, 그런가!"

나는 어찌나 미안하고 반갑던지 감격의 눈물을 흘리면서 그 신사의 손을 잡고 서재로 들어갔다. 그 신사는 다음과 같이 이야기했다.

"저는 선생님께서 죽어 버리라 하시기에 그날 밤 선생님이 말씀하신 대로 정말 죽으려고 밤 12시경에 우물로 갔습니다. 죽으려고 막 우물 속으로 뛰어들려는 찰나, '너, 죽을 힘을 다해 수학을 해봤는가?'라는 생각이 떠올랐습니다. 그래서 저는 죽는 것을 그만두고 학교 가는 체하면서 집을 나와서는 책방을 돌아다니며 수학의 기초 실력을 붙일 책을 구하러 다녔습니다. 그러던 중 아버님께 야단을 맞고는 아무 말도 없이 동경으로 갔고, 부모님의 도움 없이 신문 배달을 하면서 고학을 했습니다. 저는 틈만 있으면 수학의 기초에 관한 참고서를 읽었는데, 드디어 수학에 취미를 붙이게 되었습니다. 그 후 검정고시에 합격해서 동경제국대학 수학

> 과에 수석으로 입학했고, 또 수석으로 졸업했습니다. 졸업 후에도 연구를 계속해서 수학으로 드디어 이학박사 학위를 따게 되었습니다. 이 모든 것이 선생님의 덕택입니다. 그래서 오늘 선생님을 찾아뵙고, 부모님을 찾아뵐 작정입니다"

이상은 할아버지 선생님의 이야기를 간추린 것입니다. 우리는 어찌나 감동했는지 할아버지 선생님께 졸라서 그 장본인을 우리 학급으로 초빙해 본인의 이야기를 직접 들려 달라고 했습니다. 그분은 당시 동경제국대학 수학과 주임교수였습니다.

어느 날 할아버지 선생님의 수업 시간에 그분이 정말로 와서 이야기를 해주었습니다. 나는 이 할아버지 선생님의 제자 되는 분을 통해 도움이 되는 공부법을 많이 배웠습니다. 내가 대학에 입학해서 영어 원서 읽기에 쩔쩔매다가 A, B, C부터 다시 배우게 된 것도 바로 이분의 영향이었습니다. 알고 보면 아무것도 아니지만 보통 사람은 생각지도 못하는 일입니다.

수학이 싫어서 문과로 피난해 오신 학생 서방님에게 이 안 서방이 한마디 하고자 합니다. 나는 영어 선생이라서 늘 고등학교 3학년의 문과에서 담임을 했습니다. 내 반의 학생은 언제나 딴 반의 학생보다 일류 대학에 많이 들어갔습니다. 그 비결은 간단했습니다. 수학을 싫어하는 학생에게 위와 같은 이야기를 해주면서 수학을 열심히 공부하도록 격려했기 때문입니다.

어떻게 했느냐고요? 그것도 아주 간단했습니다. 문과 서방이라도 수학을 잘하면 입시에 합격하기가 더 유리하다고 말했기 때문입니다. 그것뿐입니다. 그러니까 수학을 싫어해도 아주 단념해 버리지 말고 방학을 이용해서 기초를 철저히 다지기 바랍니다. 기초만 잘하면 취미가 생기는 법입니다.

남이 못 하는 일에 한 걸음만 앞서면 성공할 수 있습니다. 고등학교 3학년이 되기 전에, 고등학교 1학년이나 2학년 학생이 미리 실행하면 효과는 극대화됩니다.

19. 영어 공부법

1) 가장 좋은 영어 공부법

나는 이놈의 영어를 공부하느라 고생을 엄청나게 많이 해서, 또 그것을 가르치고 책을 쓰느라 일생 동안 고생해서, 말 그대로 치가 떨릴 정도로 공부해서 오늘에 이르렀습니다. 그렇게 열심히 노력한 결과, 내가 내린 영어 공부법의 비결은 다음과 같이 아주 간단합니다.

우리나라 말을 배울 때 했던 그 과정을 그대로 밟는 것입니다. 그러니까 일상생활에서 영어를 사용하면서 살면 된다는 이야기입니다. 그럴 형편이 되지 않아 차선의 방법을 찾는다면, 영어로 대화하면서 사는 것과 최대한 가까운 방법을 취하는 것입니다.

우리는 우리나라 말을 일상용어로 사용하면서 성장하기 때문에 우리나라 말을 쉽게 배웁니다. 그래서 한국말의 문법을 몰라도 말을 하고 쓰기도 합니다. 나는 일본에서 학생 시대를 보냈기 때문에 한글을 정식으로 배우지 못했습니다. 그래도 한국말을 하거나 책을 쓰는 데 별로 지장이 없습니다.

한국인의 일상용어는 영어가 아니라 한국어입니다. 그리고 영어 공부 외에도 공부할 것이 너무 많습니다. 상황이 이러니 여기에서 영어의 자연 학습법이니 뭐니 하고 떠들어 봤자 탁상의 공론이 되고 말기 때문에 아무 소용이 없습니다.

카세트, 오디오, 텔레비전, 영화는 차선의 방법으로 최고입니다. 딴 과목을 공부하지 않고 영어만 공부하는 사람에게는 적극적으로 권장할 만합니다. 그러나 눈으로 봐서 이해할 수 없을 정도로 기초가 부족한 분이 위의 과정으로 공부한다면 진보가 없음을 경고합니다.

여러 과목을 동시에 공부해야 될 처지에 있는 학생은 극히 부자연스럽기는 하지만, 부득이하게 다음과 같은 방법을 취할 도리밖에 없습니다. 그런 학생은 다음 이야기를 읽고 참고하기 바랍니다.

2) 영어 선생님 이야기

이것도 내가 고등학교 1학년 때 겪은 일입니다. 영어 선생님은 무뚝뚝해서 좀체 이야기를 안 해주는 분이었으나 수학 시간에 재미를 본 그 학생이 또 발동을 걸었습니다.

"선생님, 수학의 할아버지 선생님이 이야기해 주셔서 우리 모두 감동해 수학을 열심히 하게 되었습니다. 오늘은 선생님도 기분을 좀 내서 이야기를 해주세요."

우리는 모두 공모했다는 듯이 합창을 했고, 선생님께서도 할 수 없이 항복하고는 다음과 같은 이야기를 시작했습니다. 그때 이야기는 지금까지 내 머리에 생생하게 남아 있습니다.

"나는 원래 말재간이 없고, 지금 갑자기 이야기하자니 말문이 막히는구나. 나 대신에 이 반에 있는 학생 Y 군의 이야기를 들어 보는 게 어떻겠니?"

Y 군이 영어를 엄청나게 잘한다는 것은 반 학생이 다 인정하는 바이며, 영어 선생님까지도 공포를 느낄 정도였습니다.

"Y 군, 자네는 영어를 잘하니까 여기에 올라와서 영어를 어떻게 공부했는지 이야기해 보게. 안 나와? 안 나오면 수업을 계속할 도리밖에 없지."

이때 몇 놈이 일어나더니 안 나오려는 Y 군을 억지로 교단 위로 데리고 나왔습니다. Y 군은 겸연쩍은지 머리를 긁으면서 한참 서 있다가 이야기하기 시작했습니다.

"저는 지금 우리가 배우고 있는 『National Readers, Book 4』를 중학교 3학년 때 다 공부했습니다."

『National Readers』란 영국 초등학교 학생이 공부하는 교과서를 수입한 것이고, book 4는 한 500쪽쯤 되는 분량으로 나도 공부한 적이 있습니다. 매 과에 짧은 이야기가 들어 있어서 참 재미있게 공부했습니다. 그 당시에 〈영어청년〉이란 잡지가 있었습니다. 이 잡지에 『National Readers, Book 4』를 강의한 것이 매월 연재되고 있었는데, 나는 이것을 보고 공부했습니다.

〈영어청년〉이란 잡지에서는 어떻게 강의했는가 하니, 일본 전국의 영어 대가 약 30명을 총동원해서 매 과마다 해석, 문법, 발음 등을 담당하도록 하고, 어느 분이 어느 과의 문법 설명을 하면 남은 29명이 그 설명에 대해 비판하면서 자기 의견을 말하는 식이었습니다. 그래서 이 잡지만 읽고 있으면 일본의 영어 대가 강의를 듣는 거나 마찬가지였습니다. 나는 이 잡지를 끝까지 읽었고, 나의 영어 실력과 교수법 향상에 많은 도움을 받았습니다.

그 잡지와 기타 책 1,000여 권을 귀국할 때 사과 궤짝에 담아서 보냈으나 귀국해서 받은 것이라고는 거의 빈 궤짝이었습니다. 사과 궤짝이 부서져서 책은 거의 잃어버렸고, 그중 잡지 〈영어청년〉이 없어진 것이 제일 애석했습니다. 그래도 머릿속에 담아 놓은 것이 있어서 영어를 가르칠 때와 저서를 쓸 때 요긴하게 부려 먹었습니다.

그건 그렇고, Y 군은 계속해서 말했습니다.

"그 공부는 보통 공부가 아니라 첫 쪽부터 끝 쪽까지 완전히 암기하는 방법입니다. 지금 이 자리에서 몇 쪽을 외워 보라고 하면 외울 수 있습니다."

500쪽이나 되는 책을 다 외우다니 이놈 생거짓말을 하고 있구나, 하고 생각한 선생님께서는 정말 외워 보라고 했습니다.

"어디 그러면 87쪽을 외워 보지?"

이때 반 학생들은 87쪽을 열었고 Y 군은 외우기 시작했습니다. 그런데 놀랍게도 한 곳도 틀리지 않고 청산유수처럼 줄줄 외워 버렸습니다. 선생님이나 학생이나 모두 놀라 나자빠지고 말았습니다. 외우기를 끝낸 후 Y 군이 말했습니다.

"저는 이제 영어에 대한 든든한 밑천이 생겼습니다. 선생님의 문법 설명이 귀에 쏙쏙 들어오고, 입학시험 문제를 보아도 이건 몇 쪽에 있는 숙어와 단어이고, 무엇과 비슷한 구문이라는 생각이 났습니다. 작문을 해도 즉석에서 몇 쪽이 응용되고, 회화를 해도 몇 쪽 것이 저절로 활용되었습니다. 그래서 저는 이제 외국인과 접촉해서 듣는 연습만 하면 그만이라고 생각합니다. 저의 영어 공부법이란 이것뿐입니다. 아주 간단하지요? 그런데 이 500쪽을 암기하는 일은 보통 일이 아니었습니다. 길을 걸어가면서, 버스를 타고서, 화장실 안에서, 밥을 먹으면서, 누구를 기다리면서, 이불에 들어가서도 중얼거리다가 그만 콜콜 잠에 떨어지곤 했습니다. 이 500쪽을 외우기 위해 아마 몇백 번은 반복했을 것입니다. 다행히 매 과가 재미있는 이야기로 되어 있어서 암기하기 편리하긴 했습니다. 제 생각으로는 이처럼 하나의 이야기를 그대로 암기한 다음 표현하는 연습을 하는 것이 영어 능력을 양성하는 데 최고라고 생각합니다."

선생님께서는 놀랐는지 되물었습니다.

"아니, 너같이 어린놈이 어떻게 해서 그런 생각을 하게 되었느냐?"

"아버지가 동경제국대학 영문과 교수이십니다. 아버지가 매일 저를 들들 볶았습니다."

일반 학생은 500쪽은 고사하고 한 과를 암기하는 데도 쩔쩔매고 있으니 그놈의 영어 실력이 천당에 가서나 붙을까요?

3) 문법 공부법

① 요즘 학생은 객관식 문제만 공부하고 있습니다. 이런 식으로 공부하다간 영원히 영어 실력을 붙일 수 없습니다. 객관식 시험은 영국이나 미국인이 자기 나라 국어를 배우는 데 적합하지 외국인이 외국어를 배우는 데는 적합하지 않습니다. 채점 편리를 위해 4지선다형을 문제로 낸다면 차라리 10지선다형 문제를 내서 그 폐단을 막고, 그 외 3분의 1쯤은 짧은 주관식 문제를 섞어야 합니다. 예를 들면 이런 영작 문제를 내는 것입니다.

'내가 사는 집은 언덕 위에 있다.'

'나에게는 그 차를 살 돈이 없다.'

이 정도 문제는 채점을 하는 데도 그리 힘들지 않고 학생의 진짜 실력을 시험하기도 좋은 방법입니다. 그리고 긴 문장에 관해서도 객관식으로만 시험할 것이 아니라 부분 해석을 요구해야 합니다. 공연히 남 흉내만 내지 말고, 공연히 신식 유행이라는 빛 좋은 개살구만 쫓지 말고, 학생의 실력을 실질적으로 검사해 줘야 학생이 정신을 차려서 주관식 공부를 하는 것입니다.

② 해석하라, 작문하라, 이런 식의 공부는 얼핏 보기에 구식인 것처럼 보이지만 이것이야말로 영어의 절대 보습법입니다. 해석하고 작문할 줄 안다면 어떤 객관식 문제도 쉽게 풀 수 있고, 그러면 많은 양을 빨리 읽는 연습만 하면 그만입니다. 결국, 영어는 이해할 줄 알고 표현할 줄 알면 그만이지 무슨 놈의 잔소리가 그리 많습니까?

③ 영어도 다른 과목처럼 배우기 전에 예습을 하고, 배워서 이해된 것을 우리말로 옮기고, 이것을 보면서 다시 영어로 표현하는 연습이 되면 그만입니다. 이와 같은 방법을 '복문 연습'이라 합니다.

④ 복문 연습을 하면 한꺼번에 해석, 작문, 문법, 단어, 숙어 실력이 철저히 붙어 버립니다. 영작문과 같이 가르치기와 공부하기가 힘든 것도 이 복문 연습이면 충분합니다. 어린아이는 어른이 말하는 것을 듣고 흉내 내는 연습을 거듭하면서 말을 배웁니다. 그러니까 일단 배워서 안 것을 달달 외워야 말하고 쓸 줄 안다는 뜻입니다.

어학 공부를 하는 가장 좋은 방법은 모방과 반복 연습, 그것뿐입니다. 단어 하나를 완전한 내 것으로 하기 위해서는 천재는 10~20번 이상, 수재는 20~50번 이상, 범재는 50~100

번 이상, 돌대가리는 1,000번 이상이나 연습해야 합니다. 그것도 소리를 지르면서 발음해야 합니다. 예습이나 복습도 안 하고, 손가락 하나 까딱하지 않은 채 선생님의 강의만 듣는 학생은 10년을 해도 소용이 없습니다.

⑤ 위와 같이 공부한 연후에 외국인하고 3개월만 살거나 6개월만 교제하면 회화는 완성됩니다. 나는 13세 때인 중학교 1학년 1학기 때 일본으로 갔는데, 그 당시 나의 일본어 실력은 지금 고등학교 1학년의 영어 실력 정도였습니다. 그런데 3개월가량 일본 사람과 생활했더니 말의 부자유를 하나도 못 느끼게 되었습니다.

⑥ 언어 공부를 하면서 눈으로만 공부하는 바보가 있습니다. 그런 놈의 공부는 10년을 해도 소용이 없습니다. 말은 입으로 하는 것이지 눈으로 하는 것입니까? 하기야 '눈으로 말해요'라는 노래가 있는 것 같습니다. 그러나 그건 연애할 때 이야기입니다. 언어를 공부하면서 무슨 놈의 눈으로 말합니까?

⑦ 소리를 지르며 발음하면 그것이 자기 귀에 들어가지 않던가요? 동시에 눈도 활동하게 되는데, 즉 소리를 지르며 발음하면 한꺼번에 3기관이 활동하고, 쓰는 연습까지 하면 4기관이 활동하는 셈입니다. 눈으로만 보고 공부하는 것에 비해 10배 이상의 효과를 거둘 수 있습니다.

⑧ 발음은 적어도 사전대로 정확히, 특히 악센트에 주의하면서 해야 합니다. 영어는 발음이 생명입니다.

⑨ 앞에서 말한 대로 우리는 영어를 일상용어로 사용하지 않고, 잡다한 일 때문에 시간적 제약도 너무 많이 받고 있어서 배우기가 쉽지 않습니다. 그러나 이 모든 어려움을 물리쳐야 영어가 트이는 법입니다.

⑩ 어찌 영어의 공통 원리인 문법을 안 배울 수 있느냔 말입니까? 경험이 없는 젊은 교사가 신식 교수법이라면서 영문법을 무시하는 것은 잘못입니다.

⑪ 영문법 중에서 명사, 대명사, 형용사 등은 건축으로 말하면 건축 재료에 해당하고, 영문 구성법은 건축법에 해당합니다. 건축법에 해당하는 영문 구성법은 대학에 올라가서 영어 전공을 하는 학생만 배우고 있습니다. 무슨 놈의 영어 공부를 이런 식으로 합니까?

⑫ 그래서 나는 고등학교를 졸업하고 대학에 가서도 원서를 읽을 수 없었고, 부득이하게 영어를 A, B, C부터 다시 배워야 했습니다. 요즘은 좀 나아졌는가 싶어 교과서와 참고서를 본즉, 예전이나 마찬가지였습니다. 이것은 우리나라 영문법이 일본이나 미국에서 도입되고, 일본이나 미국은 영국에서 도입되기 때문입니다. 영국에서는 영어가 모국어이기 때문에 초·중·고등학교에서는 품사를 먼저 배우고 영문 구성법은 대학의 영문과 학생이 배우고 있습니다. 이것은 생리학과 병리학의 초급은 초등학교 때부터 가르쳐야 하는데 대학에 진학해서 의학을 전공하는 학생만 배우는 것과 같습니다. 영

어는 우리에게 모국어가 아니고 외국어입니다. 배우는 각도를 달리해야 합니다.

이상과 같이 영어를 치밀하게 공부하는 것은 기초일 때뿐입니다. 일단 기초 실력을 철저하게 붙였다면 날개를 펴서 자유 천지로 날아다녀야 합니다. 다독, 속독을 해야 한다는 말입니다. 자기의 전공 분야 원서를 많이, 빨리 읽을 수 있어야 합니다. 동시에 다음에 얘기하는 회화 공부도 해야 합니다. 원서를 읽지 못한 채 외국으로 간다면 몇 년 동안은 언어 때문에 아무것도 못 합니다. 국내에서 원서를 독해할 수 있는 능력을 양성해 놓아야 외국인하고 경쟁할 수 있습니다.

또 강조합니다. 기초 때는 소리 내어 발음하면서 반드시 복문 연습을 하고, 재미있는 짧은 이야기는 걸어가면서라도 외워야 합니다.

다음은 ①에서 얘기한 영작입니다.
'내가 사는 집은 언덕 위에 있다.'
The house in which I live is on a hill.
The house that I live in is on a hill.
The house I live in is on a hill. 이것은 실용적인 영어이고, 이때 in을 빼 먹으면 안 됩니다. 그러나 회화에서는 통합니다.

'나에게는 그 차를 살 돈이 없다.'

I have no money to buy the car with. 이때 with가 없으면 안 됩니다. 그러나 회화에서는 통합니다.

I have no money with which to buy the car. 이것도 틀리지는 않지만 딱딱한 영어입니다.

4) 회화 공부법

① 제일 좋은 방법은 앞에서 말한 대로 기초를 세우고 난 다음에 외국인과 함께 생활하는 것입니다. 3개월만 살면 일상생활에 불편이 없고, 6개월 이상 살면 완전히 통하게 됩니다. 경제적인 여유가 있는 사람은 구인광고를 내서라도 외국인과 생활할 수 있겠으나 우리 대부분은 그럴 처지가 못 되므로 차선의 방법을 취할 도리밖에 없습니다.

② 영어 신문을 읽으면서 일상 영어의 단어와 숙어를 풍부하게 암기합니다. 교과서에서 배울 수 없는 실용 어휘가 굉장히 많이 나옵니다. 단어와 숙어만 알고 있다면 문법이 틀려도 뜻은 통해 버립니다. 영어 신문을 눈으로 봐도 이해하지 못하는 사람이 영어 방송을 청취하려고 하는 것은 순리에서 벗어난 일입니다.

③ 어느 정도 훈련이 되어 있다면 다음에서 말하는 몇 가지를 겸해서 실행합니다.

첫째, 영어 회화 테이프를 이용합니다.

둘째, 학원에서 외국인의 강의를 듣습니다.

셋째, 라디오, 텔레비전의 영어 회화 방송을 듣습니다.

넷째, 영화를 이용하면 외국인과 함께 생활하는 것이나 거의 맞먹는 효과를 거둘 수 있습니다.

④ 영화를 이용할 때는 이렇게 합니다.

첫째, 영화를 볼 때는 몇 번이고 면밀하게 봐서 그 영화의 줄거리를 완전히 파악합니다.

둘째, 처음부터 끝까지 다 봐야 합니다.

셋째, 3회쯤 주의 깊게 보고 들으면 그 사람이 하는 말을 대강 알아들을 수 있습니다.

넷째, 그다음 날도 같은 역사를 되풀이합니다.

다섯째, 눈을 감고 귀로만 듣는 연습을 합니다.

여섯째, 영화에 나오는 모든 대사를 입으로 표현하는 연습을 합니다.

일곱째, 위와 같이 같은 영화를 10번쯤 보면 눈부신 진보를 이룹니다.

⑤ 길을 걸어갈 때나 기차 안에서 외국인을 만날 일이 있을 것입니다. 이때를 최대한으로 활용합니다. 그 사람하고 친하게 되어서 자주 만나는 기회를 만들어야 합니다.

⑥ 외국인하고 대화할 때 틀리면 어쩌나 하고 걱정할 필요는 전혀 없습니다. 막 손짓 발짓을 해 가면서 대담하게 부딪쳐야 합니다. 그 사람들도 엉터리 영어(broken English)를 듣는

다면 웃으면서 애교 있게 대해 줄 것입니다.

㉠ 이렇게 해서 영어 신문을 자유롭게 읽을 수 있다면 영어 방송을 청취합니다.

건물을 건축하는 데 있어서 건축기사와 일반 사람의 차이는 뭘까요? 건축기사는 첫째로 건축법을 잘 알아야 하고, 그다음은 어떤 경우에 어떤 재료를 써야 하는지를 잘 알아야 합니다. 건축기사가 아닌 일반 사람은 건축법에 관해서는 대충만 알고, 재료도 파는 곳을 가야 대충이라도 알 수 있습니다. 그래서 건축법을 모르는 일반 사람은 건축업자에게 공사를 맡기는 것입니다.

그와 마찬가지로 우리가 영어 원서를 읽기 위해서는 무엇보다 먼저 '영문 구성법'을 철저히 공부해야 합니다. 내 책이 과거에 수백만 권이나 팔린 이유는 영문 구성법에 치중했기 때문입니다.

그리고 아무리 문장 구성법을 잘 알아도 문장을 구성하는 단어를 모르면 깜깜무소식이 되고 맙니다. 이놈의 단어는 5분 전에 외운 것도 바쁜 일이 있는지 어디로 가서는 소식이 없습니다. 100번 이상 소리 내어 발음하며 쓰는 연습을 안 하면 바로 도망가 버립니다.

영어를 일상생활 용어로 사용하면 그런 고생을 안 해도 자동적으로 암기가 되지만 한국어를 일상용어로 한다면 그만큼 연습해야 합니다. 고생할 각오가 되어 있지 않다면 일찌감치 처신을 바꿔야 합니다. 영어 단어란 놈은 100번 이상 되풀이해야만 내 것이 되게끔 되어 있고, 다른 대안은 없습니다.

영어 단어를 모르면 10년 고생이 헛수고로 되니 매일 10단어씩 외운다는 작전을 써서 암기하기 바랍니다. 욕심부리고 싶으면 20단어씩 외워도 됩니다. 그러나 3일도 못 가서 그만둘 바에는 처음부터 아예 시작하지 말아야 합니다. 성공하는 사람은 끝까지 실행하는 사람입니다.

100명이 있다면 끝까지 실행하는 사람은 불과 2~3명뿐입니다. 100명 모두 성공한다면 성공하는 사람이 너무 많아 난처하게 되니 먼저 실패해 버리세요. 잠깐, 이렇게 말하면 너무 암울하니 우리 타협해 버립시다. 어떻게 타협하는가 하니, 이 책을 읽는 사람은 모조리 성공해 버리고, 그 외의 사람은 모두 실패해 버리기로 하는 겁니다.

영어 원서를 쉽게 읽기 위해서는 1만 단어 이상을 암기해야 합니다. 그러니 새 단어를 만날 때마다 공책에 번호를 매겨 가면서 정리하고, 이 번호가 1만 번이 되도록 공책에 적고 적으면서 암기해야 합니다. 이렇게 연습해도 금대가리는 10번 이상, 은대가리는 20번 이상, 동대가리는 50번 이상, 나무대가리는 100번 이상, 돌대가리께서는 1,000번 이상을 해야 내 것이 되니 각오하고 시작해야 합니다.

'그럼 안 서방은 무슨 대가리에 속하나요?'

이렇게 묻고 싶을 겁니다. 나는 원래 은대가리였는데 고놈의 대가리에 녹이 슬어서 동대가리로 퇴화했고, 지금은 나무대가리로 진행 중입니다. 여러분 대개는 동대가리에 속할 것이니 적어도

50회 이상은 반복해서 연습해야 합니다. 나중에 몇 번에 무슨 단어가 있다고 기억할 정도는 돼야 합니다.

여러분은 대개 영어를 수학처럼 공부하기 때문에 실패하곤 합니다. 영어는 영어란 말을 공부하는 것입니다. 입으로 표현할 줄 모르는 어학 공부는 무효입니다. 일단 이해한 것은 입에서 줄줄 나오도록 암기해야 합니다. 이 일을 하지 않고서 10년을 공부해 봤자 아무 소용이 없습니다. 특히 재미있고 짧은 이야기, 농담 등은 암기하기 쉬우니 길을 걸어가면서, 차를 타고 가면서 중얼중얼 되풀이해야 합니다. 그래야 표현 능력이 붙습니다.

나는 여러분의 할아버지나 아버지가 살던 때부터 영어를 가르쳐 온 유명한 잔소리꾼입니다. 성공한 여러분의 선배는 내 잔소리가 공부하는 데 크게 도움이 되었다며 이구동성으로 말했습니다. 그래서 더욱 신나게 잔소리를 하게 되었습니다. 이제 내 잔소리는 크게 발전하고 다양해져서 기본 잔소리, 꼬마 잔소리, 큰 잔소리, 위대한 잔소리 등 별별 잔소리를 하고 있습니다. 여러분의 선배 시절에는 그냥 잔소리뿐이었습니다. 그러니 여러분은 크게 고맙다고 생각해 주기를 간절히 부탁합니다.

무릇 잔소리라 하면 같은 소리를 100번 이상 하지 않으면 효과가 없다는 것을 이 안 서방은 오랜 경험으로 잘 알고 있습니다. 이 책을 읽는 여러분도 내 잔소리를 진절머리가 나도록 들었을 것입니다. 그렇다면 나의 이 잔소리를 100번 이상 읽어서 아예 제2

의 천성으로 만들어야 합니다. 그러면 틀림없이 영어뿐만 아니라 다른 과목도 성적이 우수해집니다. 안 서방의 잔소리대로 실천 안 하고 제멋대로 한다면 틀림없이 실패하게 되니 부디 명심하고 명심하기를 바랍니다.

20. 질문과 대답

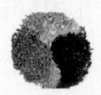

1) 백발이 흑발로

▲ 질문: 나는 89세입니다. 1년 전까지만 해도 머리가 하얗게 세었고 그나마 정수리에만 다소 남아 있는 상태였습니다. 보기 흉해서 가발을 써 보기도 했으나 아무래도 어울리지 않아 단념하고 말았습니다.

우연히 현미를 주식으로 삼게 되었습니다. 그랬더니 1년 만에 백발이 모두 검게 변했고, 빠졌던 머리도 다시 났습니다. 이것은 오직 현미를 먹었기 때문이라 생각하는데, 현미의 어떤 작용이 이런 놀라운 변화를 일으켰는지 궁금합니다.

◐ 대답: 일본에도 그와 같은 보고가 많이 들어와 있습니다. 뇌 속에 있는 뇌하수체 중엽에서 머리칼 세포 멜라노사이드를 자극하는 호르몬을 분비하기 때문인데, 현미를 주식으로 하면 신진대사가 활발해지므로 자연히 뇌하수체 중엽의 호르몬 생산이 왕성해집니다.

게다가 현미 배아에 들어 있는 비타민 E가 혈액순환을 활발하게 함으로써 이 같은 작용이 상승효과를 발휘해 재생 현상을 일으켰으리라 봅니다. 한마디로 나이 많은 소년이 된다는 뜻입니다.

2) 수면 시간

▲ 질문: 32세 가정주부입니다. 백미를 주식으로 할 때는 아침 식사를 하고 나서 늘 한잠을 자야 피로가 풀리고 정신도 차릴 수 있었습니다. 밤에 잠을 충분히 자는데도 늘 잠이 모자랐습니다. 그러나 현미로 바꾼 다음부터는 식곤증이란 것을 모를 뿐만 아니라 밤에 잠을 덜 자도 정신이 맑고 몸도 상쾌합니다. 이런 증상이 몸에 해로운 것은 아닌지요?

◐ 대답: 현미는 알칼리성 식품이어서 현미밥을 먹으면 피가 알칼리성으로 변하기 때문에 피가 깨끗해지고 정신이

맑아지는 것입니다. 또 현미 속에는 비타민 B군과 칼슘도 충분하므로 피로회복과 예방에도 도움을 줍니다. 잠을 덜 자도 정신이 맑고 몸이 상쾌한 것은 현미의 이런 성분 때문입니다. 그러나 산성식품인 백미를 먹으면 피를 산성으로 만들 뿐만 아니라 피로가 속히 오며, 늘 정신이 맑지 못한 것입니다.

더구나 백미에 남아 있는 약간의 칼슘과 비타민 B군마저 불활성으로 되어 피를 맑게 하지 못하고 피로를 예방하지도 못 하는 것입니다. 또 현미는 백미보다 먹는 양이 적어서 그만큼 위의 부담을 덜어 줍니다. 이런 여러 작용이 겹쳐서 현미밥을 먹으면 피로가 적고, 잠을 덜 자도 정신이 맑고 상쾌한 것이니 걱정할 필요가 전혀 없습니다.

에디슨의 일화 중에 다음과 같은 이야기가 있었습니다. 언젠가 한 청년이 에디슨을 찾아와서 아래와 같은 질문을 했습니다.

"선생님은 어떻게 그처럼 위대한 발명을 많이 하셨습니까?"

"그야 생각하면 되지."

"그럼 언제 그렇게 많은 생각을 하셨습니까?"

"난 잠을 남보다 덜 잤으니까, 하루 세 시간 이상 잔 적이 없거든."

"그렇게 적게 자고도 어떻게 견디십니까? 무슨 비결이라도 있습니까?"

그러자 에디슨은 이렇게 대답했습니다.

"적게 먹으면 된다네, 적게 먹으면."

여기서 한 가지 덧붙일 것은 에디슨은 철저한 채식주의자였다는 사실입니다.

3) 전신 어루러기

▲ 질문: 저는 장래가 약속된 신앙 청년인데 수년 전부터 온몸에 희끗희끗 어루러기가 생겨 고민이 많습니다. 여기저기 권위 있는 피부과 전문의를 찾아가 치료를 해보았으나 아무런 효과가 없을 뿐만 아니라 더욱 악화되기만 했습니다. 심지어는 목욕탕에서도 거절할 정도였습니다. 그런 판에 누가 현미를 권하기에 혹시나 하는 실낱같은 희망으로 실천해 보았습니다. 처음에는 아무런 변화가 없었습니다. 그러나 3개월이 지난 후부터는 번져 나가던 어루러기가 더 이상 번지지 않았습니다.

이에 용기를 얻어 계속했더니 1년이 지난 오늘에는 언제 그랬냐 싶게 자취조차 없이 어루러기가 완쾌되었습니다. 현미가 어떻게 해서 이와 같은 기적을 일으키는지 꼭 알고 싶습니다.

○ 대답: 예로부터 만성 피부병에 걸리면 왕겨를 끓여서 그 물에 목욕을 해왔습니다. 그것은 왕겨 속에 포함된 비타민 B군과 미강유, 그 밖에 알 수 없는 성분이 치료 효과를 발휘하기 때문입니다.

백미나 각종 약은 체질을 더욱 산성화시켜 증상을 악화시킬 뿐입니다. 그러나 백미 대신 현미를 주식으로 하고 약을 쓰지 않으면 신진대사가 정상화되고 산성화되었던 체질이 알칼리성으로 바뀌기 때문에 몸 안의 치료 기능이 다시 활발해지고, 피부의 기능 역시 정상이 되어 피부에 번식했던 미생물이 퇴치되는 것입니다. 어루러기란 피부병 중에서도 난치병으로 유명한데, 현미식으로 완치가 되었다니 저 역시 감탄할 수밖에 없습니다.

4) 만성 신장염

▲ 질문: 저는 춥고 습기 차는 학교 기숙사에 살아서 그런지 아침에 일어나면 온몸이 퉁퉁 부었고, 입맛이 없어서 제때 식사도 못 하고, 매점에서 빵으로 때우는 일이 흔했습니다.

그래서 그런지 허리가 쑤시고 소변이 줄어드는 것이었습니다. 몸의 상태가 아무래도 이상해 병원에 갔더니 만성 신장염으로 단백뇨가 나온다는 진단을 받았습니다. 마침 부친의 친구 중에 모 종합병원 내과 과장이 있는데, 그분이 미국에서 신장병을 전문으로 연구했다고 해서 그 병원에 입원했습니다.

병원에서는 식사 때마다 육류가 많이 나왔습니다. 그 때문인지 갑자기 기운이 나는 듯했습니다. 그러나 모친께서는 육류는 신장에 막대한 부담을 주는 음식인데 이렇게 육류를 먹여서 어쩔 셈이냐고 하면서 퇴원하겠다고 말했습니다. 그러자 병원 측에서는 퇴원하면 죽는다고 야단이었습니다.

그 후 저는 퇴원해 현미와 채소, 두유 등을 섭취했습니다. 이렇게 한 지 1년 만에 신장병이 완치되어 건강을 되찾았습니다.

◎ 대답: 인체는 병이 들면 즉시 치료기능이 작동을 시작합니다. 이 같은 인체의 비상기능은 혈액이 알칼리성일 때 기능하며, 강력하게 작용합니다. 신장 역시 예외는 아니어서 혈액이 알칼리성일 때만 정상적으로 활동합니다. 피가 깨끗할 때 신장은 피를 잘 걸러 내고, 소변을 잘 만들어 내며, 핏속에 들어 있는 노폐물도 잘 배설합니다. 알기 쉽게 말해서 현미와 채식이 신장의 부담을 덜어 주고 온몸의 회복기능을 정상으로 돌려놓았기 때문

에 그와 같은 결과가 일어난 것입니다.

5) 정력 증강

▲ 질문: 저는 내일모레가 70세가 되는 사람입니다. 본래부터 건강한 체질이었으나 젊었을 적부터 술과 담배를 심하게 했더니 도가 지나쳤나 봅니다.

제게는 여러 아들이 있는데 그중 둘째가 류머티즘성 신장병으로 세상을 떠났습니다. 그 애는 병중에서도 오히려 아비인 저에게 술과 담배를 끊어야 한다며, 그러자면 교회가 제일이라면서 여러 번 성경과 찬송가를 사 주었습니다. 나는 그때마다 그 책들을 갈가리 찢어서 불에 태웠습니다.

그 애가 죽고 나자 그 애가 남기고 간 말이 늘 귓가에 쟁쟁하게 들려서 결국 저는 교회에 발을 들여놓게 되었고, 이제 장로직까지 맡게 되었습니다. 그런데 얼마 전부터 갑자기 건강이 쇠약해지는 것 같아서 병원에 찾아갔더니 아무런 병이 없다는 것이었습니다.

보약을 먹고 싶었으나 형편상 먹을 수 없어서 결국 현미식을 시작하게 되었습니다. 만 3달이 지나자 건강을 되찾았고 정력은 그전보다 더 증강된 것 같았습니다. 이것은 제게만 해당하는지, 아니면 다른 이에게도 같은 효험이 나타나는지요?

○ 대답: 흔히 말하기를 늙으면 정력이 쇠퇴한다고 하나 이것은 백미를 주식으로 하고 육식을 많이 하기 때문에 그렇습니다. 현미와 콩, 채소 등을 주식으로 하면 정력은 연령과 관계없이 언제나 왕성하게 됩니다. 현미와 채소 등이 강한 정력제 구실을 하기 때문입니다.

현미에는 근육운동에 꼭 필요하고, 또 '노동 비타민'이라 불리는 활성 비타민 B군이 듬뿍 들어 있고, 성호르몬의 모체 역할을 하는 비타민 E도 풍부하게 들어 있으므로 현미를 주식으로 하면 나이에 상관없이 정력 쇠퇴를 걱정하지 않아도 됩니다. 이미 정력이 쇠퇴해진 분일지라도 시간적 차이는 있겠지만 완전히 회복된다고 자신합니다. 그러므로 다른 분에게도 자신 있게 현미를 권해 주기 바랍니다.

6) 체중

▲ 질문: 선생님의 책을 읽기 전까지 나는 어머니가 밥상을 갖다 놓고 깨워야 겨우 일어나는 게으름뱅이였습니다. 그러나 책을 읽은 후부터는 이래서 안 되겠다는 생각으로 아침 5시에 일어나고 있습니다. 일어나서는 냉

수 한 잔을 마시고 옷을 입고 동네 앞산에 올라가 30분간 운동을 합니다.

오전에는 1시간마다 물 한 잔을 마십니다. 오후 12시 반이 되어서 아침 겸 점심을 먹고 농사일을 합니다. 밥은 현미를 압력밥솥에 지어서 먹고, 반찬은 주로 채소를 많이 먹습니다. 상추, 배추, 된장국, 콩나물국, 부추 등 시골에서 나는 것을 먹습니다.

저는 지금 육류를 먹지 않고 있습니다. 이런 생활을 2개월 이상 했더니 나의 몸은 전보다 훨씬 말랐습니다. 전에는 체중이 57킬로그램이었으나 지금은 45킬로그램밖에 되지 않습니다. 저는 식사 시간이 1시간 가까이 되고 집안 식구는 20~30분이면 끝납니다. 다른 사람이 먹은 식기를 모두 설거지한 다음에야 내 식사가 끝날 정도로 죽보다 더 연하게 씹어서 먹습니다. 그런데도 몸은 자꾸 여위어 가고 있습니다.

또 2달이 지난 지금도 아침을 안 먹으면 배가 고픕니다. 나는 배고픈 것은 참을 수 있습니다마는 부모님을 비롯한 주위에서는 자꾸 아침을 먹으라고 합니다. 두 달 동안 못 보던 사람을 만나면 몸이 왜 그리 수척하게 되었느냐며 묻는 게 보통입니다.

내 생활이 잘못되어 그런 걸까요? 아니면 식사 때문일까요? 이것도 아니면 다른 원인이 있을까요? 선생님의 의견을 듣고 싶습니다. 그리고 아침을 안 먹으니까 좋은 점도 많습니다. 선생님이 강조하듯이 일의 능률이 오르고 정신도 아주 맑아지는 것은 틀림없었습니다.

◐ 대답: 내 책을 읽고 나서 어머니가 깨우지 않았는데도 5시에 일어나 운동을 했다니 정말 잘 한 일입니다. 식사를 1시간 가까이 잘 씹어 먹는 것도 참 잘한 일입니다. 그런데 정신이 맑은 오전에 공부를 해야 하는데, 어찌 된 일일까요? 설마 그냥 놀고 있지는 않겠지요?

그런데 말입니다, 몸이 자꾸 야위어 가서 걱정이 된다고 했습니다. 2개월에 12킬로그램이나 뺐다니 많이도 뺐습니다. 지금 여자들은 10일간 단식해서 10킬로그램 뺀다며 야단입니다. 돈을 몇십만 원이나 갖다 바치면서 살을 빼고 있습니다. 이렇게 급격하게 살을 빼는 것은 순리에 맞지 않습니다. 반드시 부작용이나 후유증이 뒤따르고 맙니다.

이 편지를 쓰신 분은 공짜로, 그것도 부작용이나 후유증 없이 살을 뺐으니 지극히 축하해야 할 일입니다. 그런데 오히려 걱정을 한다니, 정말 고르지 못한 것 같습니다. 일반 사람은 살이 쪄야 한다고 생각합니다. 그러나 프랑스에서는 그와 반대로 뚱보는 대통령으로 당선될 수 없습니다. 미국에서는 뚱보가 되면 취직도 못 하고 생명보험에 들어도 보험료를 많이 내야 하는 실정입니다. 이처럼 뚱보는 게으른 병자이니 반성하며 부끄럽게 생각해야 합니다.

이분은 내 책을 착실히 읽지 않은 모양입니다. 몇 번이나 읽고도 이런 질문을 한다면 심한 건망증 환자일 것입니다. 요즘 사람은 한두 번 읽으면 그냥 잊어버리고, 무슨 문제에 부딪히면 언제 그런 것을 읽었느냐며 딴소리를 합니다.

아침을 굶으면 살이 빠져서 수척해지는 이유는, 처음 2~3개월, 또는 6개월은 병살이 빠지기 때문에 그렇습니다. 우선 병살이 빠지고 난 다음에야 진짜 새살이 올라오는 게 상식입니다. 그런데 그걸 못 참아서 걱정을 하시나요?

7) 빈혈

▲ 질문: 현미를 6개월가량 먹었습니다. 그런데 아직도 전과 같이 감기에 잘 걸리고, 무력증과 빈혈이 고쳐지지 않습니다. 왜 그럴까요?

◉ 대답: 현미를 먹는데도 무슨 문제가 생기면 반드시 다음의 5가지를 잘 실천하고 있는지 살펴야 합니다.

① 잘 씹어 먹고 있는가? 보통 사람은 50번 이상, 무력한 사람은 70번 이상, 환자는 100번 이상 씹고 나서 삼켜야 합니다. 또 물이나 국에 말아서 먹기, 비벼 먹기 따위를 하면 무효입니다. 평소에 현미를 먹는데도 간염에 걸렸다기에 알아보니까 밥을 물에 말아서 먹고 있었습니다. 내가 입이 닳도록 말하지만, 현미의 영양분은 씨눈에 있다는 것을 항상 명심하기 바랍니다. 이렇게만 해도 문제가 90퍼센트 풀립니다.

② 식욕이 없는데 억지로 먹고 있지 않은가? 아침을 굶으면 점심과 저녁이 맛있고, 아침을 먹으면 세끼 다 맛이 없습니다. 대식가라도 현미는 한 끼에 한 공기 이내로 먹어야 합니다.

③ 먹은 것이 소화될 운동을 하는가? 먹은 것으로 생긴 에너지가 운동 또는 노동으로 소모된 다음에야 식욕이 일어나는 법입니다. 식욕이 없는데 억지로 먹으면 그것은 독이 됩니다. 운동은 온몸을 골고루 움직이며 해야 합니다.

④ 간식을 먹고 있는가? 사람의 건강은 식사를 맛있게 하는 정도에 정비례합니다. 한 끼라도 맛있게 먹기 위해서는 간식을 먹지 말아야 합니다. 단, 과일은 적당히 먹어도 좋습니다. 며칠 전에 어떤 단체

를 따라 소풍을 간 적이 있습니다. 점심을 먹기 전에 떡이 나와서 모두 맛있게 먹고 있었습니다. 나는 하나도 먹지 않았습니다. 떡은 밥을 압축한 것이라 한 덩어리의 떡은 밥의 3배 이상이나 됩니다. 이것을 먹고 또 점심을 먹나요? 이런 비합리적인 식생활은 하지 말아야 합니다.

⑤ 정신 고민을 하고 있는가요? 노하거나 정신이 불안할 때는 산해진미도 소용이 없습니다. 정신이 안정되어야 먹은 것이 피와 살이 됩니다. 그러기 위해서는 다음과 같은 정신으로 살아야 합니다. 첫째, 욕망에 제동을 겁니다. 둘째, 뿌리지 않고 거두려고 하면 안 됩니다. 셋째, 남이 해주기를 바라기 전에 먼저 남에게 베풀어야 합니다. 넷째, 겸손해야 하고 교만함을 억제해야 합니다. 다섯째, 사람을 상대로 하지 말고 하느님을 상대로 살아야 합니다.

21. 현미로 병을 완치한 경험담

오래전의 이야기로 기억합니다. 청량리에 있는 위생병원 원장을 역임했던 정사영 박사께서 남대문시장 뒤편 회현동에서 의원을 개업하고 있을 때 일입니다. 당시 내 책『공해시대 건강법』을 읽고 감격한 독자가 정사영 박사를 소개해 주었고, 정사영 박사는 암을 위시한 각종 난치병을 현미 자연식으로 치료한 경험을 얘기해 주었습니다.

여기서 소개하는 경험담을 읽고도 현미 자연식이 좋다는 것을 못 믿는 바보는 아니겠죠? 인간 바보인 나는 나이 70이 넘어서야 자연식의 진실함을 뼛속으로부터 깨달았습니다. 여러분도 나처럼 70이 될 때까지 바보짓을 계속할 의향인가요?

1) 간경화증

지금으로부터 10년 전, 1남 3녀의 어머니였던 저는 간경화증이라는 진단을 받고 서울위생병원에 입원했습니다. 그곳에서 2년간 약물치료를 하고 엑스선 사진을 13장이나 찍는 등 온갖 노력을 다했으나 병세는 날이 갈수록 악화되었습니다.

이윽고 병원에서 더 이상 치료가 불가능하다는 선고를 받고 퇴원하게 되었습니다. 오죽했으면 남편의 회사 동료가 내가 죽은 후 조의금을 주기보다는 살았을 때 좋은 약이나 써 보라며 돈을 보냈겠습니까?

이런 절망적일 때 저는 현미식 강좌를 듣게 되었습니다. 다른 방도가 없던 저는 곧바로 주식을 현미로 바꿔 약 1개월간 먹었더니 놀랍게도 약을 먹을 필요가 없어지는 게 아니겠습니까. 현미가 곧 약이 된 것입니다. 그 후부터 우리 가정은 계속 현미만을 먹었고, 저는 물론이고 온 가족의 건강이 놀랄 만큼 좋아졌습니다.

한번은 현미를 구하지 못해 약 1주일가량 중단한 적이 있습니다. 그랬더니 식구들은 쉽사리 피로를 느끼고 공복감이 몰려와 쩔쩔매는 등 여러 부작용이 생기는 것이었습니다. 현미의 위대한 효능에 새삼 감탄하고 말았습니다.

현미야말로 생명이 있는 살아있는 쌀입니다. 생명이 있는 쌀을 먹음으로써 우리 육체는 힘과 활기로 넘쳐 보람찬 생활을 할 수 있는 것입니다. 특히 저처럼 간경화에 걸려 신음하는 분은 현미를 통해 제가 얻은 축복을 똑같이 받으시기 바랍니다.

2) 간질병

어느 날 아침, 나는 세수를 하려고 나갔다가 그만 정신을 잃어 쓰러지고 말았습니다. 그날 오후에야 간신히 정신을 차렸으나 정신이 멍하고 양쪽 뺨이 무척 쓰라렸습니다. 웬일인가 하고 거울을 봤더니 상처투성이였습니다.

이런 증상이 한두 달에 한 번씩 일어나자 부모님은 저를 데리고 병원으로 갔습니다. 짐작했던 대로 저의 병은 간질이었습니다. 선생님께서는 낙심하고 있는 우리 세 식구를 안타까운 눈으로 바라봤습니다.

병원에서는 딱히 방법이 없다고 했고, 이런저런 궁리 끝에 채식을 하기로 했습니다. 처음 현미밥을 먹어 보니 맛이 구수해서 제게는 쌀밥보다 오히려 나은 것 같았습니다. 다만 오래 씹어야 하는 것이 귀찮았으나 약으로 알고 먹으라는 어머니의 말씀에 따랐습니다.

며칠이 지나자 이까짓 게 무슨 약이 되겠나 하는 의심이 들어서 영 먹기 싫었습니다. 소화도 잘 안 되는 것 같아서 안 먹겠다며 투정도 여러 번 부렸습니다. 그때마다 제 병을 걱정하며 먹기를 간곡히 부탁하는 어머님의 정성에 지고 말았습니다. 그 무렵 저는 하루에도 몇 차례씩 경련을 일으키는 심한 상태였습니다.

그러던 것이 1주일, 2주일, 1달, 2달이 지나는 사이 발작을 일으키는 수가 점점 뜸해져 갔습니다. 또 한 가지 놀라운 사실은 아버님의 기침이 나은 것입니다. 아버님은 겨울만 되면 그치지 않고 계속되는 기침 때문에 거의 밤잠을 못 주무실 정도였는데, 제 병 때문에 어쩔 수 없이 현미밥을 드시는 동안 감쪽같이 나으신 것입니다. 그것이 현미밥 덕택인 줄 아는 아버님은 그때부터 누구에게나 열심히 현미밥을 권하고 다닙니다.

그 무렵에는 현미밥을 짓기에 마땅한 솥이 없어서 불편한 점이 한두 가지가 아니었습니다. 밥을 짓기도 힘들지만 막상 입에 넣으면 데굴데굴, 와글와글, 딱딱하기까지 해서 더욱 먹지 않겠다고 투정했던 것입니다. 그렇게 꾸준히 현미밥을 먹은 덕분에 지금 제 병은 깨끗이 자취를 감추었습니다.

그 후로 식구들도 병을 모르는 건강체가 되었습니다. 한때 아내를 버리면 버렸지 담배는 못 끊겠다고 고집하던 아버님께서는 현미의 위대함을 아신 다음부터 담배마저 끊었습니다. 어느새 우리 가정은 현미밥은 먹은 지 6년이 됩니다. 그동안 저는 발작이 한 번도 없었고, 이제는 누구보다 건강하다고 자신하게 되었습니다.

간질로 고생하던 때는 발작이 일어나기 직전에 이상한 증상이 먼저 나타났습니다. 악마의 손길이 제 얼굴을 더듬는 느낌이 들다가, 어떨 때는 불에 온몸이 들어간 듯이 극심한 통증과 경련을 느끼다가 의식을 잃고는 했습니다. 저는 그토록 무서운 병을 다만 현미밥을 먹음으로써 고친 것입니다.

현대 의학이 불치병이라 낙인을 찍었고, 약을 쓰면 발작이 없다가 약을 중단하면 다시 시작되는 무서운 간질, 그토록 무서운 간질의 지옥에서 이제는 해방이 되었습니다. 남이 알까 봐 부끄러움에 이를 갈며 괴로워하는 간질병 환자가 있다면 충고하겠습니다. 확신을 가지고 현미밥을 먹기 바랍니다.

3) 변비와 신경통

우선 내게 건강을 돌려준 현미와 하느님께 깊은 감사를 드립니다. 저는 1년 전까지만 해도 변비를 비롯한 팔다리가 저리는 신경통이 있어서 몹시 고생을 했습니다. 또 항상 늦게까지 잠을 자는데도 온몸이 나른했고, 쉽사리 피로를 느끼는 병골이었습니다.

현미밥을 먹기 시작하면서부터는 커피, 콜라, 사이다, 설탕, 백미, 흰 밀가루, 그 밖의 각종 유색 식품과 인공감미료 등이 들어 있는 식품은 모두 끊어 버렸습니다. 그 대신 통밀빵, 밀고기(밀에서 빼낸 글루텐), 각종 채소, 신선한 과일즙, 참깨, 콩가루 등을 먹었습니다. 이렇게 6개월을 실행했더니 온갖 병을 고치고 건강을 되찾게 되었습니다.

1주일에 평균 두 번씩 관장을 해야 겨우 나왔던 완고한 변비도 깨끗이 치료되었고, 팔다리 신경통도 씻은 듯이 나았으며, 아무리 심한 운동이나 일을 해도 피로한 줄 모르게 되었습니다. 저와 같은 증세로 고생하는 분은 부디 현미를 먹어 보기 바랍니다. 꼭 권하고 싶습니다. 틀림없이 건강의 기쁨과 희망을 다시 찾으실 것입니다.

4) 소화기병

저는 올해 42세 되는 주부입니다. 결혼 전에는 건강한 편이었으나 아이를 하나 낳고부터는 아주 약해지고 말았습니다. 소화가 안 되어서 식후에는 꼭 소화제를 먹어야 했고, 잠도 깊이 드는 법이 없었으며, 자주 어지러웠고, 식사 도중 구역질도 아주 심했습니다.

또 밥을 먹고 나서도 굶기라도 한 것처럼 헛헛증이 나서 고기를 먹어야 했고, 얼굴색은 산후 부인처럼 늘 부석부석했고, 한여름에도 몸이 춥고 팔다리가 시려서 털옷을 입어야 했습니다. 이런 증세에 좋다는 약을 많이 써 보고 병원도 문턱이 닳도록 드나들었건만 뚜렷한 효과는 보지 못했습니다.

그러다가 식이요법을 해 보라는 어떤 분의 권고로 현미밥을 먹기 시작했습니다. 4개월이 지나자 차차 얼굴에 화색이 돌기 시작했습니다. 아무리 먹어도 굶은 것 같아 고기 타령만 하던 몸은 하루 세끼 현미밥을 먹어도 고기 생각이 나지 않았습니다. 그 밖의 온갖 증세도 깨끗이 없어져 즐거운 마음으로 살게 되었음을 알려 드립니다.

5) 두드러기와 부스럼

저는 본래부터 신경성 위장병으로 고생하던 사람입니다. 현미밥을 먹기 시작한 지 석 달이 되었으나 아직 위장병에 대해서는 특별한 효험을 느끼지 못하고 있습니다. 다만 저는 계절이 바뀔 때마다 두드러기로 고생해 오던 것이 올가을에는 전혀 그 증상이 나타나지 않았습니다. 또 피부에 상처만 났다 하면 곪는 살성이었으나 이제는 아무리 큰 상처를 입어도 곪지 않고 잘 나아서 참 신기하다고 생각했습니다.

이처럼 효험이 있으니 현미밥을 계속 먹으면 위장병도 좋아질 거라고 믿습니다.

6) 결핵성 경부 림프샘염(연주창)

안녕하십니까. 저는 오래전부터 현미가 좋다는 말을 여러 사람의 입을 통해 듣기도 하고 매스컴을 통해 알기도 했으나 가족들이 현미밥 먹기를 원치 않아서 실천을 못 하고 있었습니다. 그러던 중 연주창에 걸려 치료하기 위해 현미를 먹기로 마음먹었습니다.

저는 먼저 이 사실을 가족들에게 알렸습니다. 나 혼자 현미밥을 먹기 어려우니 내 병을 고치는 데 도움을 준다는 생각으로 다 같이 현미밥을 먹자고 제의했습니다. 뜻밖에도 모두 찬성했고, 지금까지 계속 현미밥을 먹고 있습니다.

덕택에 연주창은 완쾌가 되었습니다. 또 현미의 고소한 맛이 구미를 당겨서 그런지 식욕도 부쩍 늘고 건강도 퍽 좋아졌습니다. 무엇보다도 많이 씹으면 씹을수록 고소하고, 적게 먹어도 속이 든든해서 경제적인 면에서도 이만저만한 도움이 아니었습니다. 이제 현미밥 없이는 살기 어렵게 된 것입니다.

얼마 전에는 현미가 품절이 되어서 할 수 없이 백미를 먹게 되었습니다. 그런데 이게 웬일입니까. 가족들은 쌀에 힘이 없어 잘 씹을 수 없고, 맛도 싱거워서 백미를 못 먹겠다며 야단들이었습니다. 이제는 하루속히 현미가 국민의 주식이 되어 모두 선진국 못지않게 건강해져야 합니다.

저는 연주창이란 난치병을 고치고, 저희 가족은 즐거운 마음으로 식탁을 대하고 있습니다. 가족이 나날이 건강해지는 모습을 보니 너무나 고마워서 이렇게 몇 자 글로써 감사를 드리게 되었습니다. 안녕히 계십시오.

7) 만성 간염과 비만증

4~5년 전부터 하루에도 몇 차례씩 몸이 추웠다 더웠다 하고, 기력이 떨어지는 등 각가지 증세가 생겨 고통은 이루 말할 수 없을 정도였습니다.

한방으로 오랫동안 치료해 보았으나 효과가 전혀 없었습니다. 노환이 왔구나 싶어서 단념하려고 했습니다. 그러나 주위 권유로 병원에 가니 만성 간염, 신장 기능 부전, 당뇨병 등이 겹쳤다는 진단이 나왔습니다.

병원에서 치료를 받는 한편, 백미 대신 현미밥을 먹어 보라는 권유가 있어서 그대로 실천에 옮겼습니다. 처음에는 현미밥이 먹기 힘들었습니다. 백미만을 즐기던 식성이 쉽게 고쳐지지 않았던 것입니다.

그러나 꾸준히 두 달 동안 계속했더니 매일 계속되던 한기와 번열이 없어지고, 그 밖의 모든 증세도 아주 덜해졌고, 한때 75킬로그램까지 나가던 체중도 줄어서 65킬로그램이 되었고, 잔뜩 불렀던 뱃살도 빠지고 말았습니다. 지금은 몸이 훨씬 가벼워졌습니다.

8) 비듬과 시력

저는 처음에 〈교회지남〉에 실리던 현미식 기사에 대해 별로 관심이 없었습니다. 그런데 원유선 선생님이 이곳 법산교회에 오셔서 얼마 동안 같이 있을 때 〈교회지남〉에 실린 현미에 관한 기사를 설명하면서 장려하기에 현미를 주식으로 먹기 시작했습니다. 그때는 지금과 같은 밥솥이 없어서 밥을 짓기도 쉽지 않고 먹기도 어려웠습니다. 그러나 꾸준히 계속했더니 다음과 같은 좋은 성과를 얻어 감사하는 마음으로 알려드립니다.

① 머리에 비듬이 없어졌습니다.
② 눈이 쉬 피로해서 심할 때는 책의 글자를 분간하지 못할 정도로 곤란을 받던 것이 깨끗이 회복됐습니다.
③ 10분만 앉아 있으면 다리가 저려서 안절부절못하던 증상이 고쳐졌습니다.
④ 감기에 잘 걸려 겨울만 되면 항상 콧물을 흘렸는데 이제는

감기를 모르고 삽니다.

⑤ 아침 일찍 일어나서 밤 10시나 11시까지 아무리 힘든 일을 해도 피곤한 줄 모르게 되었습니다.

더욱이 요즘은 편리한 밥솥에다 밥을 하니 마음대로 잡곡을 섞을 수 있고, 또 그렇게 밥맛이 좋을 수 없습니다. 다만 이렇게 좋은 현미의 장점을 널리 세상 사람에게 알리지 못하는 것이 안타까울 뿐입니다. 감사합니다.

9) 위장 장애와 위경련

저 같은 사람의 경험이 무슨 참고가 될까 하여 이 글쓰기를 많이 망설였습니다. 그러나 한 사람에게라도 도움이 되어야겠다는 생각으로 제가 겪은 일을 사실대로 전해드리겠습니다.

저와 제 처는 12년 전부터 지금까지 계속 현미를 주식으로 삼고 있습니다. 그 덕분에 한때 90킬로그램까지 나가던 저의 체중은 82킬로그램으로 줄었으며, 지병이었던 위장 장애도 깨끗이 나았습니다.

제 아내는 체중이 52킬로그램밖에 안 되던 허약 체질이었으나 지금은 건강을 다시 찾아 63킬로그램으로 정상이 됐으며, 현미밥을 먹은 지 3년 만에 신경통과 위장병을 고쳤습니다.

특히 20년 동안이나 고통을 줬던 위경련이 완치되었음을 꼭 알려드리고 싶습니다. 그 밖에 제가 알고 있는 사람의 치료 경험을 보면, 변비, 위궤양, 십이지장궤양, 소화불량을 고친 사례가 많고, 노동자와 농민은 공복감을 모르고 피곤을 모르게 되었다며 대환영을 했습니다.

저의 지난 12년간의 경험으로 보면, 현미를 먹으면 양곡도 백미보다 30퍼센트 절약된다는 것을 덧붙여 알려드립니다.

10) 위암

1년 전부터 느닷없이 가슴이 쓰리고 탈진해서 진찰해 보았더니 위에서 배로 내려가는 유문부에 암이 발생한 사실이 엑스선 사진에 의해 확진되었습니다. 당시에는 사형 선고를 받은 것 같아서 눈앞이 캄캄했습니다,

몸은 이루 말할 수 없이 피곤하고 파리해졌습니다. 식사 후에는 앙가슴 속이 뭉클하는 듯했고 잠도 잘 오지 않았습니다. 식욕도 떨어지고 소화도 안 되어 늘 체한 기분이었습니다. 우측 견비통이 생기고 입속은 신물이 가득 찬 것 같았습니다.

과거에 급성 늑막염을 앓은 일 외에는 비교적 건강체였으나 술을 심하게 마시고 소위 골초라 불릴 정도로 담배를 피워서 그런지 몸이 이렇게 되고 말았습니다. 치료를 시작하자 술과 담배는 일절 끊었고, 음식물은 다음과 같이 먹으라는 지시를 받았습니다.

● **병 치료에 해로운 음식**

① 자극성 조미료로 고추, 후추, 생강, 마늘, 겨자, 초.

② 커피, 홍차.

③ 박카스, 콜라, 주스, 사이다, 환타 같은 음료수.

④ 육류와 어류.

⑤ 달걀, 우유.

⑥ 9분도의 백미, 7분도의 밀과 보리쌀 같은 잡곡.

⑦ 밀가루.

⑧ 설탕.

⑨ 화학조미료.

⑩ 소금.

⑪ 가루비누나 물비누 등 중성세제.

● 병 치료에 이로운 음식

① 채소나 과일즙을 1일 6회 마실 것.

② 산나물과 해초류.

③ 현미와 율무로 밥을 짓고, 오이, 토마토, 당근, 무을 반찬으로 해서 100번 이상 씹어 먹을 것.

④ 콩국을 하루에 1회 먹을 것.

⑤ 마름 열매 한 움큼에 물 3홉을 넣고 절반이 되도록 끓여서 여러 차례 마실 것.

⑥ 뜨거운 비파엽으로 명치 아래를 30분간 하루에 두 차례 찜질할 것.

⑦ 이온화 칼슘 수.

약 3개월간 이상과 같이 치료했더니 모든 증세가 씻은 듯이 없어졌고, 완전히 건강을 되찾게 되었습니다.

11) 폐암

저는 수년 전에 폐결핵에 걸렸으나 치료해 거의 완치했고, 그 후로는 별로 이상을 느끼지 못했습니다. 다만 결핵 치료 때 사용한 항결핵제 때문에 소화가 좋지 않고 변비가 계속되는 정도였습니다. 그런데 3개월 전부터 갑자기 바른쪽 어깨가 말할 수 없이 쑤시며 그 아픈 기운이 팔과 손에까지 미치더니 왼쪽까지 파급되는 것이었습니다.

그 때문에 잠도 제대로 잘 수 없고 눕기도 불편해지더니 나중에는 기침과 가래까지 나와서 폐결핵이 다시 재발했나 싶어서 진찰을 받았더니, 결핵과는 관계가 없고 뜻밖에도 오른쪽 폐에 암이 생겼다는 것입니다.

암이라고 하는 바람에 갑자기 눈앞이 캄캄해지고 말았습니다. 모든 것을 체념하고 싶었으나 인명은 재천이라 하였은즉, 천리에 순응한다는 생각으로 현미 자연식을 성심껏 실행했습니다.

처음에는 현미에다 율무를 섞어서 밥을 짓고, 거기다가 생채소에 무염식을 했더니 먹기가 상당히 곤란했습니다. 그러나 이것이 보다 천리에 순종하는 길이요, 치료에 가장 효과적인 방법임을 깨닫고 그대로 실천했더니 기침과 담은 차차 줄어들었습니다. 또 어깻죽지가 터지는 것 같고 팔도 떨어져 나가는 것 같아 누울 수 없었으나 어느덧 누워서 편히 잠잘 수 있게 되어 병이 이제 낫고 있다는 생각이 들었습니다.

그렇게 좋아하던 담배가 암의 원인이라는 말을 듣고는 이를 악물고 완전히 끊어 버렸습니다. 매시간 마시는 채소 과일즙은 제 병을 고쳐 주는 생명수와도 같았습니다.

암세포는 산소 없이 염기성 대사에 의해 발효과정을 거쳐 생활한다는 말을 듣고 체내에 산소를 불어넣을 목적으로 복식호흡을 계속했습니다. 그 외에 척추 운동도 매일 했습니다.

그랬더니 그렇게 심하던 흉통과 견비통은 3개월 만에 가신 듯이 자취를 감추었고, 수면도 거의 정상화가 되었고, 가래침도 없어지다시피 되었습니다. 3개월 만에 사진을 찍어 보니 생명을 노리던 암 덩어리는 훨씬 작아졌고 간의 기능도 초진할 때 비하면 거의 정상이 되었습니다.

이것은 병에 대한 회복 능력이 좋아지고 강화된 것이 틀림없다고 생각한 나는 더욱 용기를 가지고 식이요법을 했습니다. 동시에 농사일도 돌보며 평상시와 다름없어 활동해도 아무런 지장을 느끼지 않았습니다.

초진을 받은 지 1년 후에 엑스선 검사를 했는데, 암 덩어리는 완전히 없어졌다는 확진을 받았습니다. 무서운 폐암을 1년 만에 완쾌한 기쁨을 누리게 되었습니다.

12) 간암

내 병은 7~8개월 전에 식중독에 걸리면서부터 시작되었습니다. 특히 하복부가 심히 아프기 시작하더니 온 전신이 녹아드는 것같이 피곤해서 견딜 수가 없었습니다. 소화도 잘되지 않고 식욕도 당기지 않더니 극도로 몸이 쇠약해져서 탈진에 이르고 말았습니다.

10년 전에도 거의 같은 증세로 아픈 일이 있어서 처음에는 대수롭지 않게 생각했습니다. 그렇게 7~8개월이 경과하자 마음이 불안해지기 시작했습니다. 얼굴도 초췌하고 검어지게 되었습니다. 아무래도 중병에 걸린 것 같았습니다. 이전에 앓던 병과는 확실히 달랐습니다.

병원에 가서 진찰하자 고혈압을 동반한 간암이라는 진단이 나왔습니다. 암 중에서 간암은 아주 고질병이라 고치지 못한다고 들었습니다. 이제는 별수 없이 죽겠구나 하고 모든 것을 체념하니 고통 중에도 마음은 편안해졌습니다.

궁하면 통한다고 했으니 무슨 도리가 있겠지 하는 생각으로 현미, 율무, 채소, 간장 주사, 이온화 칼슘 수를 매일 먹었습니다. 그랬더니 하복부의 통증은 완전히 없어지고 돌같이 단단하게 만져지던 암 덩어리가 1개월 만에 왼쪽에는 만져지지 않았고, 오른쪽은 연해지기 시작했습니다.

이제는 확신을 얻었습니다. 이대로만 계속하면 불원한 장래에 완쾌할 것을 의심치 않습니다.

13) 척추결핵과 유주농양

8년 전 일입니다. 감기가 잦고 기침과 가래도 많아졌습니다. 이러다가 폐가 나빠지는 것이 아닌가 하고 의심했으나 별일이야 있겠나 하고 넘어갔습니다. 그런데 어느 날 느닷없이 허리가 뻐근했습니다. 이것도 어딘가 삐었겠지 하면서 대수롭지 않게 생각했습니다. 그 후부터 늘 허리가 시원치 않았으나 이러다 낫겠지 하고 역시 대단치 않게 여겼습니다.

그러던 어느 날, 오한이 심하고 열이 나며 허리가 몹시 아팠습니다. 감기몸살로만 알았으나 신열이 좀체 가시지 않고 허리는 점점 통증이 심해졌습니다. 아무래도 허리에 고장이 생긴 것이 아닌가 하며 그럭저럭 수일을 지냈더니 까닭 없이 왼쪽 다리마저 저리는 것이었습니다. 나도 모르게 왼쪽 자개미에 손을 넣었더니 무언가 불쑥 튀어나와 있는 게 아니겠습니까.

그때야 부랴부랴 병원에 갔더니 척추결핵으로 뼈가 상했다는 진단이 나왔습니다. 그곳에서 생긴 고름이 흘러내려 왼쪽 자개미에 고여서 신경을 눌렀고, 그래서 다리가 저리다는 것입니다. 두말할 것 없이 허리뼈를 수술하고 허리와 다리에는 석고붕대를 해야 한다고 했습니다. 말하자면 몸에 콘크리트를 하고 최소 1년간 반듯이 누워 있어야 한다는 것입니다.

그 말을 듣자 눈앞이 캄캄해졌습니다. 차라리 죽는 것이 낫지 않겠나 하고 생각해 보았으나 어린것이 머리에 떠올랐습니다. 이러지도 저러지도 못해서 어쩔 줄을 몰랐습니다. 집에 가서 의논해 봐야겠다는 핑계를 대고 병원 문을 나서니 눈물이 앞을 가렸습니다.

하느님이 설마 나를 버리실까 하는 실낱같은 희망으로, 모르는 것이 없고 못 할 것도 없는 그분께 눈물과 탄원의 기도를 하면서 그날 밤을 지새웠습니다.

아침 햇빛과 함께 마음이 지시하는 듯이 문득 현미 자연식이 생각났습니다. 힘이 불끈 솟았습니다. 설레던 마음을 가라앉힌 나는 고칠 수 있겠다는 확신을 하게 되었습니다. 수술하고 나서 석고붕대를 한 채 1년간 꼼짝없이 누워 있고 싶지는 않았습니다.

병의 원인은 건강을 파괴하는 부절제 때문입니다. 이것을 바로잡는 것이 치료이자 하느님께 돌아가는 길이며, 순종입니다. 주님께서 이 세상에 계실 때 나사로가 죽은 지 4일 만에 무덤에서 불러낸 적이 있습니다. 주님의 능력을, 환자에 대한 그 깊은 사랑을 믿느냐고 주님이 묻는 것 같아 '제가 믿사오니 감사합니다' 하고 속삭였습니다.

하느님께서는 살아있는 현미와 신선한 채소와 과실을 주셨고, 육류와 어류 대신 콩을 주셨습니다. 이것을 먹는 것이 치료이자 순종입니다.

내가 먹은 것은 현미와 채소, 과일즙, 콩국이 전부였습니다. 왼쪽 자개미에 고인 고름은 수술로 빼면 고생할 것 같아 주사기로 빼냈는데, 놀랍게도 거의 반 요강이나 나왔습니다. 그 자리가 홀쭉해지더니 저리던 다리도 감쪽같이 나았습니다. 저는 다만 감사한 마음뿐이었습니다.

그 후 두 차례 더 고름을 빼내자 더 이상 생기지 않았고, 고름이 마른다는 것은 척추뼈가 정상으로 돌아온다는 증거였습니다. 나는 식이요법을 시작한 지 약 8개월 만에 병이 완전히 나았고 오늘까지 건강한 모습을 유지하고 있습니다. 병든 자와 고통당하는 자의 벗이 되시고, 그들과 가장 가까운 곳에 계시는 주님 곁을 일생 동안 떠나지 않기로 마음을 굳게 먹었습니다.

14) 간암

2년 전부터 사업이 부진해서 신경을 썼더니 소화가 안 되기 시작했습니다. 약으로 일시 경쾌해지는 듯했으나 차차 일이 손에 잡히지 않고 명치 밑이 더부룩하고 잠도 잘 오지 않았습니다. 신경을 많이 써서 그런가 보다 하며 그럭저럭 수개월이 지나갔습니다.

그러던 어느 날 소변을 보는데 간장 국물 같은 게 나왔습니다. 즉시 병원으로 달려갔더니 간경화증이라고 했습니다. 의사는 아무 일도 하지 말고 쉬면서 연한 살코기를 많이 먹으라고 했습니다.

병원 처방대로 하니 일시 좋아지는 듯했으나 이내 몸이 피곤했고 손가락 하나 움직일 기력조차 없어졌습니다. 소변 색도 여전하고 얼굴이 검어진 것도 완연했으며 때때로 오한도 들었습니다. 아무래도 병이 악화된 것 같아서 다시 진찰을 받았더니 간암이라는 진단이 나왔습니다.

간암은 낫는 일이 드물다고 들었습니다. 사랑하는 아내를 생각하니 눈앞이 캄캄해졌습니다. 혹시나 싶어서 이 병원 저 병원으로 허둥지둥 뛰어다녀 보았으나 똑같은 진단이 나왔습니다. 집에 가서 편히 쉬면서 먹고 싶은 것이나 실컷 먹으라고 했습니다. 병원 진단을 무시한 채 살아보려고 나름대로 발버둥을 쳤으나 마음만 더 초조해지고 있었습니다. 마치 타오르는 촛불처럼 목숨은 매일매일 짧아지는 듯해서 어찌할 바를 몰랐습니다.

병원은 가 봐야 아무 소용이 없었기에 더는 안 가기로 했습니다. 이제 믿을 것은 자연식뿐이었습니다. 먼저 취해서는 안 될 음식 목록을 작성했습니다. 그다음에는 꼭 주의해야 할 방법도 목록을 작성했습니다. 그러고 나서 현미 자연식을 시작했습니다. 철저한 무염식을 했고, 각종 채소즙을 먹었습니다.

2개월이 지나자 제 손으로 만져지던, 돌과 같이 딱딱하고 거친 암 덩어리가 완전히 없어졌습니다. 피곤증도 없어지고, 가죽과 뼈만 남아 있던 몸에서도 살이 붙기 시작했고, 검은 얼굴도 건강을 되찾게 되었습니다.

나는 이런 방법으로 간암을 완전히 치유한 것을 기적이라고 생각합니다. 각종 병을 예방하기 위해서라면, 치료를 위해서라면, 건강 유지를 위해서라면 현미 자연식을 철저하게 실행해야 되겠습니다.

15) 척추 원반 탈출증과 당뇨병

7년 전 조갈과 소변이 잦으며 기운이 떨어져 병원으로 가 검사했더니 중증 당뇨병으로 판정이 났습니다. 이 병에는 조밥을 먹어야 낫는다고 해서 계속 먹었으나 별다른 효과를 보지 못했습니다.

그러던 중 2년 전부터 허리가 몹시 아파 병원에 갔더니 당뇨병이 오래되면 으레 신경통이 생긴다는 것입니다. 그럼 당뇨병이 나아야 신경통이 낫겠구나 하는 생각이 들었지만, 궁금해서 신경외과 진찰을 받았더니 척추 원반 탈출증이라는 진단이 나왔습니다. 이 병을 제대로 완치하려면 수술 후 1년간은 허리에 석고붕대를 하고 있어야 한다고 했습니다.

1년 동안 누워 있는 것도 어려웠지만 당장 돈이 문제였습니다. 다른 방법은 없나 하고 수소문한 결과, 현미 자연식을 해보기로 했습니다. 채소와 과실즙을 많이 먹었으나 중심은 현미를 먹는 것이었습니다. 2년이 지난 지금 검사해 보니 당뇨는 완전히 없어지고 허리는 고된 육체노동을 해도 아무런 이상을 느끼지 않습니다. 이제는 현미식을 알리는 것을 제 사명으로 알고 계몽 운동을 하는 데 시간과 정렬을 기울이고 있습니다.

16) 척추결핵과 대소변 불통

허리를 한 번 삐끗하고는 가끔 통증이 찾아왔습니다. 그럴 때마다 간단한 약을 먹었더니 거뜬해지곤 했습니다. 그러고는 허리에 신경을 쓰지 않았습니다.

어느 날 역시 전과 같이 허리가 아파 약을 먹었으나 좀처럼 아픈 것이 가시지 않더니 차차 심해지는 것이었습니다. 가만히 누워서 쉬면 편했으나 기동하면 역시 마찬가지였습니다.

그 후부터는 드러누워서 쉬는 것이 제 생활이 되다시피 했습니다. 그러던 중 변비가 생겼습니다. 운동 부족이라 그렇겠지 하고 대수롭지 않게 생각했습니다. 또 아침에 소변을 보면 시원하게 나오지 않았고, 소변을 보고 나서는 또 나올 것처럼 불편했습니다. 나날이 증세가 심해 갈 뿐만 아니라 대변도 역시 무지근해서 매우 거북했습니다.

그제야 내 병은 신경통이 아니라 어떤 중병이 아닌가 하는 불안감이 들어서 진찰을 받으러 갔습니다. 척추결핵으로 인한 고름이 배 속으로 흘러내려 방광과 직장을 누르고 있으니 즉시 수술할 도리밖에 없다고 했습니다. 병이 이 지경이 되도록 진찰을 받아 보지 못할 형편이라 수술은 엄두도 내지 못했습니다.

이제는 꼼짝없이 죽겠구나 하고 생각하니 마음은 그지없이 어두워졌습니다. 집에 와서는 누워서 천장만 쳐다보고 있었습니다. 대소변의 불편은 이루 말할 수 없었습니다. 절망의 심연으로 깊숙이 빠져 들어가는 것만 같았습니다.

그러던 중 하루는 꿈을 꾸었더니 흰옷을 입은 노인이 나타났습니다.

'자네 병은 다 나았으니 걱정하지 말게.'

바로 그다음 날 오후에 이게 웬일입니까? 어떤 박사가 누추한 우리 집을 방문한 게 아니겠습니까. 제 더러운 몸을 그의 부드러운 손으로 진찰하더니 역시 병은 꼭 나을 테니 염려하지 말라고 하는 것이었습니다.

제 마음은 한결 가벼워지고 몸의 모든 고통도 일시에 사라지는 것 같았습니다. 그 박사가 일러준 것은 현미식을 겸한 콩국과 채소 먹기가 전부였습니다. 어머니와 누이동생은 먹을 수 있는 모든 잎을 따다가 정성껏 요리해 주었습니다.

며칠 지나자 그렇게 괴롭히던 불면증은 온데간데없이 사라져 편히 자게 되었고, 대소변도 차차 편해지기 시작했습니다. 이대로 계속하면 꼭 낫는다는 확신이 생겼습니다. 드디어 3개월 후에 외출했더니 동네 사람들은 다 놀란 눈초리로 나를 봤습니다.

17) 무도병

2주일 전에 머리를 다친 후 어지러워지기 시작했으며, 왼쪽 팔다리도 감각이 약간 이상했으며, 잠도 오지 않고 늘 피곤하더니 양쪽 손마저 흔들리기 시작했습니다. 이뿐만 아니라 머리도 흔들렸습니다. 아무리 억제해 보려고 해도 소용이 없었습니다.

온 전신이 피곤하고 말도 제대로 할 수 없었으며 물체가 똑똑히 보이지 않고 가만히 있어도 숨이 차곤 했습니다. 몸속에 다른 어떤 힘이 있어서 제 몸을 몹시도 괴롭히는 듯했습니다. 머리에 엑스선 사진도 찍고 다른 검사도 했으나 아무런 이상이 없다는 것이었습니다.

신경에 대한 약도 써 보는 등 백방으로 치료해 봤으나 마찬가지였습니다. 아무래도 하루 이틀에 나올 것 같지 않아서 마음은 더욱 초조했습니다.

신경병에 현미가 좋다는 말을 듣고 현미 자연식을 시작했습니다. 이와 동시에 이온화 칼슘 수도 먹었습니다. 7일이 지나도 아무런 변화가 없었으나 그 이후부터 차차 잠을 편히 잘 수 있게 되자 마음이 약간 진정되었습니다. 10여 일이 지난 후부터는 양쪽 팔과 머리의 떨림 증세가 완전히 없어지고 물건도 제대로 보이게 되었고 말도 전처럼 하게 되었습니다.

그동안 악마에게 붙들린 듯 몸이 괴롭힘을 당했지만 이제는 씻은 듯이 깨끗해져서 꿈만 같습니다. 병이 나은 지 1개월이 되었으나 그런 증세는 일어나지 않습니다. 현미 자연식이 이렇게도 놀라운 효과를 가져와 기분이 얼떨떨했으며, 한없이 감사할 따름입니다.

18) 아내 구타

저는 무엇 하나 부족할 것 없이 생활하는 중년의 가정주부입니다. 그러나 제게는 큰 고민거리가 한 가지 있습니다. 흐뭇하게 맞아들인 사위가 꿈에도 생각지 못할 일을 저지르기 때문입니다. 제

아내에게 욕설을 퍼붓는 것은 다반사요, 구타까지 하는 것을 볼 때 어미로서 차마 견디기 어려웠습니다.

사위가 집에 와서 현미를 먹기 시작한 것이 어느덧 6개월이 가까워졌습니다. 그런데 이게 웬일입니까? 그처럼 못살게 굴던 성미가 차차 달라지기 시작한 것입니다. 욕하고 때리는 것과는 정반대로 자기 아내를 아껴 줄 뿐만 아니라 그지없이 사랑하는 것입니다.

아무리 생각해도 사위가 그토록 변한 것은 백미를 먹고 살다가 백미를 그만두고 현미를 먹은 일을 빼고는 그 원인을 가려낼 수가 없었습니다. 현미가 인간을 변화시키는 위대한 힘이 있음에 놀라고 말았으며, 하느님께 감사하는 바입니다.

19) 건강한 아기

지금 내가 하는 말을 전혀 믿지 않을 것으로, 곧이듣지 않을 것으로 생각합니다. 그러나 이건 실제 있었던 일입니다.

우리 집에서 귀여운 첫아기가 태어났습니다. 그러나 걱정거리는 젖이 나오지 않는 것이었습니다. 일일이 우유를 먹일 수 없어서 걱정하던 중 현미식 강연에서 들은 것이 생각나서 현미를 먹이기로 했습니다.

현미를 쪄서 말려 가루로 만들고, 콩도 역시 쪄서 말려 가루로 만든 다음, 절반씩 넣고 끓는 물에 타고, 꿀도 좀 타서 먹이다가 차차 진하게 먹이기 시작했습니다. 그랬더니 잘 자랐습니다. 병에 걸려본 일이 없을 뿐만 아니라 한 번도 울어본 일이 없습니다. 만나는 사람마다 싱글벙글하며 낯을 가리지도 않았습니다.

하루는 밥상에 기어올라 밥을 움켜쥐고 먹어서 그때부터 밥을 먹이기 시작했습니다. 젖이 나오지 않아 고생하는 가정이 있으면 이 방법으로 기르면 얼마나 좋을까요.

20) 시샘하지 않는 아이

동생이 생기면 형은 으레 자기 동생을 시샘해 공연히 툭툭 쳐서 울리기도 하고 발길로 차기도 해서 애를 먹입니까. 저도 이런 상황이라 별도리가 없겠구나 하고 걱정만 하고 있었습니다. 형이 동생을 사랑하면 얼마나 좋을까요.

그런데 걱정이 사라졌습니다. 먹을 것을 줘도 먼저 동생을 챙기고, 밖에서 놀다가 동생이 우는 소리가 나면 모든 것을 내던지고 달려와 달래 주는 등 참으로 귀염둥이 형이 되었습니다. 무엇 때문에 이렇게 되었을까요. 천성이라고 할 수도 있습니다. 그러나 현미를 먹고 나서부터 이렇게 된 것이 아닐까 하고 생각합니다.

21) 전립선암

잔병이라곤 모르고 70년을 살아왔지만 1년 전부터 소변에 피가 섞여 나오더니 통증이 점차 심해져 참을 수 없이 괴로워지기 시작했습니다. 대학병원 비뇨기과에 가서 진찰했더니 전립선암이란 진단이 나왔습니다.

수술해야 한다고 해서 수술만 하면 완치가 되느냐고 물었더니 수술해 봐야 알겠다는 것입니다. 눈앞이 캄캄해서 어찌할 바를 못 하다가 정신을 가다듬고 다른 병원을 찾았더니 역시 같은 암이었습니다.

지인은 현미와 채소를 먹어서 혈액을 알칼리화하고, 그러면 항암기능이 강화된다며 식생활을 바꾸라고 했습니다. 지시하는 대로 식이요법에 충실하게 매달렸더니 이게 웬일입니까? 소변에 섞여 나오던 피가 차차 줄어드는 것이 아니겠습니까. 여기서 용기를 얻어 계속했더니 아픈 것도 점점 사라지고 3개월 후에는 씻은 듯이 증세가 사라지고 말았습니다.

이제는 다 나았다는 생각으로 진찰하지 않고 있다가 혹시나 하는 마음이 들어 1년 후에 진단을 받았더니 전립선은 거의 정상이라고 했습니다. 내게 현미를 주신 하느님께 감사하며 나처럼 암에 걸려 고생하는 분에게 성심으로 권하고 싶습니다.

22) 지칠 줄 모르는 생활

저는 과거에 백미를 먹다가 현미로 식사를 바꾼 지 2년이 되었습니다. 그동안 경험을 통해 현미가 건강에 얼마나 필요한가를 실감했고, 그래서 모든 사람에게 현미식을 권하는 바입니다. 현미식으로 과거의 허약해졌던 건강을 회복했고, 더욱더 건강하게 생활할 수 있게 되었기 때문입니다.

저는 18년간 이발사 생활을 하고 있습니다. 지난 추석 대목 때였습니다. 이발소에서 하루에 300~400명이나 되는 손님의 머리를 깎았음에도 불구하고 지치지 않았습니다. 같이 일하던 종업원은 지칠 대로 지쳤고, 어떤 이는 발이 퉁퉁 부어올라서 견디지 못했습니다. 그러나 저는 건강한 몸이라 지칠 줄 모르게 전과 다름없이 일할 수 있었습니다.

제가 여기서 느낀 점은 현미식의 효과가 이렇게 크다는 것입니다. 모든 사람이 식생활을 개선해서 자기도 축복받고 사회에도 이바지하기를 바랍니다.

23) 기관지천식

제 기억으로는 어렸을 때부터라고 생각합니다. 천식이 어찌나 심했던지 주위에서 너는 결혼도 못 하고 혼자 살아야 한다고 했습니다.

늘 숨이 차서 언덕바지는 올라갈 엄두를 못 냈으며 항상 감기를 달고 사는 기분이었습니다. 병원 진단은 만성 기관지천식입니다. 약을 먹으면 그때뿐이고 약이 떨어지면 여전했습니다. 특히 밤에 일어나는 고통은 이루 형언할 수 없어서 어린 마음에도 이 세상에 태어난 것을 한탄했습니다.

그러다가 이 병에는 백약이 무효요, 오직 현미를 먹어야 한다는 이야기를 듣고 즉시 실천하기 시작했습니다. 불과 3개월 만에 병은 씻은 듯이 좋아지고 언덕을 향해 뛰어도 숨이 차지 않았습니다. 지금은 결혼해서 자녀들을 낳고 목회자로서 매우 분주한 생활을 하고 있습니다. 그 후에는 감기몸살을 한 번도 앓은 일이 없습니다.

사람들이 이렇게 좋은 현미를 모른 채 백미를 먹어서 병에 걸려 고생하는 것을 보면 참으로 안타깝습니다. 저는 병에 걸린 분에게 현미를 먹으라고 확신을 가지고 권고합니다.

24) 심장성 천식과 고혈압

저는 14년간 고혈압으로 호흡곤란, 변비, 흉통, 시력 약화, 불면증, 심한 두통 등으로 고생하던 중 친구 소개로 현미를 알게 되었습니다. 급한 마음에 바로 현미 먹기를 시작해 2개월이 경과한 지금은 약을 복용하지 않아도 200에 가깝던 혈압이 정상으로 돌아왔고 다른 증세도 깨끗이 사라졌습니다.

이제는 거의 확신이 생겼습니다. 현미를 먹기가 처음에는 상당히 곤란했으나 이제는 습관이 되어서 그런지 맛도 좋습니다. 더불어 죽음을 각오했던 고질병이 완치되는 기쁨도 얻었습니다. 현재는 정상적인 활동을 해도 별지장이 없습니다.

25) 농약 피해

저는 농사를 짓는 중년의 가정주부로 항상 피로감이 있었습니다. 어지러워서 때로 몸을 가누지 못했고, 밤만 되면 전신이 저렸고, 허리도 몹시 쑤시는 등 잠을 못 이룰 때가 한두 번이 아니었습니다. 이 모든 것은 농약 때문입니다.

현미식이 나와 같은 증세에 좋다는 강의를 듣고 즉시 시작했더니 이와 같은 모든 증세가 1주일 만에 씻은 듯이 없어졌습니다. 그러나 어찌해서 저녁 한 끼라도 백미를 먹으면 그날 밤은 전신이 아파서 잠들지 못합니다. 현미의 기적적인 위력에 그저 놀랄 뿐입니다.

더 놀라운 것은 4년 전부터 배나무 2,000주 사과나무 100주나 되는 과수원을 구입해서 1년에 20여 차례나 농약을 살포하는 등 여자의 몸으로 매년 이렇게 일해도 전혀 이상이 없을뿐더러 건강에도 영향이 없다는 점입니다. 농민의 3분의 1이 농약 피해를 입는다고 하는데 우리 농민도 현미식을 한다면 얼마나 좋을까 하는 마음을 금할 수 없습니다.

하루속히 현미식이 농촌에도 보급되어 생명을 노리는 농약 피해에서 해방되기를 바라 마지않습니다. 과연 현미식은 무서운 농약에 대한 예방약이라는 확신으로 이렇게 권하고 있습니다.

26) 자궁암

내 몸은 완전한 건강체는 아니었으나 활동에 지장이 없을 정도로 건강했습니다. 그런데 얼마 전부터 몹시 피곤하고 허리가 아팠습니다. 흔히 말하듯이 아기를 낳아서 그런가 보다 하며 무관심하게 보냈습니다. 그러던 어느 날 소변보는 것이 거북해졌는데, 남편도 없고 애들에게 이야기하기도 거북해서 그냥 참고 지냈습니다. 그렇게 그럭저럭 지내던 중 갑자기 소변에서 피가 나오는 게 아니겠습니까?

이제는 안 되겠다 싶어서 부인과 진찰을 받았더니 자궁암이고, 2기가 지나서 거의 3기에 가깝다고 했습니다. 수술과 아울러 방사선 치료를 하지 않으면 반드시 재발한다고 해서 우선 수술을 했습니다.

수술 후에는 현미와 채소를 열심히 섭취하며 음식물에 대한 주의를 철저히 했습니다. 5년이 지난 오늘날은 아무런 괴로움을 느끼지 못할뿐더러 수술하기 전보다 더 건강해졌습니다.

저는 현미와 채소의 위력을 새삼 느꼈을 뿐만 아니라 건강의 비결은 의약이 아니라 자연식품에 있음을 더욱 강조하고 싶습니다.

27) 갈라진 발바닥

저는 발바닥이 두껍고 또 갈라져서 쓰라린 괴로움은 이루 말할 수 없었습니다. 걸으면 발바닥에 딱딱한 종잇조각이 붙은 것처럼 거북해 걷기 힘들었습니다.

　피부과란 피부과는 거의 다 다니며 약을 먹고 발랐으나 그때만 괜찮았을 뿐 별로 도움이 되지 못했습니다. 어떤 병원에서는 만성 습진이라고 하고 다른 곳에서는 무좀이라고 했으나 공통점은 약이 없다는 것이었습니다. 그래서 이 병은 종신병인가 싶어 은근히 고민하고 있었습니다.

　이 병을 치료하기 위해서가 아니라 단지 현미가 몸에 좋다고 해서 먹어 보았더니 그렇게 맛이 좋을 수 없었습니다. 그래서 집안 식구 거의가 현미식을 먹기 시작했습니다. 그랬더니 저도 모르는 새 발바닥에 신경이 쓰이지 않고 있었습니다. 현미식을 시작한 지 3~4개월이 되었을까, 우연히 발바닥을 들여다보았더니 이게 웬일입니까. 언제 그랬느냐는 듯 반들반들 윤기가 나고 있지 않겠습니까.

　아빠가 보더니 현미가 참 좋기는 좋군, 그야말로 백약이 무효라더니 감쪽같이 좋아졌네, 하며 기뻐했습니다. 그러나 온 식구 가운데 아빠만은 현미를 잡수지 않았습니다.

　그러던 중 아빠가 당뇨병에 걸리고 말았습니다. 현미가 당뇨병에 좋다니까 이제는 아빠도 꼼짝없이 현미식을 하게 되었습니다. 현미식과 채소를 먹은 지 1주일 만에 당뇨병도 감쪽같이 나았습니다. 다시 한 번 현미식에 감탄했으며 이제는 전 가족이 현미식을 즐기게 되었습니다.

28) 당뇨병

최근 들어 느닷없이 피로가 오고 소변 횟수가 잦아졌으나 여름이라 물을 많이 마셔서 그렇겠지 하고 넘어갔습니다. 그러나 밤에 소변 때문에 여러 차례 일어나야 되어서 괴롭기 짝이 없었습니다.

물을 일부러 덜 마셔 보았으나 마찬가지였습니다. 아무래도 정상인 것 같지 않아 진찰을 받아 보니 당뇨병이란 결과가 나왔습니다. 약을 먹으며 보리밥을 먹으라고 해서 그대로 시행했더니 별 차도가 없었습니다. 그러던 중 제 아내도 역시 당뇨병에 걸리고 말았습니다. 나는 마음이 무거웠습니다.

당뇨병을 치료하는 방법은 식이요법밖에 없다고 해서 이에 관해 자세히 듣고 와서는 현미를 먹기 시작했습니다. 현미 씨눈에는 당뇨병 예방 겸 치료 약이 들어 있고, 피를 깨끗이 하는 채소를 열심히 먹으면 완치할 수 있다고 했습니다.

그대로 했더니 소변 횟수가 훨씬 줄어들고 피로도 회복되어서 1주일 후 다시 가서 진찰하니 완치라고 했습니다. 아무리 그래도 이렇게 빨리 완치될 수 있나 싶어서 처음 진찰한 병원을 찾아가도 역시 당뇨가 없다고 했습니다. 너무 신기했습니다.

물론 당뇨에도 종류가 많겠으나 저는 확신을 가지고 현미식을 권장합니다. 나 같은 경우는 발병한 지 오래지 않아 완치되었으나 대개 1년간 현미를 먹으면 완치된다고 합니다.

29) 위암

소화불량으로 오랫동안 불편을 느끼며 살아왔으나 최근에는 명치 밑의 통증도 심하고 구토까지 겸해서 여간 고통이 아니었습니다. 가족의 권고로 의대병원에 가서 진찰을 받았더니 수술이 불가능한 위암이라는 진단이 나왔습니다. 갑자기 하늘이 무너지는 것만 같고 눈앞이 캄캄해졌습니다.

집에 돌아와 이제는 별수 없이 죽었구나, 내 명이 이것뿐이니 할 수 없다, 하고 체념하고 있던 중 먼 친척이 와서는 그럴 것이 아니라고 했습니다. 땅이 꺼져도 솟아날 구멍이 있다고 했습니다.

암에는 현미가 그만이니 우선 현미로 미음을 쑤어서 조금씩 먹어 보라고 했습니다. 물 한 모금도 못 넘기고 있었는데 현미 미음이 들어가자 위가 편안해지는 것이 아니겠습니까. 구역질도 멎었고 통증도 가라앉았습니다. 이에 용기를 내서 채소도 시간이 나는 대로 먹었습니다.

1개월 후에는 모든 고통이 씻은 듯이 사라지고 평상시와 같아졌습니다. 그러나 배 속의 단단한 덩어리는 그대로 있었습니다. 암 덩어리가 죽기까지는 최소한 4~5개월이 걸리고, 완전히 사라지기까지는 1년 반이 걸린다고 합니다. 그래서 저는 오늘도 열심히 현미식을 하고 있습니다.

제 과거 생활을 조용히 검토해 보니 피타고라스의 명언이 생각났습니다.

'사람의 모든 병이란 자기가 몸속에 끌어들인 결과다. 가장 가까운 곳에 좋은 일이 있음을 알지 못함은 애석한 일이다.'

30) 신경통

왼쪽 발목이 잠시도 견딜 수 없이 쑤셔 댔습니다. 드러누우면 좀 낫기는 했지만 일어나 앉으면 다시 드러눕지 않을 수 없을 만큼 심하게 아팠습니다. 지방 병원에 가서 치료했더니 낫지 않았고, 주위에서는 서울에 있는 대학병원에 가야 이 병을 고친다고 해서 기를 쓰고 서울 가는 기차를 탔습니다. 물론 자리에 앉아서 갈 수 없어서 체면 불구하고 찻간 바닥에 신문지를 깔고 드러누워 버렸습니다.

서울에서 대학병원으로 가기 전에 작은 병원에 잠깐 들렀더니 혈관의 고장 때문에 생긴 신경통이니 약간의 투약과 현미식을 하라는 권고를 했습니다. 시간이 있어서 그대로 실행했더니 처음에는 약간 호전되는 것 같았으나 더는 차도가 없었습니다. 더욱 철저히 현미식을 하고 더욱 철저히 지시한 음식을 먹으라고 했습니다.

그 후 1개월이 흐르자 마음대로 일어나 앉아도 전혀 통증이 없었고 드러누워서 받아내던 대소변도 자유롭게 볼 수 있게 되었습니다. 그래서 오늘도 현미식을 계속하고 있습니다.

약이란 일시적으로 도움을 주는 것에 불과할 뿐이지만 현미식을 하니 신경통은 언제 그랬느냐는 듯이 사라지고 말았습니다. 현미식의 위력에 참으로 감탄하지 않을 수 없습니다.

저와 같이 심하지는 않을지라도 신경통으로 고생하는 분이 많을 것 같은데, 나는 경험을 통해 권하고 싶습니다.

31) 연탄가스 중독

5년 전 일입니다. 방을 새로 수리하고 불이 잘 들어서 그날 저녁 잠을 잤는데, 정신을 차리고 보니 서울대학병원 입원실에 있었습니다. 정신이 돌아오기는 했으나 머릿속이 꽉 찬 것 같고 머리를 들래야 들 수가 없었습니다. 팔다리는 움직일 수 없었고, 억지로 머리를 들면 심한 구역질이 났으며, 머릿속은 쏟아지는 듯했습니다.

몸은 널판때기에 머리, 가슴, 허리를 붙들어 맨 것처럼 뻣뻣했습니다. 2주일을 지내고 나니 정신은 맑아졌으나 머리 증세는 마찬가지였습니다.

주치의의 말에 의하면, 이와 같은 증세는 연탄가스 중독의 후유증으로 시간이 흐름에 따라 차차 좋아진다는 것입니다. 그러나 퇴원하고 집에서 정양한 지 1개월이 지나도 꼭 마찬가지였습니다. 이대로 병신이 되는 것이 아닌가 하는 생각이 들어 불안하기 짝이 없었습니다. 드러누운 채 대소변을 받아내고 있으니 산송장 같았고, 남편 볼 낯이 없어서 눈물로 세월을 보냈습니다.

문득 현미식이 생각나서 시작했더니 이게 웬일입니까? 영영 일어나지 못할 것으로 생각했던 내가 저녁 식사 후 남편이 보는 앞에서 일어나 앉고 말았습니다. 남편은 의아한 눈초리로 보더니 나를 꼭 껴안습니다.

현미가 병을 고칠 것 같다는 확신이 들어 계속했더니 정이 들었는지 맛도 구수했습니다. 1개월 후에는 언제 그랬느냐는 듯이 완전히 회복되었습니다. 5년이 지난 오늘날도 아무런 이상 없이 건강하게 지내고 있습니다.

32) 본태성 고혈압

3년이란 세월 동안 혈압이 180/130이나 되어서 좋다는 약을 다 찾아서 써 보았으나 낫지 않았습니다. 어떨 때는 일시적인 효과가 있었지만 중단하면 마찬가지였습니다. 약이란 마치 맷돌짝을 달아매 놓은 것과 같아서 달아매면 혈압이 떨어지고 풀어 놓으면 다시 혈압이 올라가 아무 소용이 없었습니다. 바륨 10밀리그램을 매일 복용했으나 혈압은 역시 180/130으로 고혈압이었습니다.

어지럽고 잠을 이룰 수 없어서 아티반을 2~3개월이나 사용했더니 숙면은 되지 않고 오히려 시력이 나빠졌습니다. 또 소변이 잦고 양이 적어서 알닥톤을 써 보았더니 더욱 좋지 않을 뿐만 아니라 가슴이 떨리고 두통마저 찾아왔습니다.

치료가 불가능한 악성 고혈압인 것 같아 거의 포기한 채 세월만 보내고 있었습니다. 그러던 중 현미에 대한 얘기를 듣고 먹기 시작했습니다. 현미를 먹으면서 웅담을 먹었더니 매일매일 달라지기 시작했습니다.

불안증이 가시고 수면과 소변이 좋아졌습니다. 10일 후에는 자유로운 보행이 가능했습니다. 모든 증세가 좋으니 혈압도 많이 내렸을 것으로 생각하고 검사를 했더니 120/80으로 정상이 되었습니다. 제 어두웠던 인생은 환희와 소망으로 가득 차게 되었으며, 모든 것이 새롭게 보였습니다.

현미 쌀눈에는 이노시톨, 코린, 베타인, 시스틴 같은 혈압 강하제가 들어 있습니다. 오랫동안 고생하던 나의 생에 기쁨을 안겨준 것은 현미가 틀림없고, 동시에 웅담을 먹었더니 상승작용이 일어나 불치병이라는 본태성 고혈압이 전격적으로 완치된 것입니다.

33) 피부 이식

아이의 자지러진 울음소리를 듣고 저희 내외는 신발도 신지 않은 채 밖으로 뛰어나갔습니다. 5살 난 아기가 길바닥에 넘어져 있고 발에서는 피가 줄줄 나오고 있었습니다. 들여다보니 왼쪽 발꿈치에서 피가 흐르고 있었습니다. 황급히 병원으로 가 피는 멎었으나 발뒤꿈치는 거의 없을 정도로 살점이 떨어져 나가고 말았습니다.

"선생님, 이거 병신이나 안 될까요!"

"네. 그대로 두면 절대 아물지 않으며 잘 걷지도 못하게 될 것입니다."

"그럼 어떻게 해야 되겠습니까, 선생님?"

"피부 이식을 해야 합니다. 피부 이식이란 어린이 넓적다리에서 피부를 떼다가 살점이 떨어져 나간 자리에 붙여서 아물게 하는 것입니다."

"얼마나 들까요."

"이것저것 합치면 돈이 꽤 들어갈 겁니다."

저희는 매우 당황했습니다. 갑자기 큰돈이 어디서 나오겠습니까. 이대로 두면 아기가 병신이 될 것 같아서 걱정이 이만저만이 아니었습니다. 일단 그날은 집으로 돌아왔습니다.

치료는 매우 간단했습니다. 상처를 깨끗이 닦고 초산 10퍼센트를 넣고 희석한 것을 바른 후 반창고를 꼭 붙이고 붕대를 감았습니다. 상처가 나을 때까지는 걸음을 떼지 말라고 일러 놓았습니다. 상처가 나으려면 피가 깨끗해야 했으므로 먼저 현미식을 시작했습니다. 또 살이 속히 아물도록 알칼리성 단백질인 콩국을 먹였습니다. 그다음에는 피를 깨끗이 하고 혈액순환이 좋아지고 상처가 아무는 데 도움이 되도록 비타민 C가 풍부한 채소를 많이 먹였습니다.

10일 후 반창고를 떼어 보니 놀랍게도 상처에서 살이 돋아나며 아물기 시작하는 게 아니겠습니까. 3개월 후에는 언제 그랬느냐는 듯 감쪽같이 아물어 성한 쪽과 꼭 같아졌습니다. 처음에 찾아갔던 병원 의사에게 보였더니 머리만 갸우뚱거리며 현대 의학으로 이해하기 곤란한 기적이라고 말했습니다.

34) 신경통과 비듬

첫아기가 태어난 후 신경통으로 손목이 아파서 간단한 빨래도 못 했고, 무거운 것은 아예 들지도 못했는데, 3개월간 현미식으로 감쪽같이 신경통이 완치되었습니다. 현미식을 함께한 남편도 오랫동안 고생한 머리비듬이 씻은 듯이 없어졌습니다. 여러 가지 약을 써 보았으나 아무 효력이 없었는데 현미식은 그야말로 비듬의 특효약이었습니다. 비듬 때문에 괴로운 분은 이제 고생을 그만하기 바랍니다.

35) 산증(음낭수종)

벌써 오래된 일입니다. 제가 아마 7세 정도 되었을 때 일입니다. 하도 신기해서 이 기억은 사라지지 않고 있습니다. 오른쪽 음낭이 어떻게 된 일인지 주먹만큼 부어올라서 은근히 아프기 시작했습니다. 그때 어머니께 여쭈어보았더니 이게 웬일이냐며 걱정하며 병원을 찾아갔습니다.

의사가 진찰하더니 당장 수술하라는 것이었습니다. 그러나 우리 가족은 단골로 다니는 의원을 찾아갔습니다. 그곳에서 말하기를 음낭에 물이 고였으며 물을 뽑아내면 일시적으로 좋아지기는 하나 또 고인다고 했습니다. 일단 주사기로 물을 빼고는 무슨 약인가를 넣고 치료를 마쳤습니다.

이렇게 하면 십중팔구는 다시 물이 고이니 현미를 먹으라고 강조했습니다. 그 말을 믿고 현미를 먹었더니 재발하지 않고 발육도 정상이었습니다. 이 병 때문에 생산에 지장이 있지나 않을까 하고 걱정했으나 현재 아무 일 없이 건강하게 지내고 있습니다. 현미의 위대함에 놀라고 말았습니다.

36) 자궁 수술

3년 전 일입니다. 5년 전에 수술한 자궁이 자꾸 불편했습니다. 힘을 주면 통증도 있었습니다. 그러나 겉으로 보기에는 아무 이상이 없었습니다.

수술한 병원을 찾아갔더니 이전에 꿰맨 자리가 터져서 또 수술해야 한다는 것이었습니다. 처음 수술할 때 너무 애를 먹어서 다시 수술하기는 싫었습니다.

집에 돌아와서 복대로 배를 꽉 조여 매고 현미식을 하기 시작했습니다. 3개월 후에는 벌어졌던 자리가 깨끗이 아물었고, 3년이 지난 오늘도 배 속은 평상시와 같습니다. 현미야말로 훌륭한 의사임을 절실히 느꼈습니다.

37) 악성 간질병

흔히 세상에서 불치병으로 알고 있는 간질병, 특히 악성 간질병은 사람을 미치게 합니다. 그러나 현미식을 했더니 5년 동안이나 기승을 부리던 악성 간질이 거짓말처럼 자취를 감추고 말았습니다.

생후 6개월 된 아기가 원인 없이 잠을 자지 않아 청량리에 있는 병원에 갔습니다. 그러나 병원에 갔다 와서부터 아기는 1주일간이나 잠을 자는 것이었습니다. 그 후부터 정신이 맑지 않아 보이더니 급기야 전신에서 경련이 하루에도 수차례나 일어났습니다. 침을 맞았더니 1년간은 발작이 멎었습니다.

그러나 1년 후에 발작이 재발될 뿐만 아니라 정신 발달도 매우 저조해서 저능아 같아졌습니다. 여름부터는 발작이 더욱 심해져서 뇌파 검사를 했더니 정상이긴 정상이나 이상하게도 뇌 속에 부은 데가 있다고 했습니다.

그 후 더 강력한 치료를 하는 한편, 세심한 음식 주의와 현미, 채소, 아울러 이온화 칼슘을 복용했더니 병세는 일진일퇴를 하고 있었습니다. 다시 엑스선 사진을 찍었더니 뇌종양이라는 진단이 나왔습니다.

현미식을 시작한 지 4개월이 지났습니다. 주치의가 해외여행을 가서 1개월간 투약을 못 했습니다. 그러나 어떻게 된 영문인지 심할 때는 1시간에 수차례나 괴롭히던 발작이 자취를 감추었고 이제는 완전히 좋아지고 있습니다.

현미식은 최소한 3개월이 지나야 체질이 바뀌어 치료 효과가 나타난다고 하는데, 그 말이 틀림없는 사실인가 봅니다. 현미로 아기의 종양과 간질을 치료한 우리 부부는 감사와 기쁨으로 나날을 보내고 있습니다.

38) 직장암

저는 평소에 늘 건강했고 술과 담배도 안 했습니다. 그러나 요사이 대변을 보고 나면 무지근해서 또 보고 싶고, 대변에 피도 약간 묻어나오곤 했습니다. 아무래도 심상치 않아 조직 검사를 했더니 직장암으로 판명되어 곧 수술해야 하는 상태였습니다.

궁금해서 내 병과 수술 방법을 자세히 물어본즉, 수술 자체도 거창하거니와 수술 5년 후 생존은 불과 15퍼센트라는 것입니다. 더 좋은 방법이 없을까 하고 생각하다가 현미로 눈을 돌렸습니다.

식생활에 해로운 것은 절대 피했으며 현미, 채소, 항암작용을 하는 율무, 표고버섯, 15가지 종합 천연 효소제, 이온화 칼슘 수, 비파엽을 먹었으며, 찜질, 복식호흡, 척추교정도 동시에 실행했습니다.

이렇게 1달 동안 했더니 대변의 불편이 차차 좋아지고 피도 섞여 나오지 않았습니다. 이제는 낫는구나 싶어서 더 열심히 노력했습니다. 2개월 만에 다시 진찰을 받으니 암 덩어리는 온데간데없이 사라지고 말았습니다. 그리고 나서도 6개월 동안은 철저하게 자연식을 실천했습니다. 지금 제 마음은 기뻐서 이루 형용할 수가 없습니다.

애독자 여러분께

여러분이 이 책을 끝까지 읽어 줘서 나는 깊은 감사의 마음을 느낍니다. 여러분도 이 책을 읽고 도움을 받았다면 감사의 마음을 느꼈으면 좋겠습니다. 무수한 사람 가운데 하필이면 여러분에게 이상과 같은 진리를 말하게 되었으니 얼마나 고마운 일입니까.

이상을 읽어서 모두 깨달았으리라 믿지만, 건강이 인생 활동의 기본 밑천이라는 것을 다시 강조하겠습니다. 천하제일의 세도가나 대통령이나 갑부라도 암, 심장병, 고혈압 등에 걸려 있다면 권력이고 돈이고 무슨 소용이 있겠습니까. 먹을 것을 구걸하기 위해 길을 헤매는 건강한 거지만큼도 못하나이다.

건강관리를 철저히 하면 학습 능률이 10배 이상 증진하고, 건강관리를 철저하게 하지 못하면 학습 능률은 그와 정반대로 되는 것입니다. 감기나 두통, 복통 같은 잔병을 앓고 있으면 학습 능률은 0이 되고 맙니다.

이 팔순 노인은 철저한 건강관리를 했기 때문에 새벽 2시에 일어나도 머리가 수정과 같이 맑고, 그래서 공부를 하거나 글을 쓰지 않으면 너무너무 고통이 심합니다. 팔순 노인이 이런 것을 보고 모두 초인이라고 합니다. 나는 결코 초인이 아닙니다. 나는 누구든지 쉽게 할 수 있는 일을, 보통 사람은 3일도 못 가서 그만두는 일을 끝까지 계속 실행하는 사람에 불과합니다. 만약 이 팔순 노인이 초인이라면, 젊은 여러분이 나와 같은 건강법을 실천한다면 그야말로 왕초 건강인이 될 것이 틀림없습니다.

　한 가지 예를 들면, 이 팔순 노인은 영하 10도가 넘는 겨울에도 새벽 2시에 일어나 냉수마찰을 합니다. 그러나 이건 더운 여름철에 시작해서 가을, 겨울까지 계속하면 그만입니다. 나는 영하 10도가 넘는 추위에도 아무런 고통을 느끼지 못하고, 오히려 상쾌한 기분을 느낄 뿐입니다. 여름철에 시작하지 못한 사람은 겨울에 시작해도 상관없으니 낙담하지 말고 서서히 준비하기 바랍니다. 무슨 일이든 순리적으로 하면 안 되는 것이 없습니다.

　보통 사람은 무슨 일을 시작하면 3일도 못 가서 그만두어 버립니다. 나도 예전에는 그랬습니다. 그러나 지금의 나는 어떤 일을 하든지 끝까지 계속해 아예 제2의 천성으로 만들어 버립니다.

　나는 앞으로 150세까지 장수한다고 해도 억울합니다. 무엇 때문에 이때까지 죽을 고생을 했느냐는 말입니다. 진짜 인생을 즐기면서 기어이 150세 이상 살고 말겠습니다. 하지만 장수하겠다는 욕심만 부린다면 무슨 소용이 있겠습니까? 합리적인 장수 비결을 연구해야 합니다. 나는 남은 생애를 건강 공부를 하는 데 전념하겠으니, 여러분은 내 뒤를 졸졸 따라오면서, 여러분의 전공 분야에서 성공하면서, 나와 함께 국민운동을 해주기 바랍니다.

책을 끝까지 읽을 수 있다는 건 신의 축복입니다. 지금 대다수 환자는 책을 읽을 정신이 없습니다. 미국의 노엘 존슨도 중한 심장병에 걸려 단 10보도 걷기 어려웠지만 그에게는 책을 끝까지 읽을 수 있는 정신력이 있어서 살아남았습니다. 굳은 정신력이 있다면 병을 극복하고 인생 최후의 승리자가 되는 것입니다.

인생을 살되 의지로 살아야 합니다. 운명에 울지 말고 운명을 창조해야 합니다. 살면서 굴욕을 받느니보다 분투 중에 쓰러짐을 택해야 합니다.

이 노인도 그 누구보다도 병약한 몸이었지만 의지로 살아왔습니다. 그래서 아직 활기차게 일하고 있습니다.

그리고 나 혼자만의 행복은 돼지의 행복입니다. 진정한 행복은 남을 행복하게 해주고, 그들과 함께 행복을 즐기면서 사는 것입니다. 부디 희망을 버리지 말고 노력해서 건강하고 행복한 삶을 살기를 기원하겠습니다.

안현필